医疗社会史研究

Journal of the Social History of Medicine and Health

Vol. Ⅲ, No.2, December 2018

第六辑

主　编　张勇安

特约主编　埃胡德·本兹维

黄　薇

中国社会科学出版社

图书在版编目（CIP）数据

医疗社会史研究. 第 6 辑／张勇安主编. —北京：中国社会科学
出版社，2018.12
ISBN 978 - 7 - 5203 - 4653 - 5

Ⅰ.①医…　Ⅱ.①张…　Ⅲ.①医学社会学—社会史学—研究
Ⅳ.①R - 05

中国版本图书馆 CIP 数据核字（2019）第 128607 号

出 版 人	赵剑英
责任编辑	张　林
特约编辑	刘健煊
责任校对	周晓东
责任印制	戴　宽

出　　版	中国社会科学出版社
社　　址	北京鼓楼西大街甲 158 号
邮　　编	100720
网　　址	http://www.csspw.cn
发 行 部	010 - 84083685
门 市 部	010 - 84029450
经　　销	新华书店及其他书店

印　　刷	北京明恒达印务有限公司
装　　订	廊坊市广阳区广增装订厂
版　　次	2018 年 12 月第 1 版
印　　次	2018 年 12 月第 1 次印刷

开　　本	710×1000　1/16
印　　张	17.5
插　　页	2
字　　数	287 千字
定　　价	86.00 元

目　　录

学术书评

目　录

专题：古代世界的医学与健康

编者的话

　　对于生活在当下中国社会的普通人而言，选择看西医还是看中医、吃西药还是吃中药似乎成为一种标尺，用来衡量你所持有的价值观。质疑西医的阵营往往为西医贴上"治标不治本""西药副作用大"等标签，赞赏中医中药是祖先流传下来的宝贵经验，是长期而有效的养生良方；另一端反中医的阵营为中医盖上"伪科学"的认证，认为中医疗法完全缺乏"循证医学"的原则基础，中药的成分更没有精确的剂量和配比，所有效果都建立在不可靠的经验基础上，引用鲁迅的话来说，"中医不过是一种有意的或无意的骗子"。① 在西方社会，20世纪五六十年代的医学专家开始注意到癌症的自愈问题②，直到今天，尽管临床自愈的病例仍然被记录下来③，但医学研究者仍然从未能够解释清楚这种现象究竟是如何发生的。换句话说，生活中的种种经验和现象表明，现代生物医学在对待疾病问题上显示出其所能到达的边界。纵观历史，现代医学科学是一项19世纪60年代晚期、70年代和80年代出现于西方的发明。人们惊喜于现代医学的出现，认为这种科学地应对疾病的方法是源自西方文明的起点发展而来的，并且能够替代旧有传统医学手段

---

　　① 鲁迅：《呐喊〈自序〉》，《鲁迅全集》（第一卷），北京：人民文学出版社1973年版，第270页。

　　② Tilden Everson and Warren Cole, "Spontaneous Regression of Cancer: Preliminary Report," *Annuals of Surgery*, Vol. 144, No. 3 (1956), pp. 366–380.

　　③ A. Abdelrazeq, "Spontaneous Regression of Colorectal Cancer: A Review of Cases from 1900 to 2005," *International Journal of Colorectal Disease*, Vol. 22, No. 7 (2007), pp. 727–736.

中对待疾病的方法，上述存在于中国社会的中西医对立显然是此观念的一种现实表现。

本辑《医疗社会史研究》特刊反对将现代医学科学与旧有传统对待疾病的方式截然对立的思考方法。世界古代史的研究者在尝试还原和重构古代世界医疗观念的同时，更重要的是认识并理解了人类认识世界经验的多样性。世界上每一个不同文化的人类聚居群体都拥有一套自洽的解释世界的话语体系，并在其体系中理解和处理人类与疾病的种种关系及问题。如果说现代医学科学指导我们从基因、细菌、病毒等诱发因子的角度看待疾病，提醒我们人类是生物学意义上的实体；那么历史学家或者医学人类学家尝试指出的是，每一种医学体系都有其自身的逻辑和完整性①，作为文化意义上的实体，人类"疾病"的"医治"还包括将患者重新纳入社会体系可接受的范围，这正是盛行于古代世界的"巫术"所具有的实际的和经验的目标与功能。②从更广阔的视野来看，"科学"或"医学""宗教"或"巫术"这些词语的内涵在时间与空间上的意义都发生着变化。本辑中所收录的 11 篇论文和 4 篇书评则试图展示世界古代史研究者在这一方向的思考与发展。

在本辑论文收录稿件即将完成之际，2018 年 6 月，世界卫生组织（WHO）作为权威机构，发布了国际疾病分类家族第十一版（ICD - 11），首次将以中医药为主的传统医药列入该分类系统。新制定的《国际疾病分类》反映的是作为整体的人类，在医学以及科学认识方面的进展。与此同时，对于历史学者来说，面对过去的时代，思想开明的研究和对多样化理念的尊重，将对未来的医学疾病史研究提出新的希望。

---

① 谢尔登·沃茨：《世界历史上的疾病与医学》，张炜译，北京：商务印书馆2015 年版，第 4 页。

② 在欧洲学界，结合宗教学、人类学研究方法对古代世界的"巫术"进行研究，探讨巫术、宗教及科学的关系极大地影响了古代宗教史的研究。有关学术史方面的回顾，可参考弗里茨·格拉夫《古代世界的巫术》，王伟译，上海：华东师范大学出版社 2013 年版，第 12—25 页。

专题论文

第二圣殿时期的疾病、魔鬼附身与治疗[*]

[英] 安娜·安杰利尼（Anna Angelini）著　林 艳译

摘　要　本文考察的是第二圣殿时期文献所表现的魔鬼和疾病之间的关系，以及魔鬼在引起疾病方面的作用。文章分析的资料包括死海古卷（1Q20；4Q560ar，11Q11；CD 6 等）、希腊化时期的犹太文献（《多比传》、约瑟夫斯的作品）和以诺传统（《以诺一书》《禧年书》），指出每部作品里有关魔鬼袭击、附身以及治疗之间的相似和差异。研究表明魔鬼袭击及其后续疗法可以在"医学"标签下与其他实践合理地加以归类。在面对希腊式治疗方案时，犹太文献对希腊传统并没有采用统一的连贯的立场，而表现出拒斥、对话、妥协，以及竞争的多元立场。本文的主要观点如下：（1）第二圣殿时期文献特别关注魔鬼与疾病所暗示的不洁状态；（2）魔鬼与附身各自引起的疾病形式有所差异；（3）第二圣殿时期开始出现将传统人物建构为医治者的现象；（4）考察信仰"魔鬼"背后的社会处境，以及文本所提供的图景与当前医疗实践的关系。

关键词　魔鬼　附身　疾病　第二圣殿时期　古代医学　死海古卷 以诺传统

---

* 我想对埃胡德·本兹维（Ehud Ben Zvi）表达自己最深的感谢，因为他邀请我与他合作"古代医学"这项精彩的课题，还要感谢我的同事马迪奥·塞特布里尼（Matteo Settembrini）就"以诺文献"中的许多部分与我进行了广泛讨论，并提供了有意义的参考资料。

引　言

在古代医学概念中，魔鬼的出现可以得到充分证明。古代世界某些形式的疾病与魔鬼或者灵魂附体之间的关系是相当密切的。西阿姆·巴洛（Siam Bhayro）和凯瑟琳·赖德（Catherine Rider）在最近出版的有关疾病与魔鬼的研究中正确地指出，古代世界虽然认为疾病是由魔鬼引起的，但也不排除对疾病的其他解释，例如身体机能原因、体液理论或者环境影响理论等。"魔鬼引发疾病"这一说法虽然很有说服力，但这也只是理解疾病的一种方式。① 即使在现代西方社会，人们也很难在身体患病和"病魔缠身"之间作出明确区分。医生有可能严肃地探讨可能存在魔鬼般的疾病；对于病魔发作和奇迹般康复这样的情况，他们会使用医学的学术语言进行解释，执业医师会诉诸著名医学权威来证明他们疗法的可靠。微微安·纳顿（Vivian Nutton）准确地提醒我们，这样的情况正说明医生与其他"医者"之间的界限是易变的、流动的。②

把疾病与魔鬼联系起来的观念并没有对"医学"和"巫术"做严格的区分，这种观念在第二圣殿时期的犹太社群中广为流行。能够在许多文献中找到例证。③ 其中最明确的例子来自《多比传》，这样一本犹太小故事在希腊化时期非常受欢迎，（完整或部分地）以各种语言（希腊语、拉丁语、希伯来语、亚兰语，以及叙利亚语）和不同版本保存于世。④ 在《多

---

① Siam Bhayro and Catherine Rider, *Demons and Illness from Antiquity to the Early-Modern Period*, Magical and Religious Literature of Late Antiquity 5, Leiden：Brill，2017，p. 2.

② V. Nutton, *Ancient Medicine*, Sciences of Antiquity, London：Routledge，2004，pp. 248 – 271. （尤其是第 269—271 页）该作品是介绍古代希罗世界医学最好的导论。

③ 据我所知，对第二圣殿时期医学进行最详尽分析的研究成果是 1992 年霍根（L. Hogan）的著作，该书最全面地集合了现有证据，非常有价值。L. Hogan，*Healing in the Second Temple Period*, Novum Testamentum et Orbis Antiquus 21，Universitats Verlag：Freiburg /Göttingen：Vandenhoeck & Ruprecht，1992.

④ 总览《多比传》现存所有完整版本及残篇，请见 S. Weeks, S. Gathercole and L. Stuckenbruck, *The Book of Tobit：Texts from the Principal Ancient and Medieval Traditions：with Synopsis, Concordances, and Annotated Texts in Aramaic, Hebrew, Greek, Latin, and Syriac*, Fontes et subsidia ad Bibliam pertinentes 3，Berlin：De Gruyter，2004。

比传》里，天使拉斐耳命令年轻的多比雅摘取鱼的心脏、肝脏和胆囊。当多比雅询问这些脏器的用途时，拉斐耳解释鱼的心脏与肝脏能够驱逐袭击人类的魔鬼，鱼胆可以治疗眼疾（希腊语称为：leukôma）（比 6:6 - 9）。在希腊医学传统中，leukôma 是希腊化文献中常见的一种已知疾病，是由于角膜增厚造成的眼部的白斑。① 这里提到的疗法在更长的希腊文修订本中被称作 pharmakón，在此处有"用药物治疗""疗法"的意思，昆兰（Qumran）文献也支持此种解释，其所使用的词是 sm，有"用药物治疗"的含义。② 在后续叙事中这些疗法都被证明特别有用。其中，第一种方法用来从撒拉（Sarai）身上驱逐魔鬼阿斯蒙蒂斯（Asmodaeus），第二种用来治愈多比雅父亲受感染最后致盲的眼疾，这眼疾当时的医生都没有能力治愈（比 2:10）。所有现存版本都包含该故事，所提及的这两种疗法被认为一样有效。③

　　另一个类似的记载出现在希腊文写成的《所罗门智训》中，该作品成书于公元前 1 世纪末亚历山大的犹太社群中间，同样也讲述了专业的草药医学和摄灵巫术活动（pneumatôn bías）。书中所罗门王庆祝从神得来的智慧，他的知识涉及许多领域，包括"生物的本性……不同种类的植物及其根部的药用价值"（智 7:20）。

　　这样的医疗案例并不只局限在现存希腊文献中。在被称作"改写圣

---

① PGrenf. I. 33. 14；P. Trophitis 2 Ro ［= SB 20 14471，10］et al.；Dsc. 3. 84.

② Codex Sinaiticus（Tob 6:6 and 8）and 4Q197（6:6）. 有关希腊与希伯来文献的差异，参考 L. Stuckenbruck, "The Book of Tobit and the Problem of ‘Magic’," in H. Lichtenberger and S. Oegema eds., *Jüdische Schriften in ihrem antik-jüdischen und urchristlichen Kontext. Studien zu den Jüdischen Schriften aus hellenistisch-römischer Zeit*, Gütersloh: Gütersloher Verlagshaus，2002，pp. 258 - 269［republished in *The Myth of Rebellious Angels: Studies in Second Temple Judaism and New Testament Texts*, Tübingen: Mohr Siebeck，2014，pp. 120 - 130］，here：pp. 265 - 268. 根据斯达肯布鲁克（L. Stuckenbruck）的看法，由西奈抄本（Codex Sinaiticus）证实，更长的版本里保留了一个药方，可能被合并到后来的叙事中。

③ 我同意斯达肯布鲁克的看法：L. Stuckenbruck, "The Book of Tobit and the Problem of ‘Magic’," 2002，p. 268；B. Kollmann, "Göttliche Offenbarung magisch-pharmakologischer Heilkunst im Buch Tobit", *Zeitschrift für die Alttestamentliche Wissenschaft*, Vol. 106，No. 2（1994），pp. 289 - 299。

经"的阿拉米亚语死海古卷《创世外记》（*Genesis Apocryphon*）中，术士和医生合作治疗法老的疾病。这个版本的故事开头法老跟亚伯拉罕的妻子撒拉结婚，但是恶灵阻止他亲近撒拉，并让法老得了怪病。[①] 医生和术士都无力挽救法老的性命，只有当亚伯拉罕举手向耶和华祷告时，他们的医治才最终奏效。

由此，我们得出两个重要的结论：其一，这些文本表明魔鬼的攻击及其治疗可以在"医学"的标签下与其他巫术实践被合理地加以归类；其二，多比雅、所罗门，以及亚伯拉罕的例子似乎说明其他形式的（无论是医学的还是巫术的）"异教"治疗是无效的，最终只有具备合法神圣权威的才是唯一有效的治疗。

该结论后面还会谈到，这里我们看到这一时期的文献在涉及医学实践时所具备的第二种特征：与更大背景下希腊化时期医学的复杂关系，以及与面诊"医生"（*hiatroi*）这种被认为是代表希腊本质的习俗之间的复杂关系。在希腊化处境下面对希腊医学必然产生一系列问题，其中最重要的就是对医学和面诊医生的矛盾心理，这在希伯来圣经的许多篇章中已有所涉及。[②] 五经中有许多章节（出15：25 – 26；申32：39；民12：13）主张神是百姓的医治者，有能力施行治愈的奇迹；这个观念在先知作品、诗篇，以及其他诗歌文学里一再得到体现。例如，在晚期文本《历代志下》16：12 – 13，圣经批评犹大王亚撒只求医生治病，同时间接暗示这成为他的死因。然而，第二圣殿时期的文献对希腊化治疗手段并没有统一的立场，我认为两者间没有绝对的拒斥，表现出的是多样化的倾向、方法和态度以形成两者间的对话、沟通以及竞争。[③]，因此需要更加细致地对这种内部的

---

① 1Q20，16 – 29.（编译本可参考 D. Machiela, *The Dead Sea Genesis Apocryphon：A New Text and Translation with Introduction and Special Treatment of Columns 13 – 17*, Studies on the Texts of the Desert of Judah 79, Leiden：Brill, 2009。）

② 介绍希伯来圣经对医学和治疗态度的书籍，可参考 O. Kaiser, "Krankenheit und Heilung nach dem Alten Testament," in R. Jutte ed., *Medizin, Gesellschaft und Geschichte (MedGG)：Jahrbuch des Instituts für Geschichte der Medizin der Robert Bosch Stiftung* 20, pp. 9 – 44；H. Frey-Anthes, "Krankheit und Heilung (AT)," Retrieved from：https：//www.bibelwissenschaft.de/stichwort/24036/, 2007。该文提供了详尽的参考文献。

③ 参考 L. Stuckenbruck, "The Book of Tobit and the Problem of 'Magic'," 2002。

多样性进行考察和研究。有趣的是，在与希腊化医学实践的对话中，魔鬼扮演了重要角色。而且，将附身和魔鬼袭击看作一种疾病形式的态度，以及对待希腊化实践的话语，这两者在某种程度上是相互关联的。

疾病的起因：魔鬼的作用

1.《死海古卷》

《死海古卷》多处证据表明魔鬼就是瘟疫和疾病的起因。鬼神信仰（Demonology）虽未发展出一套系统化的方式，但在昆兰神学中具有相当重要的作用，也是近期学者的研究兴趣之一。[①] 很多文献都提到魔鬼的存在，并出现了许多不同的名称。其中最常见的是 šd，是古代希伯来语中通常对"魔鬼"的称呼，另外还有 rwḥ，意思是"灵气"。[②] 要探讨昆兰文献中出现的魔鬼是比较复杂的，因为并非所有保留在昆兰文献中提及魔鬼的文本都属于宗派产物。其中一些文献与艾赛尼教派（Essene）的关系仍需讨论。然而，讨论区分前宗派、宗派以及后宗派作品的标准

---

① 在许多出版作品中，可参考 Ph. Alexander, "The Demonology of the Dead Sea Scrolls," in P. Flint and J. VanderKam eds., *The Dead Sea Scrolls after Fifty Years: A Comprehensive Assessment. Volume Two*, Leiden: Brill, 1999, pp. 331 – 353; I. Fröhlich, "Theology and Demonology in Qumran Texts," *Henoch* Vol. 32, No. 1 (2010), pp. 101 – 129; idem, "Evil in Second Temple Text," in I. Fröhlich and E. Koskenniemi eds., *Evil and the Devil*, London: Bloomsbury T&T Clark, 2013, pp. 23 – 50; idem, "Illness and Healing through Spell and Incantation in the Dead Sea Scrolls," in S. Bhayro and C. Rider eds., *Demons and Illness from Antiquity to the Early-Modern Period*, Leiden: Brill, 2017, pp. 81 – 96; L. Stuckenbruck, "Demonic Beings and the Dead Sea Scrolls," in I. Fröhlich ed., *Evil and the Devil*, London: Bloomsbury, 2013 [republished in *The Myth of Rebellious Angels: Studies in Second Temple Judaism and New Testament Texts*, Tübingen: Mohr Siebeck, 2014, pp. 78 – 102]; idem, "The Human Being and Demonic Invasion: Therapeutic Models in Ancient Christian and Jewish Texts," in C. Cook ed., *Spirituality, Theology and Mental Health: Multidisciplinary Perspectives*, London: SCM, 2013, pp. 94 – 123 [republished in *The Myth of Rebellious Angels. Studies in Second Temple Judaism and New Testament Texts*, Tübingen: Mohr Siebeck, 2014, pp. 161 – 186]。

② 凡死海古卷中出现的指称魔鬼的名称，斯达肯布鲁克作出了详细的分析，参考 L. Stuckenbruck, "Demonic Beings and the Dead Sea Scrolls," 2013。

并非本文要旨，严格地说，文献中发展出对疾病与魔鬼关系的认识可能并不是该社群的直接创见，这才是在我们视野中更能引发兴趣的议题。实际上，这些文献反映的是公元前 1 世纪广泛流传于古代巴勒斯坦的传统。

在通常被认为是昆兰社群作品的文献中，包含针对魔鬼进行治疗的内容最多的是《智者之歌》（Song of the Maskil），"智者"是社群的领袖。[1]该作品列出智者在祷告中需要驱逐的魔鬼名册。其中出现若干圣经名词的痕迹，比如莉莉丝（Lilith）、魔鬼（šdym）[2]，还有破坏天使（angels of destructions）和私子之灵（spirits of bastards），似乎对应的是以诺传统里的堕落天使（4Q510 i 4 – 6）。文献在描述这些生灵时，使用了"袭击者"或者"附身"（hpwgʿim）这样的词汇，不过并没有具体指明它们进行袭击的本质。第二份文稿提到可能来自神的"治疗"（rphwʾwt，4Q511 fr. 20，1），不过由于残稿极为破损，很难更精确地了解具体情况。虽说这些魔鬼似乎极为凶险，但是文献并未明确强调它们与疾病之间的关系。从上下文来看，文献关注的是如何避免"邪恶"与"不洁"的方式，这可能意味着魔鬼是要引诱人陷入邪恶的行为或者参与不洁的活动。此处我们没有任何线索能够看出这些行为被明确地定义为某种疾病。菲利普·亚历山大（Philip Alexander）正确地指出，[3]《智者之歌》的图景对应的是昆兰社群作品所反映出更大背景下的观念倾向，认为作为实体存在的魔鬼会带来疾病、不洁和混乱。另一份具备相似背景的文献是《二灵条约》（Treatise on the Two Spirits），关注的是光明之灵与黑暗之灵的对比。[4] 亚历山大

---

[1]　4Q510 – 511（ed. Baillet，DJD 7）. 第二份文稿整理了大约 400 幅残篇组成的较长版本。

[2]　讨论希伯来圣经中的这些角色，参见 C. Nihan，"Les habitants des ruines dans la Bible hébraïque," in T. Römer et al. eds.，Entre Dieux et Hommes：Anges，De'mons et autres figures interme'diaires：Actes du Colloque organisé par le Colleège de France，Paris，les 19 et 20 Mai 2014，Fribourg：Academic/Göttingen：Vandenhoeck & Ruprecht，2017，pp. 88 – 115。

[3]　Ph. Alexander，"The Demonology of the Dead Sea Scrolls," 1999，pp. 344 – 348.

[4]　参考书中的例子：M. Popovic，"Anthropology，Pneumatology，and Demonology in Early Judaism：The Two Spirits Treatise（1QS Ⅲ，13 – Ⅳ，26）and Other Texts from the Dead Sea Scrolls," in J. Ruiten and J. Kooten eds.，Dust of the Ground and Breath of Life（Gen 2：7）：The Problem of a Dualistic Anthropology in Early Judaism and Christianity，Themes in Biblical Narrative，Leiden：Brill，2016，pp. 58 – 98。

考虑到这类疾病当属"心理学上的"秩序失衡，不过在昆兰社群的社会及宗教处境下，"仪式"和"属灵"的秩序可能更适合描述该范畴。该社群极度强调保证仪式的洁净，因此魔鬼很自然地被认为是造成不洁净的原因。

在此框架下，有时魔鬼就和某些有关不洁的身体疾病联系在一起。《大马士革文献》（*Damascus Document*）里包含一个特别具有代表性的例子，该部分文本的来源虽不明确，但是从词汇和观念上都表现出艾赛尼教派的元素。其中部分章节保留在死海古卷中（不过没有保留在开罗藏经库［Cairo Genizah］），与皮肤病相关（4Q466 i，2 - 22），更详细地说明并进一步展开《利未记》中有关麻风病和淋病的洁净律法。① 此处描写一股灵气（*rwḥ*）进入人体动脉，阻碍正常的血液流动，并会由此导致白斑病（*leucodermia*），它是麻风病的一种：

> l. 2 - 3 当灵气［出现并控制］动脉，无论向上或是向下，血液的流动皆变缓……
>
> l. 15 - 16 当祭司看到灵气从头部或胡须进入身体，成为毛发［下］的阻碍物，使其外表变为淡黄色……②

很明显，此处灵气的行为在生理语境下与疾病有关。祭司负责控制感染并将受感染的病人隔离在社群之外。但是在这里祭司似乎没有采取任何防御方法去对抗灵气。相反，灵气的活动似乎同另一种被称作"生命之灵"（*rwḥ ḥḥyym*）的实体形成对照。当生命之灵返回并恢复正常的血液流动，疾病就得到了医治（l. 8 及 21）。这种可能性的存在说明"*rwḥ*"一词并非指"魔鬼"，而是一种肺部呼吸活动，按照古希腊医学的说法，是一股在动脉间循环传播的"富有活力的气"，希腊语称为"元气"（*pneuma*）。③ 然而，

———————

① 另见 4Q269，7；4Q272 1；4 Q273 4（ed. Baumgarten，DJD 18）。

② 此处我引用的是鲍姆加腾（J. Baumgarten）的翻译，包含这些残篇中关于皮肤病最详尽的描述：J. Baumgarten，"The 4Q Zadokite Fragments on Skin Disease," *Journal of Jewish Studies*，Vol. 41（1990），pp. 153 - 165。

③ 鲍姆加腾对此有所讨论：J. Baumgarten，"The 4Q Zadokite Fragments on Skin Disease," 1990 年有关希腊—罗马医学对"元气"的讨论，可见 L. G. Wilson，"Erasistratus，Galen，and the 'pneuma'," *Bulletin of the History of Medicine*，Vol. 33，1959，pp. 293 - 314。

在古代医学里，元气负责维持人体动脉正常循环以及身体健康。因此，在理想状态下，此概念就被应用于负责医治的第二种"生命之灵"上，当然不是那种带来疾病的恶灵。此外在残篇中，两种灵气的活动相反且相互平衡。因此，将这两类灵气看作以实体形式存在的恶魔似乎更为合理。

同样，由灵气带来身体疾病的观念在其他作品中也可见到，譬如阿拉米亚语文献4Q560，保留了一部分咒语，用来治疗一位沾染不洁的临盆妇人的疾病。[①] 一些作为实体而存在的魔鬼被认定是引发该疾病的源头："疯魔"（*pqd b'yš*）、雌雄双魔、还有恶眼鬼。据说这些邪恶力量进入了该名女性体内（字面上是："她的座椅"），对于疾病的描述成对出现，诸如发热发冷这样的生理症状，以及罪和邪恶（l.4）。正如该文献的编纂者所指出的那样，用来描述症状学的语言以及施于魔鬼的咒语都可以在后期的巫术文献中看到，通常雕在护身符和咒术碗（incantation bowl）上。正是出于该原因，这份残稿被认为应当是一本更长篇幅驱魔书的一部分。

前文中我们已经引用过《创世外记》，讲到魔鬼袭击法老，这进一步表明魔鬼与疾病之间的关系。恶灵带来的疾病是巨大的痛苦，是"祸害"（*ngd*）和瘟疫（*mktš*）。魔鬼被称作 *rwḥ*，字面意思是"不断变化的灵气"。阿拉米亚语 *šḥlny'* 这个词汇只出现过一次，不过词根是 *šḥl*，意思是"流动"，在其他方言中指的是液体的流动。库克（E. Cook）认为，能够导致流动的疾病可能是痢疾[②]，不过没有其他证据能够支持他的假说。根据《大马士革文献》，这里也可能指的是血液循环。重要的是魔鬼引发的疾病折磨法老，该叙述的目的是证明法老和撒拉结婚的时候没有发生亲密的性关系，而撒拉回到亚伯拉罕身边时也没有受到外邦人的玷污。异族婚姻会受到诅咒，并将魔鬼作为一种定罪的工具，这种非常相似的主题可以在保留于死海古卷的数个版本的《多比传》中看到，同样在昆

---

① Puech, DJD 37; and D. Hamidovic, "Demons and Illness in Second Temple Judaism: Theory and Practice," in S. Bhayo and C. Rider eds. , *Demons and Illness from Antiquity to the Early-Modern Period*, Magical and Religious Literature of Late Antiquity 5, Leiden Brill, 2017, pp. 97 – 110.

② E. Cook, *Dictionary of Qumran Aramaic*, Winona Lake: Eisenbrauns, 2015, s. v.

兰文献中也必定是常见的主题。此处，魔鬼阿斯蒙蒂斯在伊克巴他拿（Ecbatana）先后杀死了敬虔的犹太女孩撒拉的七位丈夫。最终，女孩的犹太亲戚、年轻的多比雅驱逐了魔鬼并迎娶了撒拉。

我们在死海古卷中三种不同类型的文献里找到证据，显示出魔鬼袭击或附身与生理病理学之间存在明确关联，包括一份法律文献（CD 6）、一份咒语（4560 ar）以及一篇叙事文本（1QGenAp 20）。尽管关注主题各不相同，但三者背后都跟洁净律法有关。对于这三份文献的来源存在一些争议，至少其中的阿拉米亚语的咒语和《创世外记》恐怕都不是艾赛尼教派的作品。但是，这并不意味着宗派的世界观出于某种神学上的意图有意识地要将关于魔鬼和病理学（或者某种形式的附身）之间的关系排除在视野外。事实是，很多详细谈及魔鬼袭击的文本被传抄保留下来，说明这并不是问题。

还有另外一篇被称作《伪经诗篇》（*Apocryphal Psalms*）（11Q11）的文献值得一提，它可以证明魔鬼与疾病的关系。这份残稿中至少有四篇祷文恳求上帝的帮助，要来对抗几种类型的邪恶力量。[1] 此篇作品很有名是因为其中第五栏的文本几乎是圣经《诗篇》91 的翻版。学者大量的研究关注在该卷作品所具有的起誓恳求和咒语的特征上。[2] 此外，我们知道《诗篇》91 在古代晚期被认为具有驱魔力量，因为这段经文被刻在护身符和咒术碗上，还有一些经文片段在开罗藏经库的巫术文献中可以看到。[3] 然而，除了简单提及灾害和瘟疫（VI, ll. 5 – 7），《伪经诗篇》的

---

[1] Garcia Martinez, Tigchelaar, van der Woude 1998, DJD 23.

[2] E. Puech, "Les deux derniers Psaumes davidiques du rituel d'exorcisme, 11QPsApa IV 4 – V 14," in D. Dimant and U. Rappaport ed., *The Dead Sea Scrolls*: *Forty Years of Research*, StDJ 10, Leiden: Brill, 1992, pp. 64 – 89; idem, "Les Psaumes davidiques du rituel d'exorcisme (11Q11)," in D. Falk eds., *Sapiential*, *Liturgical and Poetical Texts from Qumran*: *Proceedings of the Third Meeting of the International Organization for Qumran Studies Oslo 1998*, StDJ 35, Leiden Brill, 2000, pp. 160 – 181; C. Evans, "Jesus and Psalm 91 in Light of the Exorcism Scrolls," in *Celebrating the Dead Sea Scrolls*: *A Canadian Collection*, SBL. EJL 30, Atlanta: Society of Biblical Literature, 2011, pp. 541 – 555.

[3] 近期的研究尤其值得参考 G. Bohak and S. Shaked, "From Qumran to Cairo: the Lives and Times of a Jewish Exorcistic Formula," in I. and C. Burnett eds., *Ritual Healing*: *Magic*, *Ritual and Medical Therapy from Antiquity until the Early Modern Period*, Csepregi, Micrologus' Library 48, Firenze: SISMEL-Ed. del Galluzzo, 2012, pp. 31 – 52。

祷文对要起誓诅咒的魔鬼所带来的疾病和危险类型没有具体说明，而是泛指一般情况。这份文集的关注点主要体现在两方面：首先，第二栏提到所罗门靠近"灵"和"魔"（Ⅱ，l. 2 – 3），接下来几行以后出现了"医治"（rphw'h，l. 7）一词，正如大卫·哈米多维奇（David Hamidovic）所言①，这证明所罗门作为专业医治者的传统已经出现，尽管这一点在昆兰文献里并没有得到证实；其次，第五栏中的《诗篇》91 被认为是大卫的作品，开头的题记写着 hpgw'ym，意思是"关于附身者"或是"关于中风者"。②这似乎表明将《诗篇》经文用以驱魔在第二圣殿时期可能已经开始。

2. 希腊化时期的犹太文献

　　阐述魔鬼、附身，以及疾病三者关系的内容主要见于希腊化时期用希腊语写成或是用希腊语保留下来的犹太文献。我们已经引用过《多比传》中用巫术治疗疾病的描述。约瑟夫斯（Josephus）也提供了一些可以证明此类观念的信息，比如"附身"的概念。约瑟夫斯不仅重述了耶和华差遣恶灵搅扰扫罗、大卫用他的竖琴驱魔的圣经叙述，并且还扩展了这个故事③，明显借鉴了七十士译本（Septuagint）开创的传统。约瑟夫斯描述圣灵的活动包括魔鬼（daimónia）制造的麻烦，导致他感到胸闷（pnigmoùs）、窒息（straggálas）。按照希腊医学的说法，这些症状与癔症有关，癔症通常被认为是女性专有的疾病。而妇科诊疗一般认为这种疾病是子宫不适引起的，也有证据显示其他传统认为这种情况是魔鬼袭击导致的。此外，在约瑟夫斯的叙述中，医生（hiatroi）参与并帮助扫罗，据称，大卫自己也好像是一位医生（hiatròs），不过在圣经文本中，是扫罗的仆人四处寻求治疗方法。这种说法明显指涉希腊医学。另外，在描述大卫为扫罗歌唱时，所使用的动词是 exádô，该词不仅有"歌唱"之意，而且还有"以歌声平复"或"以念咒平息"之意。希腊化时期的哲学家琉善（Lucian）谈到要给被幽灵附身的人进行驱魔时，也使用了这个动

---

① Hamidovic, "Demons and Illness in Second Temple Judaism," 2017.

② 11QPsa（DJD 4），col. ⅩⅦ，4 – 10.

③ 1 S 16：14 – 23；Jos. , Ant. 6. 166 – 167.

词。① 在圣经文本中，扫罗的病被归结为一种灵气的骚扰或是心理秩序的紊乱。约瑟夫斯通过希腊医学范畴进行解释，用一系列技术术语将这些症状描述为魔鬼附身。

在另一段处理魔鬼与附身的段落中，约瑟夫斯指出有一种传统，认为所罗门具备专业技巧能够治愈魔鬼附身的人。谈及所罗门，他说：

> 上帝也让他学习击败魔鬼的技能（téchnên），这样可以医治他的百姓，为他们谋福祉（therapeían）。他编写可以缓解疾病的咒语（epôdás），传授驱魔的做法，让那些被缚的魔鬼再也回不来。②

约瑟夫斯接着开始讲述一个故事来说明这一点，名叫以利亚撒（Eleazar）的犹太人治愈了被魔鬼附身的人（toû daimonizoménou），他按照所罗门王的药方，将一个填满草根的环放在病人鼻子下方，呼唤所罗门的名字诅咒魔鬼。当病人闻到草根的气味，魔鬼就跑出来并且打翻了以利亚撒特意放置的一杯水，这样所有在场的人都目睹了整个治疗过程和效果。约瑟夫斯补充说国王韦斯巴芗（Vespasian）和他儿子都在场亲历这次治疗过程。③ 这样一个细节看起来非常有说服力，因为在罗马文献中，韦斯巴芗也被赋予以巫术治愈疾病的天赋。④

以约瑟夫斯的记载作为例证是非常有趣的，原因有以下几点。第一，记载表明，魔鬼的袭击被概念化为一种附身形式，魔鬼能够进出人的身体，对于该过程的描述已发展出明确的技术语言，在死海古卷中却找不到对应的内容，说明此类观念至此已经成熟。在希腊人那里，这种治疗手段被定义为"技能"（technê），指的是一种特定领域的实践经验知识。第

---

① Lucianus, *Philopseudes* 16. 1 – 5.

② Josephus, *Ant.* 8. 45（transl. Begg and Spilsbury in Mason, F. et al., *Flavius Josephus: Translation and Commentary*, *Vol.* 5: *Judean Antiquities Books* 8 – 10, Leiden: Brill, 2000）.

③ Josephus, *Ant.* 8. 45, pp. 46 – 49.

④ Tacitus, *Historiae* 4. 81; Suetonius, *Vespasianus* 7.

二，约瑟夫斯不仅十分了解将所罗门作为驱魔人和巫术医者的传统，而且他还把所罗门的能力与他父亲大卫能够掌控疾病和魔鬼的能力联系了起来。第三，约瑟夫斯明显地借用希腊医学术语，两种叙事揭示出在魔鬼附身范畴内存在某种与希腊式做法的竞争关系。大卫是唯一能够将扫罗从病痛中医治过来的"医生"，所罗门的咒语技巧比起同时代其他的驱魔做法都要高明得多。而且，根据约瑟夫斯的记载，甚至连"医治者"韦斯巴芗也必须要亲眼见证犹太驱魔疗法的效果。

其他希腊化时期的犹太文献显示出对圣经概念的妥协，圣经中，神是唯一的医治者，所有去寻求医生的做法都被认为是不正确的或者是外来的。《创世外记》中法老、亚伯拉罕和医生的故事就体现了这种趋势。也许《便西拉智训》最能清楚地体现这种倾向。就医治疾病来说，便西拉建议首先向上帝祷告，同时也不要忘记咨询医生，但是医生的权威来自上帝本身。①然而，约瑟夫斯的观念态度甚至超越了这种立场。他的叙述不仅整合了希腊医疗实践，而且他认为犹太的驱魔疗法比希腊罗马诸邻居的治疗技术更加有效。不言而喻这种有效性根源于至高的神。②

---

① 便38:1-15"他们受到国王的犒赏"（38:2）可能指的是希腊宫廷里的御医。可参考本辑中林塞·阿斯金对《便西拉智训》38:1-15的全面分析文章：《第二圣殿时期犹太人对医药的态度：来自便西拉、昆兰和经济贸易的证据》。

② 大卫的能力来自进入他身体的圣灵（Jos., *Ant.* 6. 166. 1-2）；上帝教导所罗门抵御魔鬼的技能（Jos., *Ant.* 8. 45. 1）。将所罗门作为医治者的传统，见 R. Deines, "Josephus, Salomo und die von Gott verliehene gegen die Dämonen," in A. Lange, H. Lichtenberger and D. Römheld eds., *Die Dämonen: Die Dämonologie der israelitisch-jüdischen und frühchristlichen Literatur im Kontext ihrer Umwelt-Demons: The Demonology of Israelite-Jewish and Early Christian Literature in Context of Their Environment*, Tübingen: Mohr Siebeck, 2003, pp. 365-394；P. Torijano, *Solomon, the Esoteric King: From King to Magus, Development of a Tradition*, Supplements to the Journal for the Study of Judaism 73, Leiden: Brill, 2002；有关大卫叙事中用音乐进行治疗的研究，见 S. Bharyo, "'He Shall Play with His Hand, and You Shall be Well': Music as Therapy in Ⅰ Somuel 16:14-23," in I. Csepregi and C. Burnett eds., *Ritual Healing: Magic, Ritual and Medical Therapy from Antiquity until the Early Modern Period*, Micrologus' Library 48, Firenze: SISMEL-Ed. del Galluzzo, 2012, pp. 13-20.

3. 守望者的神话、医学以及鬼神信仰

作为对这篇概述的总结，我最后想谈谈另一种解释第二圣殿时期鬼神信仰与医学之间关系的方式。这里我指的是关于守望者（Watchers）的神话，就是那些反叛的天使越界和人间的女子发生关系从而失去他们的神圣地位，并由此产生巨人族领事。这种所谓"堕落天使"的自主叙事被整合进以诺传统（《以诺一书》），以及与《禧年书》有关的传统，另外在希伯来圣经中也出现了一小部分（创6）。① 在《以诺书》和《禧年书》里，堕落天使的巨人族后裔被描写成暴力的、具有破坏性的族类，后来受到上帝的惩罚被击杀。据学者伊达·弗伦里希（Ida Fröhlich）的考证，该神话代表的是第二圣殿时期犹太鬼神信仰的基础，② 根据这些神话材料，从脱离巨人族肉体的灵魂中产生出魔鬼。而与我们的研究兴趣相关的是，堕落天

----

① 《以诺书》的完整版只见于埃塞俄比亚语译本。《以诺书》的部分内容可见于希腊语译本，以及昆兰文献中的阿拉米亚语残篇。见 G. Nickelsburg，K. Baltzer and J. Vanderkam，*1 Enoch：A Commentary on the Book of 1 Enoch*，Hermeneia：A Critical and Historical Commentary on the Bible，Minneapolis：Fortress，2001；对阿拉米亚语残篇的编译和评注可见 J. Milik，*The Books of Enoch：Aramaic Fragments of Qumrân Cave 4*，Oxford：Clarendon，1976。就《禧年书》而言，查尔斯（R. Charles）的翻译依然有价值：R. Charles，*The Book of Jubilees or the Little Genesis*，Translations of Early Documents Series 1，Palestinian - Jewish Texts（pre-rabbinic）4，London：The Macmillan Company，1917；也可以参考 J. Kugel，*A Walk Through Jubilees：Studies in the Book of "Jubilees" and the World of its Creation*，Supplements to the Journal for the Study of Judaism 156，Leiden：Brill，2012；M. Segal，*The Book of "Jubilees"：Rewritten Bible，Redaction，Ideology and Theology*，Supplements to the Journal for the Study of Judaism 117，Leiden：Brill，2007. 关于这个问题的研究，还可参考 A. Wright，*The Origin of Evil Spirits：The Reception of Genesis 6：1 - 4 in Early Jewish Literature*，Tübingen：Mohr Siebeck，2005；L. Stuckenbruck，"The Human Being and Demonic Invasion：Therapeutic Models in Ancient Christian and Jewish Texts，" in C. Cook ed.，*Spirituality，Theology and Mental Health：Multidisciplinary Perspectives*，London：SCM，2013，pp. 94 - 123（republished in *The Myth of Rebellious Angels：Studies in Second Temple Judaism and New Testament Texts*，Tübingen：Mohr Siebeck，2014，pp. 161 - 186）。

② I. Fröhlich，"Illness and Healing through Spell and Incantation in the Dead Sea Scrolls，" in S. Bhayro and C. Rider，*Demons and Illness from Antiquity to the Early-Modern Period* Magical and Religious Literature of Late Antiquity 5，Leiden Brill，2017，pp. 81 - 96；here：pp. 82 - 83.

使的神话在定义和处理医学治疗方面的问题方面有重要作用，至少某些传统保留在《以诺书》和《禧年书》里。不过，这两个传统表现出很多差异。

在《以诺书》里，作为魔鬼灵魂的"父亲"——守望者犯的一个错误就是教导了人类许多受到上帝强烈谴责的技艺，例如巫术（*pharmakeía*）、符咒（*epaoidàs*），还有修剪植株根部（《以诺一书》7∶1；8∶3）。*pharmakeía* 和 *epaoidàs* 这两个保留在希腊文献中的词汇在该语境下的使用带有负面意义。从《以诺书》编者的角度看，用植物和符咒治病显然是一种巫术，这和冶金、占卜以及占星术等技艺都不应当传授给人类。在谴责巫术、占卜和占星术的背后，学者们观察到这些古代文献作者的生活环境充斥着对希腊化活动的反对。在后续的叙述中，相对于堕落天使传授给人的技艺，上帝和天庭其他成员给以诺的启示才是真正有用的知识。另外，第十五章对魔鬼的邪恶本质（*pneúmata ponerà*）有所描写。这部分短小的文献存在若干文本问题，很难获得确切的理解。不过，很清楚的是，魔鬼是脱离肉体存在的（它们不吃不喝），通过某些形式的疾病和痛苦折磨人。①

《禧年书》的作者可能知道以诺传统，他以不同的方式重塑了这个故事。② 他没有提及守望者给予人类天使般的教导。在这里，巨人被描述成施暴成性的族类，他们自从来到世界上就破坏一切并且吞噬同族（禧 5）。魔鬼仍然存在并折磨人类，但魔鬼的血统仍未可知。实际上，他们受制于魔头莫斯提马（Mastema）的掌控。上帝听到了挪亚的祷告，决定毁灭整个魔鬼一族，但是莫斯提马与之协商，最后确定让 1/10 的魔鬼留在世界上继续折磨人类。作为交换，对抗魔鬼力量的责任就落在挪亚身上：上帝

① 《以诺一书》15∶11，关于这一节文本问题的研究，可见 G. Nickelsburg, K. Baltzer and J. Vanderkam, *1 Enoch*∶*A Commentary on the Book of 1 Enoch*, 2001, p. 268 e。

② 对《禧年书》里魔鬼的讨论，参见 J. VanderKam, "The Demons in the Book of Jubilees," in A. Lange, H. Lichtenberger and D. Römheld, *Die Dämonen*∶*Die Dämonologie der israelitisch-jüdischen und frühchristlichen Literatur im Kontext ihrer Umwelt-Demons*∶*The Demonology of Israelite-Jewish and Early Christian Literature in Context of Their Environment*, Tübingen∶Mohr Siebeck, 2003, pp. 339 – 364。

直接教导他一系列治疗方法，可以治愈魔鬼袭击引发的各种疾病，也就是使用植物的根须进行治疗（禧10）。

这些故事来自同一个神话，它们都强调魔鬼、医学和疾病的关联。然而，《以诺书》显示出对巫医的强烈拒斥，含蓄地表明人类没有任何能力对抗魔鬼的袭击。与此相反，《禧年书》表现出一种更为开放的立场，以及合法化使用草药医病的做法，挪亚成为此法的保护人。① 而且，在《禧年书》里，掌控魔鬼的力量最终被放置在神的意志之下，正如是上帝本身允许莫斯提马保留其一小部分魔鬼军队。

结　论

本文对第二圣殿时期文献的简短概述表明：像其他古代传统一样，希腊化时期的犹太社群认为人类身体和心理上的疾病在很大程度上是由魔鬼引起的。大部分情况下，此观念未形成系统化的鬼神信仰，也就是形成魔鬼世界的一个共同的复杂组织。唯一可能的例外是《禧年书》，魔鬼受制于其首领莫斯提马的权威之下，而莫斯提马处于上帝权柄之下：这里开始产生一种等级秩序。而大多数文献所显示出的一个共同特征是，魔鬼往往意味着不洁。昆兰文献十分强调魔鬼导致的疾病形式及其与不洁之间的密切关系，不过类似的关联也可以在同时代的其他作品里看到（例如：《多比传》《禧年书》以及《以诺书》）。似乎这一时期的文献特别关心该问题。在这样的语境中，不洁被认为是特别危险的，而魔鬼的种类在形象化或者表现不洁的形式上是很有用的。

此外，我们需要在所谓的魔鬼病理学上做进一步区分。一方面是引发瘟疫和痛苦（可能甚至是死亡）的魔鬼袭击；另一方面要恰当地给"附身"下定义：一种具体化的魔鬼或灵魂，能居住在人的身体里，也能够

---

① 可参考本辑中对挪亚医生身份进行探讨的文章：［英］肯特尔·西福克斯：《以色列的第一位医生，还是全世界的第一位医生？——〈禧年书〉与〈亚萨书〉中的挪亚形象》。

被驱赶出去，《新约》中有许多故事都是以这样的方式讲述的。① 约瑟夫斯所记载的以利亚撒的故事，很明显描述的是一个有关附身的魔鬼袭击的故事。而昆兰文献在这方面的术语则相对模糊。在这样的处境下，就需要考虑对第二圣殿时期文献中出现的词语进行解释的困难，例如 *pg·*（11Q11 Ⅴ1；11QPsᵃ ⅩⅦ，4 – 10）或者 *g·r*（1Q20，28 – 29）。这两个动词通常被翻译为"附身"和"驱魔"的行为。不过，在圣经希伯来语里，这两个动词表达的是更为通用的一般意义：前者是"袭击"（通常指动物的袭击），后者的意思是"斥责"。由于缺乏其他文本和处境要素，因此需要特别小心地处理这些词在昆兰文献或阿拉米亚语文献中指的究竟是某种与附身有关的疾病，或者是说，它们实际上指的是更为通用的一般意义。②

该时期文献的进一步倾向是将传统人物与治疗活动联系起来。所罗门已经被描述为医药和驱魔方面的专家，不过在此阶段他还没有成为最重要的人物。其他圣经人物也具备这方面的能力，例如大卫、亚伯拉罕，以及挪亚。

最后，出于我们对文献的关注，非常有相关性的问题是考察这些信仰背后的社会处境，以及文本所提供的图景同现在医疗实践之间的关系。魔鬼通常被贬低到"民间信仰"领域，用草药治病的方法也被认为是"民间医学"的一部分。然而，我们已经观察到在古代医学处境下，严格区分"学术的"和"民间的"（或者巫术）医学似乎并没有造成非此即彼

---

① L. Stuckenbruck, "The Human Being and Demonic Invasion: Therapeutic Models in Ancient Christian and Jewish Texts," in C. Cook ed., *Spirituality*, *Theology and Mental Health*: *Multidisciplinary Perspectives*, London: SCM, 2013, pp. 94 – 123, here: pp. 176 – 179. [republished in *The Myth of Rebellious Angels*: *Studies in Second Temple Judaism and New Testament Texts*, Tübingen: Mohr Siebeck, 2014, pp. 161 – 186]

② 有关动词 *g·r* 从"斥责"演变到"驱魔"的语义学变化轨迹的研究，见 J. Joosten, "The Verb גער 'to Exorcize' in Qumran Aramaic and Beyond," *Dead Sea Discoveries*, Vol. 21, 2014, pp. 347 – 355。根据该动词的出现，伊达·弗伦里希将折磨拿波尼度（Nabonidus）国王的热症归因于魔鬼（4Q242）: I. Fröhlich, "Evil in Second Temple Text," in E. Koskenniemi ed., *Evil and the Devil*, I. Fröhlich, London: Bloomsbury T&T Clark, 2013, pp. 23 – 50, here: pp. 42 – 43。

的状态。此外，这一时期的文献主要还是学术圈和知识分子的产物。① 当然，文本证据也部分地反映出更广范围内社会各阶层中流行的信仰观念。就这一点而言，源于《诗篇》91 的驱魔方案不仅出现在昆兰文献中，也出现在一些出土护身符和晚期巫术文本中，这一案例证明寓于文献的巫术治疗传统获得具体的应用。《多比传》里描写的疗法可能或多或少是当时的常见风俗，记载于《死海古卷》编号为 4Q560 的咒语或许也是如此。没有理由去怀疑这类信息反映的不是现实。虽然这一时期的实物类证据仍然缺乏（特别是与罗马及古典时代晚期大量的证据相比）。不过，在表现或者想象疾病与附身的关系上，这些文献在其所产生的文化环境下仍然包含了许多信息。

[安娜·安杰利尼（Anna Angelini），洛桑大学神学与宗教研究系高级研究员，anna. angelini@ unil. ch；林艳，深圳大学饶宗颐文化研究所副教授]

（责任编辑：黄薇）

---

① 有关知识分子的视野研究可参考本辑收录文章：埃胡德·本兹维：《古代医学及世界建构：波斯晚期/希腊化早期犹大地区知识分子的视野》。

第二圣殿时期犹太人对医药的态度

——来自便西拉、昆兰和经济贸易的证据

[英] 林塞·A. 阿斯金（Lindsey A. Askin） 著 庄 奇译

摘 要 比起以往的认识，本文认为古代犹太人对待医药和医师的态度更为积极正面。本文关注第二圣殿时期（公元前515年至公元70年）犹太教背景下的犹大地区，对便西拉针对医师的诗歌（便38:1－15）进行全新分析，同时从考古和文学证据两个方面关注犹大地区医药产品的生产、贸易及声誉。此处试图证明便西拉诗歌的听众，作为潜在读者对于医药并不持有怀疑态度。反而是过于自由地使用医药，不考虑个人虔敬的问题——整个古代地中海以及近东地区普遍都将罪恶看作造成疾病的原因。并且，现代学术界通常认为第二圣殿时期的犹太人对待医药存在负面的怀疑态度。本文则证明这一时期的犹太人非常熟悉并且依赖这些声名远扬的出产于犹大地区的药品，譬如香脂、滨藜制成的皂灰（碱液），以及死海出产的沥青。认为犹大地区的人们反对医药的观点似乎站不住脚，主要原因在于出产于犹大地区的药品或其他用途的自然资源声名远播，这些产品销往希腊罗马世界有助于建立经济贸易和国际声望。这些发现表明，第二圣殿时期的犹大地区在古代地中海世界的医药史上曾经起到非常重要的作用。

关键词 犹太教 宗教实践 药物学 《便西拉智训》

对犹太医学之发展的叙述被认为始于《便西拉书》（*The Book of the Ben Sira*），也就是《便西拉智训》（*Wisdom of Ben Sira*）、《传道经》

（*Ecclesiasticus*），或《西拉书》（*Sirach*）。① 在对古代犹太医学的学者叙述中，《便西拉智训》被认为是第二圣殿时期（公元前 515 年—公元 70 年）犹太人对医学的态度发生剧烈变化的证据（从否定到肯定），认为这种变化是犹太教向着逐步接受医师、使用药物的方向发展的。本文将通过便西拉的文本、死海古卷发现地昆兰（Qumran）的考古证据，以及古代经济贸易和药品生产的相关文献，来考察这一理论是否具备坚实的证据。②

在《便西拉智训》38:1 – 15 中，有一首短诗赞扬医师和对医药的使用，把医生和药剂师（也称"制香师"）的知识归于上帝。便西拉对医学的态度可谓是开明的，这种态度只是希腊影响和转变的一部分，或者至少，便西拉对医学持有的肯定态度在很大程度上可以被理解为犹太人大范围转变医学观念的一种迹象。③ 作为公元前 200 年至公元前 175 年在耶路撒冷以希伯来文写就的一篇智慧文本，《便西拉智训》包含许多主题，例如友谊、学习、美德、自然、历史、政治以及死亡、健康和医学。现代对便西拉劝医的批判解读导向这样一种理论，即认为在便西拉时代之前，犹太人对人们

---

① Patrick W. Skehan and Alexander A. Di Lella, *The Wisdom of Ben Sira*, Anchor Bible 39, New York/London: Doubleday, 1987. Beentjes, Pancratius C., *The Book of Ben Sira in Hebrew: A Text Edition of All Extant Hebrew Manuscripts and Synopsis of All Parallel Hebrew Ben Sira Texts*, Leiden: Brill, 1997. Ze'ev Ben – Ḥayyim, ‏המלים ספר בן‎ ‏סירא: המקור, קונקורדנציה וניתוח אוצר‎, Jerusalem: Academy of Hebrew Language and Shrine of the Book, 1973.

② 关于《便西拉书》中对医学态度的完整研究，参见拙著：Lindsey A. Askin, *Scribal Culture in Ben Sira*, Leiden: Brill, 2018。该书由我的博士论文修改而成："Scribal Culture in Ben Sira: Sir 38:1 – 15, 41:1 – 15, 43:11 – 19, 44 – 50"（University of Cambridge, 2016）。

③ Patrick W. Skehan and Alexander A. Di Lella, *The Wisdom of Ben Sira*, 1987; Moshe H. Segal, ‏ספר בן-סירא השלם‎, Jerusalem: Bialik Institute, 1958; Larry P. Hogan, *Healing in: the Second Temple Period*, Göttingen: Vandenhoeck & Ruprecht, 1992; Maria Chrysovergi, "Contrasting Views on Physicians in Tobit and Sirach," *Journal for the Study of the Pseudepigrapha*, Vol. 21, No. 1 (2011), pp. 37 – 54; Catherine Hezser, "Representations of the Physician in Jewish Literature from Hellenistic and Roman Times", in William V. Harris ed., *Popular Medicine in Graeco-Roman Antiquity: Explorations*, Leiden: Brill, 2016, pp. 173 – 198.

进行药物实践是拒绝的，或是怀疑的。人们由此假设，这种情况的转变是逐渐受到希腊化世界影响的结果。于是，人们假定便西拉的犹太听众大多依然对医学的观念持怀疑和否定的态度。

值得注意的是，这种对便西拉听众的独特解读全然依赖于这样一种理解，即把便西拉赞扬医师的诗歌理解为面对潜在怀疑者而对医师角色所作的**辩护**，是在那些全然拒绝求治于医师的听众面前为医学实践**正名**。由于诗歌的语气被解读为具有辩护性，于是有理由从对医学的辩护推知听众的态度，即便西拉诗歌的潜在听众大多对医学及其正当实践有着负面的理解。换言之，对于便西拉的听众而言，医学这个话题依然需要一个令人信服的解释。若以此方式来阅读《便西拉智训》，那么早期犹太人对待医学的态度就会被总结为仅仅是否定的、怀疑的和保守的。要成为虔敬者，就要避开医学和医师，因此就不存在本土的犹太医学知识。在这种学术解读下，便西拉的听众要比便西拉更虔敬、更保守，而便西拉则成为新的外邦希腊观念的拥护者，捍卫医学的有效性。

一　希伯来文《便西拉智训》38:1–15 的翻译

希伯来文的便西拉文本相当复杂。我们有 6 份中世纪的抄本，它们源自开罗藏经库（Cairo Genizah），可以为希伯来文《便西拉智训》的存在作证（抄本 A 至 F）。另外，我们还有两份古代抄本（Mas1^h 和 11QPs^a）。总共加起来，大约有 2/3 的希伯来文《便西拉智训》留存到今天。因此，任何关于便西拉的文本研究必须同时考虑希腊语、拉丁语以及叙利亚语的译文。由于篇幅有限，我的翻译只在必要时包含对其他译本的评注。以下是我对希伯来文《便西拉智训》38:1–15 的翻译，希伯来文的这段经文只保存在抄本 B 中（Ⅷ正面，第 7 行–Ⅷ 反面，第 3 行）。然而这份抄本包含一些错误和难以理解的地方，后来被另外的抄写者在空白处修正或作注。因此，我们拥有主体文本 B（B^{text}）以及旁注 B（B^{mg}）。[1]

---

[1]　关于希伯来文本，以及希腊语、拉丁语和叙利亚语的完整讨论，参见即将付梓的拙著：*Scribal Culture in Ben Sira*，Leiden：Brill，2018。

应尊敬医师，在你需要之前，①　　　　　　　　　（38:1ab）

因他的工作是上帝分派的。

医师自上帝得其智慧，　　　　　　　　　　　　　（38:2ab）

自君王得其酬礼，

医师的知识使他昂头，　　　　　　　　　　　　　（38:3）

在高贵者前他将照料。

上帝赐予大地医药，　　　　　　　　　　　　　　（38:4 ab）

明辨者不会抗拒它们。

他岂不是用树木使水变甜？　　　　　　　　　　　（38:5ab）

以此使所有人知晓他的力量。

他还赐人明辨之识，　　　　　　　　　　　　　　（38:6ab）

来荣耀他的大能。

医师以它们②除祛病痛，　　　　　　　　　　　　（38:7ab）

药剂师则制作药膏。

因此他的工作不会停止，　　　　　　　　　　　　（38:8ab）

有效的劝告也不会自大地上消失。③

我儿，患病时勿要疏忽，④　　　　　　　　　　　（38:9ab）

祷告上帝，他将治愈，

---

① 根据 B^mg：Norbert Peters，*Der Jüngst Wiederaufgefundene Hebräische Text des Buches Ecclesiasticus Untersucht*，*Herausgegeben*，*Übersetzt und mit Kritischen Noten*，Freiburg：Herder，1902；Rudolph Smend，*Die Weisheit des Jesus Sirach*，*hebräisch und deutsch*；*herausgegeben von Rudolf Smend*：*mit einem hebräischen Glossar*，3 vols，Berlin：Reimer，1906。对比希腊语 "在他需要酬劳之前"（before his need of his honorarium），拉丁语 "需要"（necessitate），叙利亚语 "他被你需要"（he is needed by you）以及 B^text צרכו。注意τιμαῖς也可以有 "酬劳"（honorarium）的意思，并解释了希腊语 αὐτοῦ 一词。

② 此处的 "它们" 指医药。

③ 根据希腊语拉丁语和叙利亚语版本中的 "自大地上消失"（from the face of the earth）。比较 B^mg 中 "自他的大地上消失"（from the face of his earth）。所有《便西拉书》的古代译本都与 B^text "自亚当后代起消失"（from the sons of Adam）不同。

④ 我同意舍希特尔（Solomon Schechter）对תתעכר的提法，可参见上述希伯来字母转写的注释：Solomon Schechter ed.，*Ecclesiasticus*：*The Fragments Hitherto Recovered of the Hebrew Text in Facsimile*，Oxford：Oxford University Press，1901。

远离罪孽，清洁双手，①　　　　　　　　　　　　（38∶10ab）

净化一切过犯的心。

［带上抚慰的馨香，］一份纪念的供奉，　　　　　（38∶11ab）

所备的肥美祭品，尽你的财力所及。②

还要［给医师］（他的）地位，　　　　　　　　　（38∶12ab）

不要使他离去，因（你）也需要他，

因有时他妙手回春，　　　　　　　　　　　　　　（38∶13ab）

也因他会向上帝祈求，

从而他将诊断无误，　　　　　　　　　　　　　　（38∶14ab）

药到病除以救人。

凡造物主前的罪人，　　　　　　　　　　　　　　（38∶15ab）

悉将送至医师手中。③

二　《便西拉智训》38∶1-15 的解读

　　《便西拉智训》38∶1 开头写道，医师"在你需要之前"就会实施
"照顾"，"因他的工作是上帝如此分派的"。斯克罕（Patrick W. Skehan）
和迪勒拉（Alexander A. Di Lella）在他们的评注中，把רעה理解为"交朋
友"，但在此语境中将其理解为"照顾"更为恰当。④《便西拉智训》的
其他部分中，他要求读者敬重其他那些值得尊重的人（便 7∶31，10∶24，
44∶1）。然而，在对待医师时，便西拉并不建议与医生以朋友的方式相处，

---

　　①　根据 B^mg，其中的希腊语、拉丁语，不同于 B^text 中的ומהכר פנים和叙利亚语
"搁下"（lying），这与便 38∶8b 一样也是 B^text 中的一个抄写错误。

　　②　西格尔（Moshe H. Segal）和本—哈伊姆（Ze'ev Ben‑Ḥayyim）将ודשן ערוך理
解为命令式也是可以的：Moshe H. Segal, ספר בן‑סירא השלם, 1958；Ze'ev Ben‑Ḥayyim,
ספר בן סירא, 1973。此外，要感谢杰里米·科里（Jeremy Corley），对אל תתעבר的另一种
译法是"勿要耽搁"（参见便 5∶7），或"勿要发怒"（参见便 16∶8）。

　　③　与 B^mg 一致，סגר是罕见的反身形态（hithpael）。希腊语、拉丁语、叙利亚语
与 B^text 不同，译作："将在医师面前厚颜（顽固）"。

　　④　Patrick W. Skehan and Alexander A. Di Lella, *The Wisdom of Ben Sira*, 1987.

而是尊敬他并给予他应得的。事实上，所谓应得的可能就是指一种金钱上的报酬。古希腊罗马文化中的医师，在治疗前就获得酬劳，以免治疗失败。希腊语中，这种酬劳称为 τιμαῖς，而拉丁语称作 honorarium。

第二行写道："医师自上帝得其智慧，自君王得其酬礼。"圣经希伯来语的 משאות（天分，天赋）一词意指君王对忠诚子民的赠礼，但在晚期圣经希伯来语中它也有"职责"或"负担"的意思。我们会问，后面半句该译作"他行其职责"呢？还是"他得其酬礼"呢？两种都有可能吗？在《创世记》43∶34 中，作为法老之下权力最大的约瑟，给了他兄弟便雅悯一份食物，被称为משאות。在《撒母耳记下》11∶8 中，大卫王给乌利亚家一份礼物，被称为 משאות המלך（王的赠礼）。这句话在《便西拉智训》的其他译本中，我们能找到希腊语 δόμα、拉丁语 dationem 和叙利亚语 ܡܘܗܒܬܐ。该词语述会影响我们理解《便西拉智训》38∶2 中作为金钱报酬的משאות的意义，而不是晚期圣经希伯来语所指的职责或负担的意思。于是，我们或许可以从更实际的意义上理解"尊敬医师"：便西拉并非仅仅要求读者给予他们尊敬，而实际要求人们合理地酬谢你的医生。

我们继续读这首诗，《便西拉智训》38∶3 谈及医师如何通过其医学知识获得提升，为贵族服务。《便西拉智训》中所描述的医师身居高位，统治者和贵族们会雇用他们，也许还会成为宫廷医师。[1] 此处文本唯一的抱怨不在于读者会不尊敬医师。如果便西拉时代的国王们和贵族们雇用医

---

① 在圣经希伯来语（如创50∶2）及晚期圣经希伯来语（如 1QS 11∶16，1QH 11∶13）中，动词יצב和לפני搭配在一起，意思是"站在……之前"，意指在宫廷中现身或伺候某人。便西拉对יצב的其他用法（参考便 38∶3 中יתיצב的形式）显示出יצב一词对他而言有着强烈的宫廷意味。在便 8∶8 中，שרים是伺候的意思（יצב）；在便 11∶1 中，谦卑之人的智慧将使他们抬头，并坐于נדיבים之中。这就如同美索不达米亚（《尼普尔穷人的故事》[The Tale of the Poor Man in Nippur] 里的医师）和埃及（考古证据有关在宫廷谋事并享有宫廷头衔的埃及医师）的情况。到了罗马时代，宫廷医师已经非常少见了，因为绝大多数罗马时代的医师是希腊人和奴隶——盖仑（Galen）作为马可·奥勒留（Marcus Aurelius）和康茂德（Commodus）的医师是例外。而例如托勒密时代的埃及，医师在亚历山大博物院（Museion of Alexandria）享有很高的地位。

师，那么一个理智的普通人还可能会拒绝医药吗？在此，读者的问题似乎并非在于对医药的拒绝。事实上，我们可以说读者也许是不愿意付给医师一笔合理的酬金。换言之，便西拉在此处提及"身居高位"的医师的理由在于他想要把医师和君王乃至上帝更紧密地联系在一起。便西拉在他书中其他地方论及如何在宴会中表现得体，他告诫他的读者不要喝得太醉，不要狼吞虎咽，不要夸夸其谈，不要失了餐桌上的礼仪（便31），并教导他们如何做宴会的主人（便32），如何对待祭祀、判官和权贵（便7-8），以及如何赢得社会的敬重和尊荣（便10-11）。我们可以把当前这节同以上这些段落做比较。

总而言之，便西拉似乎并非是在辩护。他好像是在给出一种传统的"规矩"或一种"社交"建议，正如他在书里常常论及在开化的社会中如何举止得体一样。他通过概括那些他觉得文明和理性的行为来讲述一些无可争议的事情。便西拉建议读者公平地支付医师酬金，因为一个人如何对待他的医生和他如何对待上帝是密不可分的。他说，上帝创造医生并赐予他们知识。

我们接着来看诗歌的下一部分《便西拉智训》38：4-8。《便西拉智训》38：5写道："他岂不是用树木使水变甜？以此使所有人知晓他的力量。"这句话显然引用的是《出埃及记》15：25的典故；但也可能暗指《以西结书》47：12，河岸边长出的树，果子用来吃，叶子用作药。在《出埃及记》15：25中，当希伯来人在旷野中没有食物和水，摩西以杖击打石块，便有适宜饮用的水，上帝说："因为我——耶和华是医治你的。"① 这是希伯来圣经中上帝唯一一次冠以"医治者"的头衔。

在此，我们首先关注具有治疗作用的水。我们可以把此处的典故的重要性和希律王时代在约旦谷和死海著名的治疗泉相比较，老普林尼（Pliny the Elder）和约瑟夫斯（Josephus）都曾提及过（《自然史》5：15：70-2，《犹太战争史》1：656-9［参见《犹太古事记》17：171-3］，4：476-80，7：178-89）。然而，树木本身也能引起人的兴趣。事实上，在

---

① 此处经文翻译引自《出埃及记》15：26中文和合本，凡文中涉及希伯来圣经，经文皆引自和合本。——译者注

美索不达米亚和地中海地区，我们可以想到许多不同种类的具有重要的药用价值的树木。约瑟夫斯曾提到犹大地区生长着许多不同种类的树木，当中有香脂树（balsam）和笃耨香树（terebinth），其树皮被用来治疗腹泻（约瑟夫斯《犹太古事记》2 ii 8）；香肉桂皮（cassia）和桂皮（cinnamon）可以用来制作祭祀用的膏油（出 30:23 – 35；约瑟夫斯《犹太古事记》3:97）；还有海枣树（date palm tree）和柏树（cypress）的副产品（用于治疗寄生虫、异常息肉和痈疡）；最后，芸香（rue plants）用于驱魔（约瑟夫斯《犹太战争史》7:178 – 81），且还可长到比无花果树还要大。

《便西拉智训》38:6 – 8 诗歌继续写道："他还赐人明辨之识，来荣耀他的大能。医师以它们除祛病痛，药剂师（制香师）则制作药膏。因此他的工作不会停止，有效的劝告也不会白白地上消失。"圣经希伯来语的 רוקח（制香师）主要在献祭和葬礼场合出现。这种优势地位表明，除了 רופא（医师）以外，רוקח 也在圣殿环境下工作。因此我认为，制香师和医师都在耶路撒冷的圣殿从事受人尊敬的工作。显然对便西拉而言，制香师与医师两者的作用密不可分。这也许是因为，大多数在圣殿中由制香师使用的香料和熏香制品，例如乳香、没药、肉桂，同样也具有重要的药用用途。不仅如此，众所周知，在近东医学中，烟熏法是一种常见的用药方法。① 制作软膏（涂在皮肤上的膏油）的同时，制香师自然也会将此类药物分配给患者。

《便西拉智训》38:1 – 8 追溯了医学的神圣起源，从第 9 节起，便西拉将读者的注意力转向作为潜在病患的他们自己。《便西拉智训》38:9 – 15 包含祈祷的具体指令，要远离邪恶，净化双手，净化内心（呼应《诗篇》24:4："手洁心清"），带上供品等。最后，在第 12 节，便西拉要求读者"还要［给医师］（他的）地位"。便西拉给出建议的顺序很重要，要祈祷、献祭、做个好人以求得治，这在希腊、罗马、埃及以及近东医学

---

① Markham J. Geller, *Ancient Babylonian Medicine*, London：Wiley-Blackwell, 2010.

中都是普遍共通的。① 首先我们能够指出，如《申命记》28：21 – 29 以及《箴言》3：7 – 8 所言，疾病是来自上帝的惩罚，不过这种观念似乎在古代非常普遍。问题在于便西拉是否认为造成疾病的**唯一**原因是罪。他建议在求医前**先献祭**，这表明他认为仅凭虔诚不足以治愈疾病；因此，根据便西拉所说，造成疾病的唯一原因不是上帝对恶行的惩罚。他的建议简单而实际，要求读者首先考虑由罪而导致疾病的可能性，在自己确定后再咨询医生。不过他也暗示，如果有罪就不要期盼治愈，否则就是以不适当的方式处理自己的病症。这里的观点可能是说，如果病人不虔诚或作恶，那么医药和治疗手段就可能失败。而当医疗手段失败，很可能是因为造成疾病的原因并非来自身体，而是来自精神。

如果医师和制香师实际上都待在耶路撒冷的圣殿，那么献祭在另一种意义上就是付钱给圣殿来换取**治疗服务**。便西拉建议患者"尽你的财力所及"供上祭品和油脂。这种为治病而献祭的概念类似于在罗马向医神埃斯科拉庇俄斯（Aesculapius）神庙献祭，或是在希腊向阿斯克勒庇俄斯（Asclepius）神庙献祭。

最后《便西拉智训》38：12 提到读者当给予医师他应有的"地位"。由于祭品剩余的部分作为给祭司的酬劳，这里的"地位"可能也暗指付

---

① William V. Harris ed. , *Popular Medicine in Graeco-Roman Antiquity：Explorations*, Leiden：Brill, 2016；H. F. J. Horstmanshoff, *Magic and Rationality in Ancient Near Eastern and Graeco-Roman Medicine*, translated by Marten Stol and Cornelius R. van Tilburg, Studies in Ancient Medicine 27, Leiden：Brill, 2004；Markham J. Geller, *Ancient Babylonian Medicine*, 2010；Helen King, *Greek and Roman Medicine*, London：Bristol Classical, 2001；Vivian Nutton, *Ancient Medicine*, London：Routledge, 2004；A. Leo Oppenheim, "Mesopotamian Medicine," *Bulletin of the History of Medicine*, Vol. 36, No. 2（1962）, pp. 97 – 108；Eustace Dockray Phillips, *Aspects of Greek Medicine*, London：Croom Helm, 1987；JoAnn Scurlock, "Ancient Mesopotamian Medicine," in Daniel C. Snell ed. , *A Companion to the Ancient Near East*, Oxford：Blackwell, 2005, pp. 302 – 315；Kent R. Weeks, "Medicine, Surgery, and Public Health in Ancient Egypt", inJack M. Sasson, John Baines, Gary M. Beckman, and Karen Sydney Rubinson eds. , *Civilizations of the Ancient Near East*Peabody, MA：Hendrikson, 2000, pp. 1787 – 1798；John A. Wilson, "Medicine in Ancient Egypt," *Bulletin of the History of Medicine*, Vol. 36, No. 2（1962）, pp. 114 – 123.

给圣殿医师的那份酬劳。此外，《便西拉智训》38∶13 写道"因他将向上帝请求"，这说明医师似乎把向上帝祈祷作为治疗的一部分。总而言之，我们可以从便西拉的话中得出，祈祷优先于求医和治疗，并且只有极度的虔诚才使得医药有效。另外，医师和病患在献祭、仪式和祈祷等各方面的工作使我们得以窥见古代犹太人在便西拉时代的医疗形式。由此一切都变得更加清楚，在地中海和近东地区古代医学研究的历史语境中，便西拉之所以说这些话，目的在于针对那些不虔诚、不知感恩的忘记或无视治愈疾病乃是源于神的病患民众。便西拉的话并非仅仅指向那些完全不信任医药的读者，而是建议无论是医师还是病患都必须虔诚，从而药物才会生效。

二 犹大地区的药品经济贸易

如果我们能够想象便西拉对医药有着更保守观点的可能性，即需做到问心无愧方能使医药发挥其潜能，那么我们也许能更好地理解考古证据中有关第二圣殿时期犹大地区的药品生产和萃取。也许我们立刻要问，对医药的正面态度是不是受希腊化影响的结果，不管便西拉是否是唯一表达这些观点的人，也不管事实上这些观念是否可能产生于部分犹大地区的地貌环境和农业投资。换言之，即犹大地区的经济价值及自然资源能否产生此类观念。我尝试性的意见是：某些犹大地区高价值的自然资源帮助国民在独立的岁月中不仅能够维持农业生产，还"另有高招"，能运用经济力量（进行贸易）。犹大地区有着数量可观的自然资源涵盖该地一定范围药品的生产，包括海枣树、曼德拉草（mandrake）、芸香、硫黄（sulphur）和香肉桂皮等。本文将讨论这些自然资源中的三种，其中，前两种——香脂树和沥青在古代医学众所周知，第三种——滨藜并非严格的药材，但常用于卫生保健，并且在贸易中价格不菲。

香脂树：基列的香脂

香脂树（בֶּשֶׂ"ם），指的是那种多棘灌木乳香（צרי）（耶 8∶22；创 37∶25 צרי בגליעד）。古代世界很可能使用几种不同种类的香脂树，老普林尼曾提到过三种生长在犹大地区的香脂树（《自然史》12∶54），并且其价值极高：罗马皇帝维斯帕先和提图斯在凯旋归来时会向罗马展示他们带回来的香脂树（《自然史》12:54）。据约瑟夫斯记载，香脂树仅出产于耶利哥（《犹太战争史》1:138，361；《犹太古事记》4:100，14:54，15:96）和隐基底（《犹太古事记》9:7），由哈斯摩尼王室垄断其种植生产，并被大希律王承继，直到最后再由罗马接手。在大希律王之后，生产权传到他的继任者手里，当犹大地区成为罗马行省之后，这一权利也就收归罗马当局（老普林尼《自然史》35:51）。有关该植物有个富有想象力且具有奢靡色彩的故事：根据约瑟夫斯的记载（《犹太古事记》8:174），犹大地区的第一株香脂树根是示巴女王带给所罗门王的礼物。它有许多奢侈的用法，例如用作香葡萄酒中的香剂，或者香料和熏香。相比较之下，它的药物用途也很广泛：根据老普林尼、泰奥弗拉斯托斯（Theophrastus）、斯特拉博（Strabo）、迪奥斯科里季斯（Dioscorides）和盖仑（Galen）的描述，它可以用来治疗中毒、头痛、癫痫以及其他疾病，例如视力衰退（老普林尼《自然史》12:54；泰奥弗拉斯托斯《植物史》9:6:1-4，9:7:3；迪奥斯科里季斯《药物论》1:19:1；斯特拉博《地理学》16:2:41；盖仑《论解毒》1:1-12）。泰奥弗拉斯托斯还写道，香脂和葡萄酒混合可以制出止血剂（《论气味》32）。

罗马人把香脂树脂作为每天的香水和化妆品，甚至散香于墓穴。[1] 如同没药和乳香等其他香料，香脂树的价格（根据重量）也非常昂贵。然而，这并不意味着穷人就无法获得。富人常常会通过铺张使用这些产品来炫富，而这些香料实际上常常以非常少量的方式被贩卖和使用，尤其是混合在皮肤膏药中，这使社会各个阶层的人都能偶尔将之用来献祭或治疗恶疾。[2] 香脂树的高价有文献依据，据老普林尼记载："征服犹大地区五年后，这些带有根须的插枝卖出八十万塞斯特斯。"（《自然史》12:54）

沥青（Bitumen）

接下来是沥青（כֹּפֶר或者חֵמָר），也称焦油或柏油。今天的人们知道沥青会大块地浮出于死海，在古代这也被老普林尼所记载（他列出了27种

---

① Gary K. Young, *Rome's Eastern Trade: International Commerce and Imperial Policy, 31 BC-AD 305*, London, New York: Routledge, 2001.

② Gary K. Young, *Rome's Eastern Trade*, 2001.

用途）（《自然史》35:51）。沥青可以为木乃伊防腐，使铜器耐火，用做石漆（创11:3），作为船舶的防水材料（创6:13；出2:3），犹大地区出产的沥青在公元1世纪名气很大，佩达尼乌斯·迪奥斯科里季斯（Pedanius Dioscorides）曾把沥青称作"犹大沥青"（Judaicum bitumen），而老普林尼称其为质量最好的沥青（迪奥斯科里季斯《药物论》1:73；盖仑《论解毒》2:10，《简单药物的属性和效用》11:2:10；老普林尼《自然史》16:25）。约瑟夫斯也曾记载沥青具有极高的价值和名气（《犹太战争史》1:362，4:481；《犹太古事记》15:96，106-107，132）。沥青在古代医疗上的应用也很广泛：例如治疗皮肤病、麻风病、外伤、关节痛、血凝块、白内障、痛风、咳嗽、呼吸道疾病、痢疾、牙痛（加上硝石），也普遍用作止血剂。它和没药混合在一起可以治疗疟疾（老普林尼《自然史》35:51）。犹大地区沥青的质量非常好，以至于克娄巴特拉七世（Cleopatra Ⅶ）试图通过和大希律王结盟来获取对当地的掌控（约瑟夫斯《犹太战争史》1:437；《犹太古事记》15:50-56）。① 此外，西西里的狄奥多罗斯（Diodorus Siculus）记载了公元前312年为争夺沥青资源的控制权而在死海爆发的一场海战（《历史丛书》19:100:1-4）。

滨藜（*Atriplex halimus*）

有必要简短提及一下滨藜这种有用的植物，古代人在大窑炉中将其烘干并烧成灰，然后压制成砖块状，和碱液一样，用来制作肥皂。将其与油脂和香料混合起来制成液体肥皂。肥皂的制作加工可以追溯到古代美索不达米亚，其语词表中提到"成袋的肥皂"和"成块的肥皂"。② 这种植物大量生长在近东、欧洲和北非。然而，犹大地区出产的皂灰被认为质地最优：在中世纪时可谓声名远播。佐哈尔·艾玛尔（Zohar Amar）把昆兰窑

---

① Asaf Oron, Ehud Galili, Gideon Hadas, and Micha Klein, "Two Artificial Anchorages off the Northern Shore of the Dead Sea: A Specific Feature of an Ancient Maritime Cultural Landscape: Artificial Anchorages off the Dead Sea North Shore," *International Journal of Nautical Archaeology*, Vol. 44, No. 1 (2015), pp. 81-94.

② Martin Levey, "Gypsum, Salt and Soda in Ancient Mesopotamian Chemical Technology," *Isis*, Vol. 49, No. 3 (1958), pp. 336-342.

炉中所发现的一种灰视作碱液，即皂灰。① 除了皂灰，另外还发现一种红色物质，可能是和皂灰混在一起使肥皂变得好闻。大马士革文献（Damascus Document）（CD 11:4）记载，将肥皂和乳香混在一起制成皂粉用来清洁身体——这和圣殿的熏香制法类似。②

四　犹大地区第二圣殿时期的经济贸易

在没有绝对标准的情况下衡量这些产物的经济价值是十分困难的，但从这三种令人关注的自然资源中我期望得出对其潜在声誉的认识。至于民族品牌价值的衡量，古代资料显示出犹大地区的此类出口产品得到了广泛和普遍的认可。我们能够想象，这些资源经由贸易路线和港口可以从犹大地区迅速销往各地，因此希律王坚持要建造巨大的凯撒利亚港（Caesarea-Maritima）。根据约瑟夫斯记载，希律王在第一次和第二次纳巴泰战争（Nabatean Wars）后控制了东方的香料之路，并开始不断累积财富。③ 大希律王还修建了其他海港，包括约帕（Joppa）、斯特拉图塔（Strato's Tower）（后来被希律王扩建到凯撒利亚港中）和多拉（Dora）。

人们通常认为，死海谷地在古代相对偏僻和隔绝，但是考古证据显示古代死海地区的贸易非常频繁。古代作家提到死海上船舶间复杂的贸易联系，如今在海底出土的各种锚具也证实了这一点。④ 于是，我们可以想象，每天都有大量沥青以及诸如乳香、没药、树脂、滨藜皂灰等植物资源

---

① Zohar Amar, "The Ash and the Red Material from Qumran," *Dead Sea Discoveries*, Vol. 5, No. 1 (1998), pp. 1 – 15.

② Zohar Amar, "The Ash and the Red Material from Qumran," pp. 1 – 15.

③ Samuel Rocca, *Herod's Judaea: A Mediterranean State in the Classical World*, Texts and Studies in Ancient Judaism 122, Tübingen: Mohr Siebeck, 2008.

④ Joan E. Taylor and Shimon Gibson, "Qumran Connected: The Paths and Passes of the Northwestern Dead Sea," in Jörg Frey, Carsten Claussen, and Nadine Kessler eds., *Qumran und Die Archäologie-Texte und Kontexte*, Tübingen: Mohr Siebeck, 2011, pp. 163 – 209; Asaf Oron, Ehud Galili, Gideon Hadas, and Micha Klein, "Two Artificial Anchorages off the Northern Shore of the Dead Sea: A Specific Feature of an Ancient Maritime Cultural Landscape: Artificial Anchorages off the Dead Sea North Shore," *International Journal of Nautical Archaeology*, Vol. 44, No. 1 (2015), pp. 81 – 94.

从耶利哥山谷和死海向外出口。

如果这些犹大地区的产物有着如此巨大的经济价值，那么我们可以推知对这些贸易和出口的巨大依赖也将是全国性的。一种文明依靠国家品牌来积累资本，好比我们今天所听到的德国汽车、法国葡萄酒和英国羊毛。我们可以相对有信心地推断出普通犹太人，或参与其中任何一种贸易，或近期去过任何港口，或在市场听过任何相关的谈话，都应该熟知这些往地中海各地出口并赚取大钱的各种药品。我们可以认定，第二圣殿时期犹大地区药品贸易和出口在社会认知层面是积极且具有实际社会需求的。通过比较古代和中世纪，我们了解到香料贸易据说是"所有商贸中最赚钱的"，许多罗马道德作家对此有所抱怨，他们哀叹每个罗马妇女都想用乳香、没药和其他来自帝国边缘的奇异东方香料来妆扮自己。①

这些犹太地区出口药物所具有的巨大经济价值必然在早期犹太人的医药知识的形成和其对医师和药物的态度上起到重要作用。当我们谈论古代犹太医学时，我们必须要提到诸如树脂等奢侈药品的相对价值，以及沥青和滨藜这种无处不用的犹大地区著名出口商品。便西拉对医药的态度是正面并加以赞赏的，但他的态度必须被置于犹大地区经济史的语境中来理解。犹大地区的自然资源声名远播，其中许多药品有着广泛的实际用途，

---

① 公元前1世纪至公元2世纪，罗马大量从国外进口东方的奢侈品。于是，罗马道德家哀叹如今的罗马妇女都希望穿着东方的丝绸，用乳香、没药和其他东方来的香水和香料来化妆。这些道德们声称，每年为购买这些进口商品花费了大量罗马白银。然而扬（Gary K. Young）和罗卡（Samuel Rocca）指出，罗马实际上在与东方的贸易中是获利的。任何帝国进口的货物都要被征25%的税（四一税，the *tetarte* tax）。这些货物必须经由亚历山大里亚港（Alexandria）、安提阿港（Antioch）、纳巴泰的拉克科摩港（Leuke Kome），也许还有提尔港（Tyre）等港口入关。在希腊时代晚期，巴尔米拉城（Palmyra）位于往东方贸易的主干道上，因而以关税从这些贸易中大量获利。与罗马的贸易也为纳巴泰土国带来了实质性的财富，他们通过香料之路（也称"熏香之路"）把阿拉伯的香料运往罗马。Gary K. Young, *Rome's Eastern Trade: International Commerce and Imperial Policy, 31 BC-AD 305*, London, New York: Routledge, 2001; Samuel Rocca, *Herod's Judaea: A Mediterranean State in the Classical World*, Texts and Studies in Ancient Judaism 122, Tübingen: Mohr Siebeck, 2008; M. P. Charlesworth, *Trade-Routes and Commerce of the Roman Empire*, 2nd ed., Cambridge: Cambridge University Press, 1926.

因而极大地增加了出口量。这些贸易至少可以追溯到哈斯摩尼时代，甚至更早，生活在第二圣殿时期犹大地区的普通犹太人在许多方面依赖这些贸易出口来保障国民健康、财政税收，以及贸易和声望。因此，在这样的经济环境下，第二圣殿时期的"普通"犹太人不太可能会全然拒绝所有的医药，对便西拉诗歌（便 38：1 - 15）的阅读分析同样也指出了这一点。

结　　论

再次回到《便西拉智训》，我们可以从新的视角来看待医师和制香师。我们应该更加确信，一个有着各种药品出口和剩余的国家不会"自己跟自己过不去"，就好比你不会蠢到去拒绝让自己有利可图的事情。相反，我认为从犹太、希腊和罗马作家那里可以得到清晰的古代证据，显示犹大地区以其药品出口而闻名，而很少有证据显示在希腊化影响前，古代的犹太人中对医药普遍持"怀疑主义"的态度。我们可以设想，如果犹大的树脂和沥青很有名气，当地的希腊或罗马的医师或制药师在用相关材料制造药品时很可能会用来自犹大地区的"高档货"。便西拉很清楚他提到的那些药品所具有卓越的品质，他知道其价格，也知道它们来自哪里。在对他的读者的讲话中，他希望他的读者会与他意见一致。通过把犹大地区药品的优异品质和神圣的起源相联系，便西拉使他的读者脱离实际的经济考虑，而回归虔诚，提醒他们所有药品来自何处。尽管，我们在研究古代地中海和近东世界的医学史时，常常会忽略古代以色列/犹大地区，但是，在这篇简短的研究中，我试图说明犹大地区似乎也将一些最好的医药制品提供给其余的古代希腊罗马世界。

［林塞·A. 阿斯金（Lindsey A. Askin），布里斯托大学宗教与神学系犹太研究讲师，l. askin@ bristol. ac. uk；庄奇，香港中文大学文化及宗教研究系硕士研究生］

（责任编辑：田海华）

古代近东的健康医疗：以黎凡特地区为中心

［美］ 赫克托·阿瓦洛斯（Hector Avalos） 著　汤恺杰译

摘　要　本文向读者介绍古代近东的健康医疗世界，以及残疾研究对此类研究具有启发性的重要意义，然后介绍了来自黎凡特地区自新石器时代至公元前第 1 千纪末期的诸多相关证据。总而言之，在"文明"出现之始，特别是这一时期的城市化进程，给人类健康带来了新的挑战。这些挑战包括对慢性患病人口的管理、对公共健康进行资金投入量的决策制定，以及对医生及用药供给的维护，特别是针对精英阶层。此外，政府认识到流行病会加速整个城市或帝国的衰亡。近东地区所存在的各类健康医疗体系为应对这些挑战给予了不同回应。事实上，许多针对健康医疗的基本问题和回答（比如国家投资水平、医药费用的规则）是第一次在古代近东地区完成的。

关键词　健康医疗　古代近东　国家　城市化　史前

健康医疗是旨在保持和/或恢复健康的系统化机构、人员和实践的总和。一种健康医疗系统包括但不仅限于那些与疾病成因有关的观念，可提供给患者的选择，以及政府在健康医疗中的作用。

医学是该系统中的一部分，它主要关注健康医疗系统中治疗的方面，包括用于治疗的草药和医疗器具。公共卫生在广义上指的是一个社会为促进健康和预防疾病所进行的有组织的全面工作，同样也是任何一种健康医疗系统的一部分。

古代近东见证了人类历史上具有重要意义的一些有关健康医疗最早的

考古遗存和记录下来的讨论。本文将概述从最初的时代到公元前第 1 千纪末期黎凡特地区的健康医疗系统。黎凡特地区包括现在的黎巴嫩、叙利亚和以色列。

一　古代健康医疗的研究

以往曾有两种方法去研究圣经世界的疾病。一种方法主要以现代医学术语去辨别古代各种疾病。这种回溯诊断的方法具有严重的局限性，因为我们并不知道那些希伯来语和其他语言中原始术语的意义。

另一种方法则受到更多青睐，从医学人类学那里借用一种整体分析方法去研究古代黎凡特地区的各种疾病。那么，我们就不再仅仅研究古代"医学"，而更多的是在研究"健康医疗"，而将医学看作更大系统中的一部分，旨在保持或恢复一个社会群体的健康。

与健康医疗研究紧密相连的是残疾研究（Disability Studies），该研究基于可观察的身体与/或精神特征对人的价值进行差异化评估。相应地，残疾研究可能被看作一种"肉体批判"（corporeal criticism），它包含人全部经验的具象化，及其在古代文本中的表述。经验具象化的研究还可能包括"感官批判"（sensory criticism），就是对人的感觉（如听觉、视觉）进行分类，以及关注这些感觉如何对人的价值造成差异化影响。

二　史前阶段

对于旧石器时代疾病的治疗，我们所知甚少。旧石器时代乃是人类第一个物质文明时代。在近东，它在接近公元前 20000—公元前 16000 年之间结束。我们只能看到，在这一阶段结束之际，人类在治疗上已经实行惯常的固定程序，而且也许已经意识到一些植物的药用价值了。

在新石器时代（约公元前 8500—公元前 4300 年），驯化动物给人类带来一些由动物带来的新疾病。正因如此，恐怕是在人类开始为获取牛奶和牛肉而饲养牛之后，牛结核病（bovine tuberculosis）开始传播到人类之中。埃及和（约旦）巴杜拉（Bab edh-Dhra）的骸骨材料反映出，早至公元前 4 千纪，人类肺结核就已经存在了。比起分散的小规模定居时代，新石器时代人类高密度的定居生活意味着，传染病和流行病的传播会更加容易。

在整个史前时代，可能主要都是由家庭来承担对病患的看护。在前陶新石器时代（约公元前 8500—公元前 6000 年）的耶利哥发现的头盖骨上残留的手术痕迹已经明确显示穿颅术（trephination）的存在。实施穿颅术的原因尚未可知，但如果这是一种医学操作，那就可能是专业治疗行业发展最早的证据之一。

三 公元前 1 千纪的黎凡特地区

在新石器时代的耶利哥，发现了实施过穿颅术的头骨。在霍瓦特恩齐克（Horvat En Ziq），希腊化时期的位于内盖夫沙漠北部的一个小规模纳巴泰（Nabatean）要塞，发现了一颗植入铜线的牙齿。这两项证据证明黎凡特地区很早以前就有专业医生。青铜时代晚期的夏琐（Hazor）和米吉多（Meggido）发现了肝脏模型，猜测可能用于医学会诊。阿玛纳（Amarna）书信（约公元前 14 世纪），即埃及国王和其他近东国家统治者之间的一系列往来书信，当中曾提及传染病以及迦南宫廷医生的往来。

正如在大部分近东地区那样，对垃圾和人类排泄物的不当处理给叙利亚—巴勒斯坦地区的公共卫生带来了威胁。干旱地区的城邦（如基遍［Gibeon］）势必需要修建蓄水池，而这些水池是极易受到污染的。

直到青铜时代中晚期，似乎有些城市（如耶利哥、拜特米尔辛丘［Tell Beit Mirsim］）建有下水道用以排污。近期在耶路撒冷的发掘中复原了一些马桶座圈，其中一个是在一栋房子的独立小隔间中发现的，可以追溯到约公元前 586 年。不过，并不确定此类生活设施在耶路撒冷是否得到广泛使用。此外，最近在拉吉（Lachish）发现一个可以追溯到约公元前 8 世纪的马桶，不过似乎也不是一种得到广泛使用的生活设施。

尽管许多文本涉及清洗和与之相关的卫生行为（创 18:4，诗 60:8），但是在水供应不足的情况下，恐怕个人卫生也是很难保证的。在圣经里，沐浴有时被当作一件重要的事情（得 3:3）。

在近东许多地区，虫害可能是一个大问题。用香驱虫应当很有用。在不同时期的许多遗址都发现过象牙梳与木梳（例如，青铜时代晚期的米吉多），可以用来有效清除虱子。刮除体毛和在身上涂油也能够防止虱子和皮外寄生物的入侵。

古寄生虫学者已经确证古以色列可能存在某种肠道疾病（如绦虫［猪带绦虫，taenia］和鞭形虫［毛首鞭形线虫，trichuristrichiura］感染）。不过，若要精确辨认圣经中的大部分疾病，还是异常困难的——尤其是对流行病的确认（民 25∶1，撒上 5∶6 - 12）。尽管如此，圣经故事承认流行病能够改变历史进程（例如，出 7∶10 提及埃及发生的瘟疫），还有许多瘟疫被认为是以色列与外来群体接触的结果（例如，民 25 提及米甸人）。

圣经中被大量提及（利 13 - 14）的一种疾病，通常被译作"大麻风"（希伯来语：ṣāra'at）。不过这种疾病无法与某个简单的现代疾病相对应，因为它极有可能包含多种疾病，尤其症状显现为慢性皮肤褪色的疾病。在某些文本中，不孕被视为一种残疾，患病妇女的社会地位会因此而降低（创 30∶1 - 20）。然而，对于不孕和无后，圣经文本显示出较为多样的态度，有的是负面的，有的是积极的。

基尔塔（Kirta）史诗，以及另外一些乌加利特（Ugarit）文本都提及乌加利特至高神埃尔（El）与治疗相关，尤其与治疗不孕有关。在公元前 1 千纪早期的推罗（Tyre）、西顿（Sidon）及其他腓尼基城邦，埃什蒙（Eshmun）是掌管医治的神，他的神庙会提供治疗服务，有时他会被等同为希腊的阿斯克勒庇俄斯（Asclepius）。古代近东的许多神，包括雅威（Yahweh）和瑞舍夫（Resheph），是瘟疫和医治之神。

总之，多神论的健康医疗体系会给患者提供多种选择，但是也会增加成本，因为多位神明都必须得到安抚。而每一位神明都需要一套不同的献祭用品。

希伯来圣经至少包含两种对于疾病的基本解释。其一，以《申命记》二十八章为代表，强调健康（希伯来语 shalom）是一种身体状态，与履行社会成员共同约定的规则相关，而疾病根源于对这些规则的违背，因此治疗就需要根据规则检视一个人的行为。其二，《约伯记》提供了另一种对比和补充性的观点，认为疾病不在于违反公认的规则，而是根源于神的计划，神的计划不会完全透露给患者。患者必须相信神秘而不宣的理由是正义的。

圣经正典所反映的古代以色列健康医疗系统，其最别具一格的特色是区分出合法与非法两种对患者的医疗诊断。这种二分法在一定程度上与单神体系有关，毕竟疾病和治疗最终都依赖雅威的掌控（伯 5:18）。比如，亚哈谢去询问以革伦的神巴力西卜，以利亚为此诅咒他（王下 1:2-8），这说明咨询雅威以外的神明是被禁止的。

对于患者而言，向雅威祷告是最普遍的合法选择，简便而且花费不多。圣经中可以读到以患者的角度所发出的祈求和感恩祷告（诗 38；赛 38:10-20）。圣经中提到的其他疗法包括用"风茄"（创 30:14）治疗不孕，使用"布缠"（结 30:21）和来自基列的"乳香"（耶 46:11）。最后这节经文显示出当时基列是为埃及供给药材的重要产地。

非法选择则包括被称作 rophaim 的专科医生（代下 16:12），非雅威的神庙（王下 1:2-4），很可能还包括一大群"行巫术的"（申 18:10-12），恐怕古代以色列人对此并不陌生。此外，女性小雕像可以说遍布整个以色列王国，尽管不能完全确认其与哪一位特定的女神有关，但是它们往往出现在本地语境之下，可能与求子嗣的仪式有关。在阿什克伦（Ashkelon），考古学家发现已知古代世界最广为人知的狗墓地之一，这可能与波斯时期的治疗仪式有关。

正典中最重要的合法医生通常指的是先知，他们通常会同"非法的"医生产生激烈的竞争。有关医治的神迹故事（王下 4:8）反映出对先知合法医者身份的肯定。他们能够帮助预卜（列下 8:8）以及代表患者向神请求（王下 5:11）。与其他近东社会中的某些主要治疗方法不同，以色列先知的疗效在很大程度上取决于他们与神的关系，而不是一种技术性的专业技能。早期先知职能在第二圣殿时期的消亡可能促成了 rophaim 广泛的合法化（参考《便西拉智训》38）。尤其对孕妇而言，收生婆（出 1:15-21）可能确实是最常见的健康医疗医生。

特别在被掳以前的时代，对于某些疾病，一种可接受的选择是参拜圣殿。《撒母耳记上》第一章，哈拿曾去示罗的神庙治疗不孕。希西家以前，摩西所制作的铜蛇曾作为医疗器械（民 21:6-9），用于耶路撒冷圣殿的医疗仪式中（王下 18:4）。目前已知在神庙中发现的铜蛇（例如，珀加蒙的阿斯克勒庇俄斯神庙，位于今天的土耳其）在公元前 1 千纪被用于治疗。青铜时代晚期，在亭纳（Timna）、麦沃拉克山丘（Tell Mevorakh）、夏琐及三者附近的圣祠中发现的铜蛇都有可能与医治仪式有关，不过也不能排除其他功能。

我们没有足够的信息来确认国王和宫殿在黎凡特地区健康医疗系统中的作用。美索不达米亚和赫梯帝国的文献表明，国王能够通过独占医师的服务或者将其派往其他地区，从而影响医师的分布。国王与城镇官员同样可以帮助处理药物的分配。最近埃博拉（Ebla）G宫（Palace G）的一间厨房被认定在青铜时代晚期（约公元前2450—公元前2300年）被用于生产药物。

至后流放时期，祭司典（Priestly Code）被看作一部关于公共医疗包罗万象的手册，以祭司为中心，祭司拥有为整个国家定义疾病和健康的权力。因为害怕"不洁"，祭司典严格限制慢性病者进入圣殿（例如，利13 - 14的"大麻风"；参考撒下5:7关于瞎子和瘸子的记载［中文和合本是撒上5:8 ——译者注］）。

而有关不洁的神学，作为一种社会界限系统，把造成社会经济负担的人口驱逐出社会，特别是慢性病患者。单就"大麻风"而言，就可能涵盖不同患者。实际上，祭司典将国家对慢性病的责任降到最低，把疾病的根除留到了未来（结47:12；比较：赛35:5 - 6）。

生病之后为感谢而献平安祭（利7:11 - 36）总是可以接受的，并且在经济上利于圣殿。另外，生病后的献祭可以作为对先前被驱逐出社会患者的重新接纳的一种公告（利14:1 - 32）。

与祭司典相似，死海古卷社群扩充了那些被一般社群排除在外的疾病清单，并增加了对"大麻风"、瞎子和瘸子的限制（1QSa/《社群守则》Ⅱ.4 - 9）。增加这类限制的原因可能出于社会经济学的理由，以及对邪术的恐惧。

被称作 miqvāʾōt（单数形式为 miqvê）的沐浴仪式，可以追溯到第二犹太联邦，在许多犹太群体里都发现举行该仪式的设施（例如，耶路撒冷的犹太区，马萨达要塞），不过可能没有被用作标准医疗设施。

祭司典带来最大的影响可能是慢性病人口的增加，同时他们又被限制进入圣殿。耶稣及其门徒似乎正是面向这批人（太10:8；可14:3），那么在某种程度上，早期基督教可以看作对祭司典健康医疗系统的批判。在早期基督教中，引起疾病的起因可能是很多不遵行雅威命令的恶魔（太15:22；路11:14），而不是因为违反与上帝立约中的规定（约9:2；还可参考希伯来圣经：伯 2∶3）。早期基督教强调要在当下世界中找到治愈疾病的方法，既保留了关于医疗神迹（徒 5∶16；9∶34）和公共健康（雅 5∶16）的古老希伯来传统，也仍然能看到希腊医疗信仰（例如，阿斯克勒庇俄斯信仰）的影响。比如在《马可福音》8∶22－28 中，耶稣用唾沫治疗一位盲人。

<h1 style="text-align:center">结　　论</h1>

　　文明的推进，特别是城市化，给人类健康带来新的挑战。这些挑战包括管理慢性病人口，在国家层面决定对处理公共健康问题经费的投入程度，对医生和药物供应的维护，尤其是保证对精英阶层的供应。古代政府认识到传染病可能会加速整个城市或帝国的消亡。近东地区类似且相互交叉的健康医疗系统为这些挑战提供了各种各样的应对措施。实际上，很多关于健康医疗的基础问题与应对措施（例如，国家投资水平，对医疗费用的规定）是在古代近东得到第一次阐述的。

　　健康医疗系统的许多方面都与一个文化的基本宗教框架相关。多神论体系（例如，在美索不达米亚、安纳托利亚和埃及）比起单神体系（monolatrous）给患者提供了更多的选择。然而，这意味着有更多数量的神明或要平息其怒气，或要对其进行驱除，也就意味着复杂的礼仪，即使是精英阶层也无法拥有特权从而立刻得到神明的关怀。

　　单神崇拜的发展和制度化的实施导致健康医疗系统分成合法的和非法的两种。尽管单神崇拜系统（例如，在以色列和伊斯兰）会简化寻求医疗神明的救助，但仍包含其他治疗过程，和多神崇拜体系一样复杂多元。

　　绝大多数健康医疗系统按等级分类具备不同的选择，部分取决于患者的需求和医疗手段。在所有医疗系统中，对患者而言，祈祷是最经济的第一选择。家中看护是优先且最常见的选择，即使在相当程度上已经具备集中化和本地化的健康医疗文化中也是如此（例如，阿斯克勒庇亚［Asclepieia］）。

　　由于缺乏衡量效果的精确数据，我们很难评估认定一种健康医疗系统优于另一种。有些旨在治疗的机构由于将患者集中在狭小空间内，实际上反而造成疾病的传播（例如，希腊的阿斯克勒庇俄斯神庙）。最好的医疗技术（例如，手术刀、镊子、牙科用钻头、固定断骨用夹板）在处理简单问题上很有帮助（例如，取出嵌入身体之中的武器残片）。一般而言，从旧石器时代一直到相对晚近的时期，（意外和冲突带来的）外伤、营养不良和疾病使平均寿命往往维持在四十岁以下。

我们还必须意识到，大部分考古和文献材料中保留下来的信息是近东城市和近东文化的片段。但是，与许多现代非西方文化的情况一样，绝大多数的病患居住在城市以外，而实施治疗的医生可能是收生婆和其他类型的民间治疗者，他们基本不识字，因而也无法记录他们的活动。

附：相关研究简介

Avalos, Hector, *Illness and Health Care in the Ancient Near East：The Role of the Temple in Greece, Mesopotamia, and Israel*, Harvard Semitic Monographs 54, Atlanta, 1995. 该书从医疗人类学角度对古代近东的疾病和健康医疗研究做了基本介绍。

Avalos, Hector, Sarah Melcher, and Jeremy Schipper eds., *This Abled-Body：Rethinking Disabilities in Biblical Studies*, Atlanta, 2007. 这是一本从残疾研究视角研究圣经的初级读本。

Cohen, Mark Nathan, *Health and the Rise of Civilization*, New Haven, 1989. 这是一本概论，从文化进化论角度探讨其对人类健康的影响。

Darby, Erin, *Interpreting Judean Pillar Figurines：Gender and Empire in Judean Apotropaic Ritual*, Tübingen, 2014. 这是一部重要研究，探讨在古代犹大地区健康医疗中柱形小雕像的作用。

Ganor, Saar and Igor Kreimerman, "Going to the Bathroom at Lachish," *Biblical Archaeology Review*, Vol. 43, No. 6 (2017), pp. 56 – 60.

Majno, Guido, *The Healing Hand：Man and Wound in the Ancient World*, Cambridge, 1975. 该书包含丰富插图，讨论埃及、美索不达米亚和希腊的医药。

Melcher, Sarah, Mikeal C. Parsons, and Amos Yong eds., *The Bible and Disability：A Commentary*, Waco, TX, 2017. 该书是第一本从残疾和健康医疗的角度评述圣经的专著。

Preuss，J.，*Biblical and Talmudic Medicine*，translated by F. Rosner，Brooklyn，N. Y.，1977. 虽然是一本较早以前的作品，但是该书是一本有关犹太医疗活动的重要概论，特别关注自公元元年至公元 500 年这一时期的情况。

Scott，James C.，*Against the Grain：A Deep History of the Earliest States*，New Haven，2017. 该书作者提出，定居生活和城市化可能促使人类更容易感染流行病。

Scurlock，Jo Ann and Burton R. Andersen，*Diagnoses in Assyrian and Babylonian Medicine*，Urbana，2005. 该书是一部非常优秀的著作，尝试用现代医学术语诊断古代疾病。

Vacca，Agnese，Luca Peyronel，and Claudia Wachter-Sarkady，"An Affair of Herbal Medicine? The 'Special' Kitchen at the Royal Palace of Ebla"，Asor Blog，November 7，2017. http//asorblog. org/2017/11/07/affair-herbal-medicine-special-kitchen-royal-palace-ebla/ Accessed December 12，2017.

Zias，Joseph，"Death and Disease in Ancient Israel，" *Biblical Archaeologist*，Vol. 54，No. 3（1991），pp. 146 – 159. 该文所概述的时间跨度自史前时期到拜占庭时代，附有许多参考文献。

［赫克托·阿瓦洛斯（Hector Avalos），爱荷华州立大学哲学与宗教学系，宗教学教授，havalos@ iastate. edu；汤恺杰，四川大学道教与宗教文化研究所硕士研究生］

（责任编辑：黄薇）

古代医学及世界建构：波斯晚期/希腊化早期犹大地区知识分子的视野

［加］埃胡德·本兹维（Ehud Ben Zvi）著　孙蓉译

摘　要　本文是一篇有关医疗社会史以及治疗医师的研究，探讨的是在波斯晚期至希腊化早期的知识分子，他们通过阅读以及重复阅读以耶路撒冷为中心的核心文本构建其记忆世界，问题是为什么在这个记忆世界中，除了少数几处，绝大多数医药治疗行为、医师、医学知识甚至是萨满式的治疗活动几乎都看不到？对此问题答案的寻求阐明了知识分子与治疗医师共享的社会世界、社会记忆的作用，同时指出上述问题的历史偶然性特征，在此探讨这种相对的"缺失"的根源是什么，意味着什么。

关键词　医学社会史　波斯时期的古代以色列　古代以色列　医学知识和实践　社会思想史　社会记忆　犹大地区的知识分子

毫无疑问，标题中提到的知识分子以及他们所在社会团体中的任何一位，如所有人一样，要承受由疾病、创伤以及各类伤害等带来的痛苦。他们也像其他任何人类群体一样，共享一套有关疗法、疾病、康复或治愈活动的知识体系，以及对于专业医师和治疗者治愈疾病的概念和期待。此外，和其他人类群体一样，他们也共享有关疾病、伤痛、治愈以及死亡的记忆，这些记忆在过去影响着他们的祖祖辈辈。

因此知识分子会对有关过往的共享记忆进行分析，阅读且重读远古史

（创—王下）、先知书（赛—玛）、历代志及其核心文学作品中的其他书卷。① 知识分子回顾和塑造过往历史人物的形象，使其成为他们记忆世界的主角，当然这些历史人物也会承受各种疾病伤痛的困扰，因此需要得到治愈，其中确有成功，但也有无法治愈的情况。

知识分子既是读者也是共享记忆的群体成员，他们在其认知世界里设想过去的人，无论是英雄还是恶棍，都会遭受各种疾病或伤害。在这个过程中，除了别的事情以外，知识分子通过描述各种潜在的疾病②、包扎绷带的形象③、有助于（精英阶层成员）康复或是隔离病患的地方④、医药⑤、萨满活动⑥等使其所构造的世界栩栩如生。

就像西亚及其他地域的古老文化（许多古老文化也已发展至今）一样，知识分子们并未将"可见"世界与"不可见"世界完全分离，对他们而言，伤害和疾病以及对伤病的治疗，都与某种方式或是某种神力相关。考虑到这些知识分子的世界观中存在一神论倾向⑦，可以想见他们不断构建、想象和回忆的只有他们的神耶和华，耶和华直接或间接地既是创造疾病或伤痛的最终源头，又是康复和治愈的根本。⑧

这样，耶和华不出意外既是最终的医者，又是最危险的武士和伤痛或

---

① 尽管不可能完整重构波斯晚期/希腊化早期犹大地区知识分子核心文学作品，但是其中大部分文本最终成为希伯来圣经的一部分，提供了足够具有代表性的材料，为我们勾勒出概貌。当然其中也有一些例外（如《但以理书》《以斯帖记》）。

② 例如：创 12:17；利 26:16；申 28:21 - 22；撒上 5:11 - 12；王上 13:4；王下 4:18 - 20；结 21:11；箴 14:30。当然还有各种灾难（例如：民 14:37；代下 21:14）。

③ 例如：王上 20:35 - 38；赛 30:26；结 30:21；何 6:1；伯 5:18。参考：赛 3:7。

④ 例如：王下 8:29；9:15；代下 26:21。

⑤ 例如：耶 8:22；30:13；46:11。参考结 47:12；箴 3:8。

⑥ 可参考本辑中艾哈德·S·戈斯腾博格（Erhard S. Gerstenberger）的文章。

⑦ 这种世界观认为，统治整个世界的是仅有且唯一神圣王权，是所有一切（包括善恶）的根本源头，其权威和权力是独一的，没有能与之相匹敌的。因此，这样的神圣王权，作为一种分类学的种属，显然只有通过他们的神耶和华得以聚居生息。

⑧ 作为疾病或伤痛的源头，参考出 15:26；申 28:27，35；32:39；赛 19:22；30:26；57:17；伯 5:18。作为治愈疾病的源头，参考创 20:17；民 12:13；申 32:39；王下 2:21 - 22；20:1 - 11（特别是第 5 节、第 8 节）；赛 19:22；30:26；57:18 - 19；耶 17:14；30:17；33:6；何 11:3；诗 6:3；103:3；伯 5:18。

疾病的制造者。出于修辞及说教目的，有些文本明确地将耶和华的治愈力与意识形态上的"假冒"治愈神力进行对比。通过此做法，这些文本塑造并回忆了关于遵循后者而引发悲惨命运的社会性共享记忆（例如：何5:13；代下16:12）。

　　鉴于"灵魂"和"肉身"二分法并不属于该社会话语体系的一部分，因此疾病并不限于物质身体层面。举例而言，知识分子将疾病的概念塑造出具有"道德"或"宗教"的特性（何7:1；14:5）。此外，既然与康复或治愈概念直接相关的形象是将康复或治愈的对象恢复到"适当的""自然的"或"默认的"状态，那么毫无意外知识分子还会构造这样一种概念，回忆那些除了人和动物以外的"康复"对象的案例。比如，他们概念化"土地的医治"（代下7:14）或是"水源的医治"（王下2:21-22；结47:8-9）。在他们的文学储备中，甚至提到过窑匠的瓦器，一旦破裂就不能"康复"（耶19:11）。在该形象语境中，值得注意的是"康复"的反面不是导致损伤或带来疾病的伤害（出15:26），而是《传道书》中明确强调的杀戮（传3:3）。

　　当然，将耶和华概念化作为最终和主要的治愈者并不代表知识分子笔下的记忆世界不包括提供治疗或治愈行为的诸多角色。比如，知识分子记得"先知"（创20:8）亚伯拉罕向神祈祷，神就医治了亚比米勒和他妻子，以及众女仆（创20:17）；音乐家（将来的王）大卫通过演奏使扫罗舒畅爽快，因为当大卫演奏时，有害的气（*rûaḥ*）会从扫罗的身上离开（撒上16:23）[1]；先知以利亚，曾三次伏在一个死去的孩子身上向耶和华祈祷，希望孩子的灵魂（*nepeš*，"生命力"）回归身体，耶和华满足了以利亚的请求（王上17:21-22）。他们还记得伊利亚的继承者先知以利沙也发生过一件类似的故事，以利沙通过祈祷和萨满行为复活了书念妇人的儿子（王下4:32-38；8:1）。除此以外，他们记得还是同一位先知（以利沙）治愈了乃缦的皮肤病，没有向耶和华祈求，没有将手放置于患处，而是要求乃缦在约旦河中沐浴七回（王下5:9-14）。在另外一个案例中，摩西根据耶和华的命令制作了挂在杆子上的铜蛇，那些被蛇咬伤的人只需

---

[1]　更多有关*rûaḥ*的内容见下文。

望一眼蛇就可得到医治（民21:8）。

正如这些观察的重要性，所有这一切表明无论是主动的记忆（见上文）还是被动的记忆都对建构记忆世界有重要意义，且对于记忆世界中所包含和所传递的信息有重要意义。而那些被搁置、被遗忘，或至少不值得提及的部分，也就是那些缺席的内容对我们探索某一群体的思想世界、其共享（社会的）记忆及观念图景同样具有重要意义。正如目前这个案例，于上文讨论中"出席"的内容，或多或少存在于古代近东社会可预期的范围内，具有强烈的一神观念倾向。

而当我们开始研究一些"非预期"的缺席内容时，知识分子通过阅读及再读相关文本所构建的、构想的以及通过间接经验建构的世界无法真正注意到存在的医学知识。这与人们在古代近东周边，特别是在古代美索不达米亚的发现形成鲜明对比。①

类似地，必定存在作为人的"医生"在知识分子所生活的社会中履行职责，但通过阅读文本看到的有关以色列的记忆世界（以及一般意义的世界，参见创1–11）里却几乎完全没有医生的影子。偶尔明确提到一些人被称作医生（rop'îm），但是在整个文献中他们是被边缘化的，并且出现在没有发生治疗活动的故事中（耶8:22；伯13:4；代下16:12）。②

鉴于以上两项观察可知，在通过阅读这些文献唤起和记起的世界里不存在代代相传的具有某种（神秘）起源的医学知识，没有任何说法能明确地将这类知识"合法化"。

当我们对上述文献和后期文本的情况进行比较的时候，这些"缺席"的内容更值得注意，这里所说的后期文本指的是那些自认为直接承袭犹大地区（Yehud）知识分子传统的群体所创作的文本。例如，便西拉对酬谢医生予以赞扬（参见便38）。并且，便西拉强调耶和华不仅建立了医生的职业（便38:1），而且借由他们达成了神的治愈，因为正是他们努力工作（便38:7）传播健康从而彰显了耶和华（创造性）的工

---

① 与此相关的研究见于本辑其他文章。

② 创50:2提到的 rop'îm 没有对雅各进行治疗，而是用香料熏尸。

作。① 此外，在便西拉的世界里，医生祈祷（并获得）成功诊断和治愈病人的能力（便 38∶14）。

正如西福克斯（Chontel Syfox）在本辑收录的论文所讨论的那样，《禧年书》构建了一个世界，在这个世界中，挪亚是第一位医生。并且，如何用地上的草药治愈疾病的知识被描述为神启，如同其他神启一样，这些知识（由挪亚）写成一本书并通过闪代代相传（禧 10∶1 – 14）。

你可能也注意到，到罗马时代晚期和古典时代晚期时，犹太智者发现有些地方出了差错，在以色列王国时期的世界里没有一本流传至今的关于治疗或医学知识的书。因此，在塔木德及相关文献中出现这样的声音，提及并告知读者记得古代以色列曾有一本关于治疗的书，是希西家国王出于虔诚行为的考量，将其移除于典籍而不得流传的（参见塔木德中的篇章：*b. Pesaḥ*. 56a；*b. Ber*. 10b；*y. Pesaḥ*. 9.1，36c – d；*y. Ned*. 7.13，40a；*Sanh*. 1.2，18d——如纽斯纳［Jacob Neusner］所言，在耶路撒冷/巴勒斯坦塔木德中，这些文本被称作 טבלא של רפואות，而不是 ספר רפואות；טבלא 应被译为 "作品" 或者是 "笔记"）。② 当然，构建和回忆希西家的行为只会导致更多的问题，比如这本书有多古老？谁是作者（所罗门吗）？为什么应当隐瞒这本书？后期释经学者们都尝试以自己的方式回答这些问题。③

无论如何，问题仍然存在。为什么在通过阅读以及重读波斯晚期到希腊化早期，以耶路撒冷知识分子为中心的核心文集而唤起的记忆世界里，医疗实践、医生、医学知识，甚至萨满教治疗者在多数情况下缺席了？为什么鲜有几次提及人类医师，即便提及也对其持否定态度（诸如《历代

---

① 有关《便西拉智训》中对医师的看法，见于本辑中林塞·A. 阿斯金（Lindsey A. Askin）的文章。

② 通常认为 *m. Pesaḥ*. 4.9 的内容是后期添加。有关认为这些 "失落之书" 从未存在过的观点，可参考 David J. Halperin, "The Book of Remedies, the Canonization of the Solomonic Writings, and the Riddle of Pseudo-Eusebius," *The Jewish Quarterly Review*, Vol. 72 (1982), pp. 269 – 292。

③ 值得一提的是，传统中世纪犹太释经学者对于这些问题的一种普遍回应认为，这本书的内容非常可靠，因此得病的人很容易得到治愈，这样他们生病的时候就不会去求助于耶和华。对于这类观点的概述可参考 Fred Rosner, *Medicine in the Bible and the Talmud*, Hoboken, NJ: Ktav Publishing House/Yeshiva University Press, 1977, pp. 81 – 88。

志下》16:12）？鉴于这些文集的规模，鉴于这些医疗实践、医生、医学知识等明显存在于这些文集经历长时段所产生的社会以及知识分子所生活的社会，上述所提及的对这些内容的搁置和边缘化处理并不是某种随机选择的结果。相反，这似乎是一种生成性规则所带来的结果：讲出哪些重要，哪些人物（更）值得被记住以及哪些人物不值得；值得成为记忆的和不值得的。但如果是这样的话，在知识分子的记忆所构建的世界中，为何强烈排斥有关人类医生和医学的知识呢？

表面上《历代志下》16:12 中或许暗示了一种回答这些问题的潜在方式。原文写道："亚撒作王三十九年，他脚上有病，而且甚重。病的时候没有求耶和华，只求医生。"① 当然，是他的态度导致其死亡。正如这段令人难以忘记的经文所显示的那样，一些人认为这能够解释这些记忆被搁置的根本原因——耶和华和医生之间存在一种对抗。如果人们求助于医生并得到治愈，那么他们就不会求助于耶和华，事实上他们甚至还会反对他。②

但仍然很难解释为什么会是这样。毕竟耶和华不仅是最终的医者，也是最终的王、最终的立法者、神意的教导者和武士等。知识分子构造的世界里当然也包括人类的国王、立法者、神意的教导者和武士等，然而他们拥有更多的社会意识并且和上述提及的形象在积极的层面互动交流。此外，特别是在古代近东的背景下，很难想象古代以色列知识分子建构的医者形象会是独立于神明而行动的，或者说那些被医生治愈的人会认为自己站在耶和华的对立面上（对医生更加处境化的合理建构可参考：便38）。知识分子充分意识到这正是自己社会的情况。

再者，如果医生能够"体现"其他的非神性力量，或是与之有关联，就很难理解为什么知识分子的记忆世界里没有耶和华的医师和其他医师间的善恶对抗，只有《出埃及记》7 行法术者之间的比赛，《列王记上》18 中先知间的比赛，以及《创世记》41 中释梦者的比赛等。不仅如此，为什么在知识分子所构建的世界里没有提到医学知识的神圣起源？或者，在以色

① 本文凡涉及中文圣经经文，皆引自和合本。——译者注

② 比如：后期中世纪的释经者们解释认为治愈之书是被希西家藏起来了。可参考 David J. Halperin, "The Book of Remedies, the Canonization of the Solomonic Writings, and the Riddle of Pseudo-Eusebius," *The Jewish Quarterly Review*, Vol. 72 (1982), pp. 269 – 292。

列的语境下，为什么其整个文学中没有提及医学知识是来自祖先或是以色列的奠基者？要知道"以色列"这个概念却是围绕神赐予的神圣指示为主题构建而成的。对比来看，后期出现的重要传统和社会共享记忆则将神圣的医学知识传授给挪亚，再传给闪，最后到以色列①，这就很说明问题了。

出于对知识分子所生活社会的社会性、文化性、记忆性、象征性资本的考虑②，还有另外一种更有效的方法来解释这种情况。知识分子能够直接获取过往的全部文献，这提供给他们所有以上提到的这些资本，而其他人只有通过知识分子才能够获取对以往文献的认识。"以色列"是一个以文本为中心建构起来的群体，"以色列"这个概念本身是群体意识形态叙事的核心，提供一种文学功效（literatidicy）③，将知识分子建构成群体得以存在的绝对根本。先知、国王、占卜者以及像摩西这样的人物无疑都是过往以色列的中心人物。然而到了知识分子的时代，他们构造自己所生活的世界，就没有任何空间可以容纳新摩西、新先知或以色列新的神性统治者，或是去补足摩西律法的教导了。另外，在知识分子的世界中，那些值得记住的有关摩西、大卫和古时候先知的事情只有通过阅读这些知识分子间流传的作品来获得，再流传给那些没有渠道接触这些作品的人。通过这些方法，尽管知识分子与昔日英雄预先保持着一种正当的、记忆上的距离，但实际上这始终是他们现在的声音——几乎是隐喻式地通过旧时代伟大人物之口讲给那些无法独立阅读这些精妙作品的人。

在此背景下很容易理解知识分子面对的（至少是潜在的）挑战，以及当时耶路撒冷圣殿整体意识形态所面临的挑战。医生不是知识分子，与耶路撒冷圣殿及其社会关系没有必然联系也并未得到其支持，因此也不必然会认同以耶路撒冷为中心的观念。而且，医生很可能在他们自己居住的地方诊治病

---

①　参看在本辑中所收录的西福克斯的文章。

②　有关这些资本以及知识分子的社会人类学研究，参考即将出版的拙作：E. Ben Zvi, "Potential Intersections between Research Frames Informed by Social-Memory and 'Bourdieusian' Approaches/Concepts：The Study of Socio-Historical Features of the Literati of the Early Second Temple Period," in *Social Memory among the Literati of Yehud*, BZAW 509；Berlin：de Gruyter, forth coming 2019.

③　包含社会及意识形态上对该群体的核心地位的肯定，以及维持其运转所必备的供给资源和历经时间沉淀的社会性复制。

人，也就是说，大多数情况下，不仅是在圣殿之外，而且是在耶路撒冷和耶路撒冷地区之外。① 关键问题是，这些医生很可能已经拥有相当重要的社会、文化或是象征性资本，因为他们治愈了很多人。②考虑到古代近东地区的环境，这些医生中至少有些可能会有一些萨满行为。另外，这些犹大地区的医生会声称他们的疗法直接或间接地源于耶和华。换句话说，他们会声称神的（某些）力量是通过他们行使的，这样的说法会得到被治愈或前来求治的患者的认可。同样，一些（受感召）的乐师通过他们的音乐将一种非人所创造的、有害的、折磨人的邪气（*rûaḥ*）驱离受折磨人的身体（参考撒上16：23）。③

────────────────

① 波斯时期绝大多数犹太人口居住在耶路撒冷和耶路撒冷地区以外。

② 就知识分子的视角而言，在耶路撒冷圣殿祭司获得的文本空间里，圣殿祭司在《利未记》13 - 14 处理各种皮肤病，洁净和圣殿占据社会思维空间的中心地位，耶路撒冷/圣殿以知识分子为中心，医生在犹大各地的治疗则不是中心。

③ 在这些知识分子的知识世界中存在各种各样能够赋予力量的"精神"或"气息"，或者用更当代的英语来说就是"能量"（希伯来语单数形式是 rûa，该词还包含很多意义）。没有一个"能量"是人创造的，而是这"能量"使人活着（赛42:5；结37，多次出现。亚12:1；诗104:29 - 30；146:4；参考创6:17；7:15 和动物有关；涉及缺乏这种能量的经文参考：耶10:14；51:17；哈2:19；诗135:17）。如果一个人的"能量"回到"主人"身上，人就会"复原"（例如，人脱水之后的情况，参考士15:19；撒上30:12）。"能量"也会影响人的行为举止（例如，当一个人的"能量"最后落到另一个人身上，参考王下2:15，或者会让某人敬畏耶和华，参考赛11:2。不过也有反例，参考何4:12；5:4），会让有的人成为领袖（《士师记》多次提及；另外还有赛42:1），让人有勇气（《士师记》多次提及，另外还有赛11:2），或者特别灵巧（出28:3），或者特别智慧（申34:9；11:2），或者于某段时间赐给某人超人的力量（士14:6；15:14），但是也会让人生病（撒上16:14 - 15），嫉妒（民5:14），糊涂（赛19:14），嗜睡（赛29:10），生气或让人相信完全错误的事情（王上22:22 - 23）。例如下面这个例子："扫罗的臣仆对他说：'现在有恶魔从神那里来扰乱你。我们的主可以吩咐面前的臣仆，找一个善于弹琴的来，等神那里来的恶魔附到你身上的时候，使他用手弹琴，你就好了……'从神那里来的恶魔附到扫罗身上的时候，大卫就拿琴，用手而弹，扫罗便舒畅爽快，恶魔离开了他。"（撒上16:15 - 16，23）还可参考一些有关潜意识的例子，接近我们今天将之称为生物心理社会学（biopsychoso-cial）健康和疾病的案例，如《箴言》15:13 中"能量"的作用。任何一位能够操控"能量"的治疗者，即便是间接地操控，不得不被建构成耶和华的中介，神的力量经由他来实现（如后来建构成功的耶稣医治者的形象）。

　　总之，医生具有某些源于萨满力量的权威，或是因具备某些医治知识①而建立起一定的权威，至少是潜在地构成了对知识分子基于文本权威的挑战，也是对他们以托拉为中心，耶路撒冷为中心整体观念的挑战。换句话说，知识分子对医生的态度与他们对同时代先知②、萨满及其他类似的人的态度是相似的。

　　在此语境下值得注意的是，知识分子保留在他们叙述中少量有关治愈的内容都不会涉及在他们版本的当下缺席的那些重要人物，比如医生。并且，偶尔有些治愈的故事则会通过记忆的互补将其本质淡化。例如，当他们回忆起摩西造铜蛇挂在杆子上的故事时（民 21:8），还会记得是虔诚的希西家王打碎了它（王下 18:4），希西家的主要功绩就是带领并保证以色列人对耶和华以及耶和华的托拉信仰的忠诚，从知识分子的角度来看，这正是他们在自己时代所扮演的社会角色。就这一点而言还值得注意的是，纵览这些书卷，没有以利沙和以利亚（两位记忆中最重要的治愈者/先知）的书流传下来，知识分子对先知书（从《以赛亚书》到《玛拉基书》）的整理完全没有包括他们。此外，《玛拉基书》4:5 - 6③提及先知以利亚代表的是对先知形象的重构，减弱或者尽可能不去强调《列王记上》17:21 - 22 显示出的群体对于以利亚那种萨满医者形象的记忆。④

　　最后总结一下，知识分子所建构的世界并不代表过去世界的实际样

---

　　①　作为非知识分子，医生的医疗知识通常仅限于他们中间流传，这样就会同知识分子的托拉区分开来，形成另外一种来源的权威。

　　②　对与旧时代先知完全不同：旧时代先知的记忆被塑造、记载并通过核心文本传承下来，这些知识分子认可这些文本，对其进行重新阅读、创作、编纂等，这样旧时代先知的记忆和信息由这些知识分子所掌控，起码以一种他们希望的方式投射到他们所构建的世界中。

　　③　希伯来圣经章节数为《玛拉基书》3:23 - 24。——译者注

　　④　有关以利亚形象在《历代志》中的重构，参考代下 21:12 - 15。比起其他形象，大卫王作为医治者竖琴师的形象要边缘得多。无论是《历代志》还是《诗篇》对此都没有提及，尽管后者偶尔会涉及大卫的"生平"故事（例如：诗 3:1）以及大卫与扫罗之间的故事（参考诗 18:1；52:2；54:2；57:1；59:1）。虽然是晚期的作品，但这些反映出长久以来知识分子持续的偏好，哪些有关大卫的"生平"或多或少是值得记忆的，从而如何塑造有关大卫的一组记忆（重要的是，甚至在七十子译本的《诗篇》中，作者也没有提及大卫医治扫罗的事迹）。

貌，也不能显示出他们自身与医生及医学知识关系的模拟图景，但是决定他们在建构世界时选取什么舍弃什么的那种生成性的规则，或多或少能够显示出他们实际生活世界的情况，并且引起人们对历史本质变化的注意。在这一点上，《便西拉智训》（Sirach）和《禧年书》（Jubilees）与我们此处所讨论的核心作品完全不同，这有力地表明波斯/希腊化早期的犹大地区与其后来的时代在本质上完全不同。①

［埃胡德·本兹维（Ehud Ben Zvi），加拿大阿尔伯塔大学历史与古典系，荣休教授，ehud. benzvi@ ualberta. ca；孙蓉，南京大学哲学与宗教学系硕士研究生］

（责任编辑：黄薇）

---

① 也就是说，要知道在上述转变之后，对于医生存在各种不同的趋向，一直持续下去影响希腊化时期的话语导向。例如，可以比较《便西拉智训》和《多比传》对于这一问题的看法，参考 Maria Chrysovergi, "Contrasting Views on Physicians in Tobit and Sirach," *Journal for the Study of the Pseudepigrapha*, Vol. 21（2011）, pp. 37 – 54; Catherine Hezser, "Representations of the Physician in Jewish Literature from Hellenistic and Roman Times," in William V. Harris ed. , *Popular Medicine in Graeco-Roman Antiquity Explorations*, Columbia Studies in the Classical Tradition; Leiden: Brill, 2016, pp. 173 – 197. 有关《便西拉智训》和医生，参考 Oda Wischmeyer, *Die Kultur des Buches Jesus Sirach*, BZNW 77, Berlin: de Gruyter, 1995, pp. 37 – 46 and esp. , pp. 46 – 47, see also p. 288。

再论希伯来圣经与早期犹太教中的生育问题

［以］阿塔雅·布瑞纳—伊丹（Athalya Brenner-Idan）著

田海华　黄　薇译

摘　要　圣经是否禁止生育控制和堕胎？这一点很难说，文本并没有明确禁止。在圣经中，女性的生育是很重要也很敏感的议题，若干故事中的女性人物极度渴求儿子（例如：撒拉、拉结、哈拿和参孙的无名母亲）可以证明这一点。有关男性不育几乎没有提及，而所谓自然的母性情感则被认为是女性所具有的特征，尽管如此，她们仍渴求儿子，而不是女儿。圣经伴装不包含任何有关生育控制或终止妊娠的直接知识，即便此类知识在当时的时间（圣经时代及后来，包括犹太教本身的时代）和空间（周边地区其他古代近东群体）维度上到处可见。唯一可能的例外是《雅歌》第4章中被称作"芳香类物质"的列表。在本文中，我将回到目前仍然容易引发文化争论的话题，根据我以往写作的专著《知识的交合》当中相关的部分进行讨论，目的在于重新检验记载下来的文本，重估该问题：事前的（节育）和事后的（堕胎）对女性生育的控制是被明确禁止的吗？如果确实如此，那原因是什么呢？最后，对于当代文化而言，暗含于圣经故事中的那些关注点仍然有效吗？

关键词　生育控制　希伯来圣经　犹太教　女性主义　《雅歌》

一　希伯来圣经中女性的生育能力

奇怪的是，在《创世记》和其他书卷里，妇女被呈现为生物学上的母性，尤其是以生育儿子（而不是女儿）为目标，而同时，会在大龄时因不生育而遭受磨难。这发生在撒拉、利百加、拉结、利亚、他玛、参孙无名的母亲、撒母耳的母亲哈拿以及大卫王的祖母路得身上。通过神的介入，凭借神的使者直接或间接地干预致使她们怀孕，并生出男性子嗣。奇怪的是，男性不会被描述为不育，即便他们年纪很大还没有子嗣（如亚伯拉罕）。因此，问题是，为什么会有这样的文学表现？其目的是什么呢？在意识形态与社会上，它反映了什么？

先来重申显而易见的部分。在医学和遗传上，男性潜在地比女性具有更强的生育能力，这是毋庸置疑的。男性在七十岁时或多或少地仍具有生育能力；他们的生殖细胞——精子，在数量上是相当多产的；他们的生殖任务以及早为人父的目标也更易达成。女性的生育能力受时间限制，到绝经期就不再具备生育能力；她们的生殖细胞（卵细胞）数量有限；她们的身体在怀孕生产时要承受巨大风险，比起男性，她们在照顾幼儿的工作上也要承担更多。但是认为男性不会遭受不育的痛苦，只有女性会，这完全违背可能会发生的情况：我们现在人人皆知，也正如古人所知。

这成为希伯来圣经中最基本的一种图景：女性人物渴望拥有儿子，因儿子而死（生产便雅悯时死去的拉结，还有以利的儿媳）。她们有的不能生育，直到"神眷顾她们"（撒拉、拉结与哈拿），或者"神让她们有孕"（路得）。描写出这些不顾一切随时准备真的赴死的，或者愿意将儿子归还给神的女性（哈拿），当然也应当被解读为对（已婚）女性的宣传，要求她们履行这样一种社会规范："生养众多，遍满地面"，即第一对夫妇在《创世记》1:28 中所接受的命令。这是为了父权制社会的利益，为了人类在世界上的延续，为了男性主导的社会秩序的利益，也为了给女性身体造成伤害。

顺便值得再次强调一遍，希伯来圣经中所描述的女性文学人物表现出一种与生俱来的、"自然的"、充满母性的、对后代的渴望，并且只是对"儿子"的渴望，不是"女儿"。很显然，这种表现并非生物本能，而代表了一种社会父权制的偏好。究竟这是不是一种现实的女性偏好，可以进行进一步讨论，但无论如何，它在经文里被表达为一种理所当然的事实。

青铜时代——晚至公元前 1 千纪，即圣经时代末期。对这一时期墓葬的医学人类学分析表明，无论是城市还是乡村，那时女性寿命远远低于男性：大多数女性遗骸处于 25—29 岁，也就是说，处于自然生育后的年岁。

对大多男性公民（非军人）遗骸的推算，其年龄至少晚 10 年。儿童遗骸显示，超过半数的儿童寿命可达 12 岁。这告诉我们，女性必须反复怀孕才能确保后代成活，这将损害她们的身体健康，并使其因骨骼受损而早逝。我们可以就此对比现代西方世界的统计数字：女性寿命比男性寿命高出近 10%，毫无疑问，这至少要部分归功于饮食、产前产后护理、更少的妊娠次数和同胞数量，以及对女性生殖器官医疗护理的发展。

古代社会的妇女知道这条社会格言——"生养众多，遍满地面"（创 1：28）会给她们带来具有性别针对性的风险吗？她们很可能是知道的。除了需要将生育力看作神的要求和命令，这也正是为什么需要直接针对女性进行社会宣传的一个理由。尽管圣经一再强调女性的生育能力（或缺乏生育能力），不过以下几组信息清楚地表明古代社会的女性是了解这些风险的。

1. 圣经中的女性领袖——诸如米利暗、底波拉、雅亿、户勒大都被设定为无子女。换言之，如果女性成为社会领袖，那么她们不能同时为人母。对她们而言，只能二选一。而做母亲的人物——比如撒拉、利百加、利亚、拉结与哈拿，她们的数量是超过女性领袖人物的数量的。

2. 男性不育从未被明确提及。

3. 虽然没有关于女性节育或堕胎的资料，但至少有一处提及男性通过体外射精（coitus interruptus）的形式进行生育控制（创 38），这激起了神的愤怒，致使俄南死亡。

4. 古代近东其他文化确实会记录女性进行生育控制及有关生育率的资料，确切地说，就是流产和堕胎。

5. 拉比文化记录了对两性进行生育控制的情况。

换句话说，相关的信息存在于圣经所产生的地理文化时空中。因此，这些信息在圣经中的缺失似乎属于意识形态与宣传的需要，而不是知识的缺乏。

二　希伯来圣经中的生育控制：贫乏的痕迹以及如何填充圣经中的空白

希伯来圣经中旁敲侧击地提及男性节育的经文仅有一处，那就是关于俄南的经文（创 38：8－10），它后来被犹太教与基督教视为抵制节育的正式根据（尽管抵制程度各有不同）。① 先不论俄南用了什么方法，也不管他"销毁精子"的动机是什么②，显然这是一种节育行为。是否采用体外射精或其他方法，不得而知。正如我们所看到的，女性节育从未被提及。仅依据圣经文献，似乎古代以色列或犹大妇女既不设想也不具备任何形式的节育知识，不管是预防性的，或是以堕胎的方式。

堕胎的想法可能出现在有关生疑的丈夫与涉嫌通奸的妻子这类经文中，通常指疑妻不贞的试验（*sôṭâ*，民 5）。③ 尽管没有证据，但是丈夫可以出于怀疑将妻子带到祭司面前进行公开试验。仪式的一个环节要求妇女在重复祭司的诅咒之后，吞下祭司混合在瓦器中的调和物，包括圣水、圣土与圣言（第 18—26 节）。喝下去产生的效果，就会决定这名妇女是否有罪。如果她和另一名男性有性关系，是"不洁的"，那么"她肚腹发胀，大腿消瘦"，若非如此，她就是洁净的，且要从她丈夫怀孕（第 26—28 节）。④ 这种通过水来试验涉嫌通奸⑤的方式，其目的显然是要揭示缺失的证据。如果这个证据是怀孕（性行为的逻辑后果），那么"肚腹发胀"和"大腿"⑥ 消瘦

---

① David M. Feldman, *Birth Control in Jewish Law Marital Relations*, *Contraception*, *and Abortion as Set Forth in the Classic Texts of Jewish Law*, New York：New York University Press，1968，pp. 144 – 167. 其中论及犹太教与基督教，还包括对相关来源的引述。

② 浪费男性精子而不用于生育目的，成为后来拉比规范生育以及禁止节育的根源。关于拉比思想中这一概念的逐步发展，参见 M. Satlow，"'Wasted Seed'：The History of a Rabbinic Idea," *HUCA*，Vol. 65（1994），pp. 137 – 175。

③ Cf. *m. Soṭ*，*b. Soṭ*（这里指巴比伦塔木德与耶路撒冷塔木德里的有关"不贞"的篇章。）——译者注

④ 不过范德图恩（Karel van der Toorn）在其著作中将这种考验解释为惩罚。参见 Karel van der Toorn, *From Her Cradle to Her Grave Role of Religion in the Life of the Israelite and the Babylonian Woman*，Sheffield：Continuum International，1994。

⑤ 参见《汉谟拉比法典》第 129 条，涉嫌通奸的双方被捆绑并被丢入水中，以是否被淹死来决定他们是否有罪。丈夫可以自愿宽恕妻子。同样的提议出现在 *Sif. Deut.* 218，但最后被拒绝。还可参见第 130—132 条，尤其是第 132 条。

⑥ 关于"肚腹"与"大腿"作为性/生殖器官的委婉说法，参见 Athalya Brenner，*The Intercourse of Knowledge on Gendering Desire and 'Sexuality' in the Hebrew Bible*，Chapter 3，Leiden：Brill，1997，pp. 31 – 51。

可以确定是胎儿流产后所导致的。① 这种对疑妻不贞的神判试验（sôṭâ or-deal）② 的解读言之有理。指向存在堕胎的可能，尽管无法确认女性是自愿的，但可以推断存在以口服药物的方式堕胎（尽管在这个案例中假定存在神的干预）。

同样相类似但又不够明确的，是在律法《出埃及记》21：22 - 23 中提及的非自愿流产。在一个假设的案例中，有孕的妇人在争斗中意外受伤，导致她可能早产。"甚至坠胎"③，那么会有两种可能：一种是没有产生损害，另一种则是导致流产和其他损害。④ 在第一种情况下，丈夫因其财产受损获得攻击者的赔偿。在第二种情况下，以牙还牙的惩罚原则生效。只是并不清楚谁受到伤害——是孕妇、胎儿，或是两者皆受伤。既然孕妇和胎儿都是丈夫的合法财产，那三种情况都有可能。至少这里暗示由于外在原因造成的流产——而人为的流产存在于疑妻不贞的试验过程中。⑤

这些线索显然不足够。然而，鉴于古代以色列的社会条件，无法想象节育和堕胎的技术是不为人知的——尤其是不可能不被妇女所知，要知道她们一定会关心如何以最廉价、最现成的可行手段调控她们的生育能力。为了重构一个更合理的，哪怕是不能被证实的，有关古代以色列性别化生

①　Frymer-Kensky, "Law and Philosophy," pp. 97 - 98；另参见 Frymer-Kensky, "The Strange Case of the Suspected Sotah (Numbers v 11 - 31)," *VT*, Vol. 34 (1984), pp. 11 - 26.

②　尽管后来犹太教对该仪式进行了详细的规定，但该仪式并不受欢迎。参见 *m. Soṭ.* 9.9；and *b. Soṭ.* 47a。

③　撒马利亚五经和七十士译本使用的是单数。参见 *BHS*。希伯来圣经此处使用的是复数（"她的孩子们出来了"）。此处"甚至坠胎"是和合本的翻译，此处本文作者对经文的解释遵循的是希伯来文的字面意义。——译者注

④　M. Stol and F. A. M. Wiggermann, *Zwangerschap en geboorte bij de Babyloniërs en in de Bijbel*, Leiden Ex Oriente lux, 1983, pp. 14 - 17. 讨论美索不达米亚与其他相关文本。最新的英文著作参见 M. Stol and F. A. M. Wiggermann, *Birth in Babylonia and the Bible Its MediterraneanSetting*, Groningen：STYX, 2000。

⑤　相关讨论参见 *m. Bab. Qam.* 5；*Tos. Bab. Qam.* 9.20；*b. Ket.* 33a, *Bab. Qam.* 42b, 48b, 49a；*yer. Bab. Qam.* 5；以及更多。此处列举拉比文献相关章节，可惜尚未有中译对应，因而未译出，下文中也出现类似情况，不再重复说明。——译者注

育控制的图景，我们必须考虑圣经之外的资料。

要寻求有关节育知识的证据，我从主流圣经研究通常会采用的实践开始。根据时间和空间两个坐标来整理圣经以外的资料——即"古代以色列"① 之前、期间与之后的时期；以及该时期犹大/以色列的周边（各）地区。如果在时间线上，包括古代以色列时期之前、之后以及期间，发现某一组成部分对重构古代以色列社会缺失的内容非常必要，那么在很大程度上可以确定的合理假设是，该组成部分也存在于古代以色列文化中，即便圣经本身对此从未有所提及。此外，如果相同的组成部分也见于地缘政治上属于古代以色列周边地区的文化文本与场景中，那么"貌似可信"就变成了"极有可能"。剩下的问题就是，为什么这些合理可用的资料在圣经中缺失了，或者说被禁止在圣经中出现。

纵览自公元前2十纪直至公元1千纪末期（这个时间跨度之所以放得比较长，为的是以免得出过于草率的结论）古代南部黎凡特与地中海文化，没有太令人意外的结论。男性节育的各种方法众所周知，却很少得以实践。造成这种情况的性别动机或宗教意识形态将在下文论及。采取避孕的女性节育手段广为人知。所使用的方法通常是口服或以其他方式吸收化学物质，大多数情况下是自植物提取的。另外，通过棉塞对妊娠进行人工干预也得到充分证实。② 还可以找到在妊娠早期阶段进行堕胎的知识，包括引产。所涉及的材料也都是日常易得的。总体而言，这些文本材料重复女性节育方法，应当不是由男性书写的，其语调也不是规范性的。文本的背景多种多样：医学的、宗教仪式的、司法的、神学的、叙事的诸如此类。这些方法实践了千年，跨越时空边界。其中一些方法似乎全世界通用；有些方法在某一特定时间点恢复使用，之后又再次消失；另一些方法至今仍在使用。绝大多数方法最终消失、被禁或是

---

① 针对当前讨论，时间跨度从公元前2千纪中期到公元前2世纪早期。

② 同样，在伊斯兰教文献中：妇女会进行避孕。此外，阿拉伯医学提及以阴道内用栓剂的方式进行女性避孕，与谈及男性避孕的文献数量相比，比例为四比一。参见 B. F. Musallam, *Sex and Society in Islam: Birth Control before the Nineteenth Century*, London: Cambridge University Press, 1983, p. 37; and n. 60（p. 132, with reference to a table on p. 80）。同时还提到使用浸油或蜜的棉塞，参见 pp. 62 – 63。

只能秘密实行，在很大程度上源于基督教教会不断发展出来的教义的非难，此外，还应在较小程度上将之归咎于犹太律法。我们太过容易地去否定大多数顺势疗法，认为它们是无效的民间疗法，或是无稽之谈。然而，当 18 世纪以来医疗专业领域开始重新面对生育控制时，古代知识重新出现并恢复，确实能在现代医疗物理与化学药剂中发现这些知识的痕迹。① 在这种大背景下，很难想象如果当以色列妇女希望并且/或者能够进行生育控制时，只有她们缺乏相关资源或知识。不过在继续探讨之前，我们似乎需要先考察一下黎凡特南部和犹太教—早期基督教时空坐标上有关生育控制更详尽的信息。

三　古埃及与美索不达米亚的生育控制

在公元前 2 千纪末期的德尔麦地那（deir-el-Medina），有关于堕胎（事后避孕）的文本记录。由于德尔麦地那是工匠村，居住着为附近帝王谷（Valley of the Kings）从事建筑的工人，这就意味着几乎所有社会阶层都了解堕胎并进行了实践。② 避孕也同样如此："使妇女一年、两年或三年不再怀孕的处方③；将一定分量的金合欢与椰枣混合些许蜂蜜精细地研磨，将籽棉浸入此混合物中，再置入阴道。"（出自埃伯斯医疗纸草文书 [Ebers Medical Papyrus]，公元前 1550 年—公元前 1500 年）④ 提尔德斯利（J. A. Tyldesley）这样写道：

> 想要避孕的夫妇可以采用若干种避孕甚至引产的药方。通常
> 这些药方由一系列奇怪难闻的配料混合而成，其中常常包括一定

---

① John M. Riddle, *Contraception and Abortion from the Ancient World to the Renaissance*, Cambridge：Harvard University Press, 1992, esp. pp. 163 – 166.

② L. Manniche, *Sexual Life in Ancient Egypt*, London/New York：KPI, 1987, p. 17.

③ 或译"停止月经"。不同的翻译、讨论与详细阐述，参见 Riddle, *Contraception and Abortion*, pp. 69 – 72, and notes on p. 189。

④ J. A. Tyldesley, *Daughters of Isis：Women of Ancient Egypt*, London：Penguin, 1995, p. 62.

量的鳄鱼粪便……这些疗法的功效不得而知……应该说并不令人
意外的是，没有发现用于"男性"避孕的证据，诸如避孕套或
者对于男性生殖器官产生效用的饮剂药方；诸如体外射精……或
者阻断射精之类的方法……自然在考古记载中没有留下任何
痕迹。①

提尔德斯利多次提到避孕，② 但从未详细论及，只有一次提到"某种
有效的避孕"源于母乳喂养。③ 由于缺乏具体讨论，连同上述所引的一般
化描述，似乎表明她并未计划严肃地讨论埃及的生育控制问题。

实际上里德尔（J. M. Riddle） 翻译并讨论了如下有关生育控制的医疗
文献，其中大部分是关于女性的，也有关于男性的：卡洪医疗纸草文书
（Kahun Medical Papyrus，约公元前 1850 年）；拉美西姆纸草文书 Ⅳ
（Ramesseum Papyrus Ⅳ，公元前 1784 年—公元前 1662 年）；埃伯斯纸草
文书以及柏林纸草文书（Berlin Papyrus，公元前 1300 年）。他还引述了一
些晚期埃及资料，但没有给出详细出处。④ 里德尔甚至讨论了鳄鱼粪便在
可致流产方面的效用。⑤ 女性进行生育控制的手段通常采用口服给药或阴
道给物（通过置入栓剂）。所使用的药品（除怪异的动物粪便以外）一般
都是日常的：蜂蜜、苏打、椰枣、没药、金合欢、洋葱、杜松和松树制
品、豆子、啤酒与葡萄酒、芹菜、油等。以不同比例进行混合制成制剂，
用于各种目的：譬如催经、杀精、避孕、堕胎。里德尔总结认为，只要对
女性的风险在可控范围内，某些口服制剂应当是有效的。他进一步写道：

阴道栓剂出现在最古老的埃及医疗记载中，且持续出现在后
来的纸草文书中。说明这些记载都使用了一种原始的传统配方，
其功能具有一定实践基础。但是考虑到文献、翻译以及定义的不

---

① Tyldesley, *Daughters of Isis*, pp. 62 – 63.

② Tyldesley, *Daughters of Isis*, pp. 32, 51, 78, 121.

③ Tyldesley, *Daughters of Isis*, p. 78.

④ Riddle, *Contraception and Abortion*, pp. 66 – 73, and notes pp. 188 – 190.

⑤ Riddle, *Contraception and Abortion*, p. 67.

确定性，并且缺乏现代科学研究给出的明确判定，我们还是很难知道这些配方是否有效。埃及资料的重要性在于以某些方式进行避孕或堕胎这种观念的存在。以化学手段进行生育控制的想法由来已久，同现存的医疗记载一样古老。其中一些堕胎药很可能是有效的。恐怕只有避孕的方法不一定有效，但是也同样有理由假设存在理性用药。①

因此，似乎自公元前 2 千纪开始就已经存在女性生育控制，在医疗记载中能够得到确认，而且至少在某种程度上有效（否则为何反复实践或进行记载呢?）。女性进行生育控制主要基于药物的使用，并且这种方式得以被保存了下来。

美索不达米亚的生育控制又是怎样的呢?② 根据范德图恩（Kavel van dev Toorn）的研究，在古代美索不达米亚（以及古代以色列），不能很快怀孕的妇女会被谴责成为罪人——在他人和她自己眼里皆是如此。他继续谈道：

> 当然人们会考虑，也可能存在某些不利因素导致女性不孕，因此，也有一系列阿卡德咒语意图恢复男性的性能力。不过美索不达米亚人不会将性无能看作神的报复，他们认为可能是巫术的原因。要知道邪恶的妻子念个咒是多么容易啊!③

不过范德图恩的观点似乎有些过于独断和片面。他提到一些文本阐述有关流产的知识和预防流产的措施。④ 与这类知识同时相伴而生的是关于引产的知识。女性对生育事项、生育控制、避孕这些知识的了解被归在"巫术"这一章节中。如果一位女性的丈夫再娶一位妻子，她能做什么

---

① Riddle, *Contraception and Abortion*, p. 73.

② 较新的一些研究可参考 Andrew R. George and I. L. Finkel eds., *Wisdom, Gods and Literature: Studies in Assyriology in Honour of W. G. Lambert*, Winona Lake: Eisenbrauns, 2000。

③ Van der Toorn, *From Her Cradle to Her Grave*, p. 77.

④ Van der Toorn, *From Her Cradle to Her Grave*, pp. 82 – 83.

呢？她可以施咒降低他丈夫的性能力，从而给她的对手造成伤害。要怎么做呢？范德图恩指出我们并不了解这类巫术如何生效：焚烧人物小塑像、念咒、获取受害人身体印迹，或者"配好一剂魔法药水，然后通过欺骗的方式服用"。[1] 范德图恩本可以建构出一套古代美索不达米亚地区生育控制的概貌，不过他还是选择将这类实践从（已确立的、男性的）宗教层面归入（大众的、女性的）民间宗教层面。不考虑斯图尔（M. Stol）已有著作，范德图恩选择不进行此项研究仍有些奇怪：虽然斯图尔坚持认为美索不达米亚对避孕知之甚少，但是他至少尝试进行讨论，并列出一些参考文献。换言之，在斯图尔那里，实践层面证据的缺失不代表缺乏生育控制的知识。[2] 范德图恩进一步指出，"……我们可以怀疑是否存在所谓的'阿多尼斯花园'（Adonis gardens）（在土钵中种植快速生长的各类花草，由女性照管，被视为一种与生育有关的巫术），但我们没有确凿的证据"。[3] 范德图恩甚至不认为这些土钵中可能种植的是避孕或生育用草药。正如里德尔在他的书《避孕与堕胎》（*Contraception and Abortion*）中所阐述的那样，诸如此类种植有实际价值的草药"花园"对民间医药从业者而言是必备的，肯定包括接生婆和其他女性医疗者；[4] 在古代，女性毫无疑问地会参与妇科和产科的医疗活动。

四　古希腊与希腊化世界的生育控制

里德尔对有关希腊和罗马世界妇科及生育控制的医疗文本进行了大规

---

① Van der Toorn, *From Her Cradle to Her Grave*, p. 114. See also S. Rollin, "Women and Witchcraft in Ancient Assyria," in A. Cameron and A. Kuhrt eds., *Images of Women in Antiquity*, London: Croom Helm, 1983, pp. 34 – 45.

② Stol, *Zwangerschap en geboorte*, pp. 18 – 19.

③ Van der Toorn, *From Her Cradle to Her Grave*, p. 144.

④ 有关对女性医疗者的概述，参见 C. Fontaine, "The Social Role of Women in the World of Wisdom," in A. Brenner ed., *A Feminist Companion to Wisdom Literature*, Sheffield: Sheffield Academic, 1995, pp. 41 – 45; and "Disabilities and Illness in the Bible: A Feminist Perspective", in A. Brenner ed., *A Feminist Companion to the Hebrew Bible in the New Testament*, Sheffield: Sheffield Academic, 1996, pp. 298 – 299。

模考察。其中包括有关生育控制与堕胎的术语，他所参考的文本出自希波克拉底文集（Hippocratic corpus）①、老普林尼（Pliny the Elder）（23—79年）②、斯克里波尼乌斯·拉杰斯（Scribonius Largus）与盖仑（Galen）③、迪奥斯科里德斯（Dioscorides）（1 世纪）以及索拉努斯（Soranus）（2 世纪）④。里德尔接下来按照时间或空间线索讨论生育控制与堕胎问题，包括罗马帝国晚期与中古初期⑤、中世纪与基督教会⑥、萨莱诺（Salerno）与 12 世纪⑦、阿拉伯医药与中世纪晚期⑧、西部拉丁世界与文艺复兴时期⑨，以及最后所论及的西方后工业革命时期⑩。

里德尔要回答的一个重要问题是：既然古人似乎已经拥有大量有关生育控制和堕胎的知识，那么我们是如何以及何时失去这些信息的？古人无疑主要采用植物入药，并且通过对人和动物，尤其是女性的实验与观察过程挑选出有效的草药。毕竟现代医药也是这样重新发现具有避孕或激素特性的草药，从而对它们进行合成。比如，在 20 世纪 30 年代发现了柳树、棕榈树和石榴含有性激素。⑪

在地中海的古希腊和罗马文化中，已知女性、同样还有男性医务人员都会使用用于避孕和堕胎用草药（以及某些矿物质），尽管后者基于伦理及其他理由往往不情愿使用。相关文献为数众多，说明相关知识广为流

---

① Riddle, *Contraception and Abortion*, pp. 74 – 82.

② Riddle, *Contraception and Abortion*, pp. 82 – 84.

③ Riddle, *Contraception and Abortion*, pp. 84 – 86.

④ Riddle, *Contraception and Abortion*, pp. 25 – 65.

⑤ Riddle, *Contraception and Abortion*, pp. 87 – 107.

⑥ Riddle, *Contraception and Abortion*, pp. 108 – 117.

⑦ Riddle, *Contraception and Abortion*, pp. 118 – 126.

⑧ Riddle, *Contraception and Abortion*, pp. 127 – 134. 关于阿拉伯与伊斯兰教对避孕与堕胎的观念和实践，参见 B. F. Musallam, *Sex and Society in Islam: Birth Control Before the Nineteenth Century*, Cambridge: Cambridge University Press, 1986, pp. 77 – 88 and 101 – 104。特别有启发的是用于各时期各文学类型中的材料列表。

⑨ Riddle, *Contraception and Abortion*, pp. 135 – 157.

⑩ Riddle, *Contraception and Abortion*, pp. 158 – 166. 有关早先讨论过的埃及文献，另参见 pp. 66 – 73。

⑪ Riddle, *Contraception and Abortion*, pp. 87 – 88.

传。这类知识不仅沿着时代的轴线得到传承，而且传至各处。此外，从公元前2千纪初的古埃及到古代晚期至中古早期，同样的植物被一而再再而三地提及，最近又被再次发现。大部分被用于口服或阴道给药，或作为事前预防或事后避孕用药的植物或植物制品，都不是外来植物。如同在古埃及，它们是最常见且最容易获得和易于处理的。秘密在于要使用植物正确的部分（根、叶、茎皮与果实等），要在正确的时期进行采摘，按照正确的比例将不同成分混合，以及在恰当的情况下合理施药。有一些反复用于女性生育控制、催经以及堕胎的药方包括蜂蜜、椰枣、没药、金合欢、洋葱、杜松和松树制品、豆子、啤酒和葡萄酒、芹菜、油、马兜铃、香芹、甘松、香菜、卷心菜、芸香、莳萝、胡椒、蕨类、肉桂和某些薄荷。现在铜被再次发现并用于子宫内避孕器。在埃及文献直到希腊化时期的医疗记载中，再往后到阿拉伯和伊斯兰教的传统中，（无论是口服或阴道给药）铜均被当作杀精剂。① 最后还有一些外科或伪外科的步骤也是广为人知——由专业的医务人员（通常是男性）对女性进行手术，或者由女性对其他女性，或者自己给自己进行手术。

五　早期犹太教文献中的生育控制

拉比文献很关注经期及其他与生育相关的妇科漏症，认为这些症状暗示女性对异教崇拜的参与。在处理男性漏症上也展现出类似的关注，只不过不那么均衡。此类关注符合圣经中的祭司典（包括圣洁典）传统。② 应当说祭司典或圣洁典和拉比传统在对待经期以及妇科漏症的态度上是矛盾的。一方面，严肃警告男性不可同处于经期或是有漏症的女性发生性关系："经期"一词（נדה）也被用来表达"令人作呕、令人厌恶"的意思。③ 另一方面，经期和生命之间的联系可能也得到了认可：或许这就是

---

① Musallam, *Sex and Society in Islam*, pp. 60 – 88. 包括阿拉伯与伊斯兰教文献中用于避孕和堕胎的化学品成分及方法列表（自第77页始）。

② 《利未记》12和15是主要的经文证据。

③ 例如：利20:21；民19（5次），31:23；结7:19 – 20，18:6，22:10，36:17；亚13:1；哀1:17；代下29:5。

妇女生女孩比生男孩需要两倍长的过渡时间（利 12）的原因。① 希伯来圣经（利 15），同样也是拉比文献的看法，认为男性射精或是性行为之后处于宗教上不洁净的时期短于女性，我认为这并不是出于对男性的偏爱，恰恰相反，是因为认定女性的性行为与生殖的关联更为密切。②

尽管关注经期、关注一般意义上的女性，但问题是：公元前最后一个世纪至公元 1 世纪后圣经时代的群体拥有多少关于生育或避孕、特别是与妇科医学相关的知识？概括地说，答案是：对妇科医学或生育知识的认识比起圣经里的材料更为全面。拉比文献不可能以任何方式直接源自圣经文献。不过，圣经当中大量相关知识，连同不可避免地与希罗世界相关知识的联系证明，圣经文献不可能无视其周边近邻的避孕方法和避孕剂而孤立存在，更不可能全然缺乏这类知识。

流产当然存在并且得到讨论③，堕胎也同样如此："除非胎儿能独立存活，否则堕胎就不算犯罪。"④ 此外，母亲的生命权高于胎儿，如遇致命危险时则需进行手术引产："当一名妇女难产时，需在其腹中将胎儿肢解——甚至在安息日也是如此——然后逐一取出，因为她的生命比他的重要。"（*Tos. Yeb.* 9.5）显然，这段经文讲到通过手术的方法进行堕胎。不过，我们很难知道经文怎样定义具有致命危险的孕期（以及在什么程度上胎儿被认为能够独立存活）。

拉比犹太教逐渐发展出一套要求履行生育义务⑤的教义，禁止男性

① I. Be'er, "Blood Discharge: On Female Im/Purity in the Priestly Code and in Biblical Narrative," in , A. Brenner ed. *A Feminist Companion to Exodus to Deuteronomy*, Sheffield: Sheffield Academic, 1994, pp. 152 – 164.

② 有关经期的大量拉比文献实际是否被早期群体的大多数或是仅在拉比圈内得以实践，不是这里的重点，因为我们的兴趣是拉比传统的态度而不是早期犹太人的实践。

③ For instance, *m. Nid.* 3.1 – 9, *Shab.* 10.2; *Tos. Nid.* 4.6, 9, 12; *b. Nid.* 18, 25, 26, 28; *Bab. Qam.* 83a; *Ḥul.* 77b; *j. Nid.* 50.3a; *Sif. Tazri'a* 1.3.

④ "Abortion", *Enc. Jud.*, Vol. 2, pp. 98 – 101 (esp. p. 99), with rabbinic and secondary references.

⑤ 斐洛（Philo）作品中已经出现。相关总结和参考文献请见 A. Reinhartz, "Parents and Children: A Philonic Perspective," in Cohen ed. , *The Jewish Family in Antiquity*, pp. 61 – 88, esp. 69 – 70。

"浪费精子"。① 该教义实际上意味着男性不可蓄意通过体外射精、手淫和其他方式避孕，女性反而不受此教义约束，可以更自由地进行生育控制——尽管一些拉比权威熟知来自希罗世界有关女性排卵的理论。② 托拉（Torah）最基本的教义仍是"要生养众多"，不过也要考虑其他情况以及夫妇间合法的欢愉。如果妻子怀孕可能危及她的生命，或者她处于绝经期，那么丈夫是否还应当与她发生关系？尽管肛交、口交都与生育无关，但是它们是否会被认为合法？对于这类问题的回答是：没错，这类性行为是被允许的，因为可以增强（已婚）夫妇间的感情及欲望。这两种倾向——一种主张生育在先，另一种主张欲望在先——不可避免地可能会造成冲突。然而，意识到女性为生养众多所承担的巨大风险，加之这两种相矛盾的倾向，就为女性生育控制预留了空间，成为拉比讨论中可以接纳甚至被认可的行为。③

可能女性生育控制最简便的做法就是使用棉塞，可以是棉或类似羊毛类制品，被称作מוך。拉比文献和辣什（Rashi）的注释本中都清楚详尽地提及女性了解并使用这种手工操作方式：拉比则尝试规范这些行为，将其纳入与生育有关的诫命中④，大体上只有当妊娠会危害女性健康或者危及其生命时，才会允许实行这类避孕行为。不过，我们要记得女性使用棉塞避孕的证据在古埃及时代早已存在。

女用避孕药（植物来源）在拉比文献（b. Yeb. 65b）中有所提及（סמא דעקרתא），意思是"拔根药＝避孕药"。在文献中（Tos. Yeb. 8.4）被称作"一杯堕胎（药）"，明显是一种口服药剂；还有一处文献

---

① Satlow，"Wasted Seed"一文对该议题及相关问题做了完整的讨论。

② Satlow；see also P. W. van der Horst，"Sarah's Seminal Emission: Hebrews 11.11 in the Light of Ancient Embryology," in van der Horst ed.，*Hellenism-Judainism-Christianity: Essays on their Interaction*, Kampen: Kok-Pharos, 1994, pp. 203 – 223.

③ Feldman，*Birth Control in Jewish Law: Marital Relations, Contraception, and Abortion as Set Forth in the Classic Texts of Jewish Law*；"Birth Control"，*Enc. Jud.*，Vol. 4，pp. 1053 – 1054.

④ *Tos. Nid.* 2.6（cf. Satlow，"Wasted Seed"，pp. 150 – 152，with references to additional birth control in rabbinic literature）；*b. Yeb.* 12b, 35a, 100b；*Ket.* 37a, 39a；*Nid.* 3a – b, 45a, *Ned.* 35b；*Esth. Rab.* 8.3；*Panim Aherim* 1.1.

（*t. yer. Ab. Zar.* 2. 40c）提醒到，要警惕外邦接生婆给犹太妇女这样的"一杯"（药剂）：很明显，这里所提及的女性避孕方法和女性医务人员有关。类似地，在某一段文献（*b. Yeb.*）中，我们看到女性可以自己处理这类药物①，不过在其他文献里男性也会处理此类药物。② 另外，文献中（*b. Shab.* 109b）还提到男女皆可服用的避孕药·*iqarin*（עיקרין），在相应的辣什注释中对此也明确予以分析。辣什也对一种口服避孕药 *sam*（סם）有所了解，是一种"植物草药"，被用于引产孕期的异常胎儿，对母亲来说该药有一定风险（在辣什对 *b. Nid.* 40a 的注释中）。

·*iqarin* 的希伯来语词根是·-*q*-*r*，该词根所代表的其中一种意义是"使不育"。然而所指代的是何种植物草药，这个问题难以回答。③ 不过以其名称来看，该草药的效用昭然若揭。总而言之，可以很明确地看到，在早期拉比文化中，特别是母亲生命受到威胁的情况下，存在各种不同形式的避孕和堕胎方法，甚至有些已经合法化。而早期拉比文化对于一般意义上有关生育方面的医药介入是比较反对的，特别是针对男性生育能力而言，这必然会带来一些张力，不过无法抹去的是：一定存在节育的方法，女性对此有所了解，男性也是一样。

六　再回到古代以色列和圣经文本

数个世纪以来的圣经诠释与解读，通过理想化母亲的形象从而汇聚成圣经的宣传基调。许多女性主义批评家默许，甚至将圣经中对理想化母亲这种渴求当作他们自己的愿望：毕竟，怀孕生子的能力是专属于女性或者说是女性化的。我并不想要与这种倾向进行任何争论。我不过想要指出一些事实，否则很容易会被赞美母亲身份的宣传基调所掩盖：那些所谓的"生命至上"的方针很可能意味着追随该方针的古代女性的早亡；尽管希伯

---

① 参考 Riddle，*Contraception and Abortion*，pp. 61–62。

② 可以参考对《诗篇》106 的米德拉什（*Mid. The.*）注释：大坍和亚比兰因他们让自己的妻子喝下避孕药剂而犯罪，由此他们受到了特定形式的惩罚。

③ Riddle，*Contraception and Abortion*，p. 34. 书中猜测该草药是淫羊藿（barren-wort），根据其名称可知，此类植物被认为具有避孕特效。

来圣经中有关女性对生育的控制几乎被完全删除（被男性?），这可能是出于群体生存的目的，但女性对生育的控制在古代以色列一定是有所实践的——就如同南黎凡特其他古代文化一样。既然无论早期还是晚期，古代以色列周边文明和早期犹太教皆了解节育及其他避孕措施，并加以实践，那么这些措施不可能是古代以色列完全不知晓的。这些现成的知识，其中一部分当然专属于女性知晓，只不过圣经文学从未对其进行明确的交代。

或许可以说圣经是无意中遗漏这类资料的，不过鉴于圣经自有其生育观念，这一说法并不合理：本文开头已对此有所论述，那些所谓的祭司典作者捍卫生育，将其作为一种最高的社会宗教价值。犹太教文献缺乏这方面的资料，代表这一趋势的另一种看法：不要为节育而讨论节育，节育及避孕是其他更高关怀的副产品。最终，有关女性避孕和促进女性生育的知识要么被忽视（最好的情况），要么被压制（最坏的情况）。可以想见，如果圣经作者或编纂者（特别是律法编纂者）对（女性）节育有所了解，但从根本上反对这些措施，那么他们就会编写明确的法律条款来禁止这些行为。换句话说，在这里我们要面对的究竟是作者的无知、毫无兴趣、冷漠，还是压制？我认为，根据上文提到的"疑妻不贞的试验"经文来看，我们可以排除无知。同理也可以排除毫无兴趣和冷漠，原因在于经文中所透露出来的生育观念。在这一点上或许要记得，绝大多数圣经篇章都是由男性为男性而书写、编纂、保留、传承和进行研究的，他们是社会构建中真正的成员。女性的声音很大程度上在编纂过程中被减弱和删除：只有微弱的线索可以通过努力尝试重建。① 总之，如果生育控制同样在其他文化中存在，包括晚期犹太教文献将其放置于女性实践领域（见下文），那么希伯来圣经对此所表示出的静默就如同对女性生活其他方面的静默一样。无论如何，如同圣经文学中的女性声音，关于生育控制的实践只能找到少量微弱的线索。后圣经的犹太教文献高度关注女性的生育能力，如圣经文学一样，甚至有过之而无不及，只是在涉及其他议题时顺便提及女性（和男性）的避孕措施。

然而，追溯圣经时期以色列的生育控制和堕胎信息不仅有助于重建古代实物的一部分，同时还能够帮助诠释一些圣经篇章。因此，作为本文的

---

① 参考 Brenner and van Dijk-Hemmes, *On Gendering Texts: Female and Male Voices in the Hebrew Bible*, Leiden: Brill, 1996。

结束，我要讨论两部分经文：一部分涉及女性对巫术的参与，另一部分有关《雅歌》对某些植物和香料的论述。

七　女巫——不可容他存活（出 22:18）[①]

巫术魔法是古代近东社会生活不可分割的一部分，包括所谓的"圣经"和"后圣经"世界。[②] 女性被臆断与巫术妖术密切相关，比如拉比文献（*b. Sanhedrin* 67a）简明扼要地写道："大多数女性都知道一些她们特有的巫术。"[③] 在美索不达米亚文献[④]中巫术专属于女性。大多数犹太释经学家，包括塔木德文献中提到的智者[⑤]，引申《出埃及记》22:18，绝对禁止实行巫术，违反者处以死刑，对男性也是如此。也就是说，他们除去此节经文原有的性别倾向，将之融合到其他向男性宣告的禁令中。的确，男性（出 7:11；申 18:10；耶 27:9；结 13；但 2:2；代下 33:6）和女性（出 22:18；撒上 28；王下 9:22；赛 47:9，12；结 13；弥 5:12；鸿 3:4）都可能与各种被禁止的巫术魔法有关。然而，不仅《出埃及记》22:18 提及女性对象略显不寻常，而且对"女巫"处以死刑的法令也很不

---

① 希伯来圣经章节数为 22:17，本译文凡出现经文章节，皆循中文和合本。——译者注

② 有关古代近东巫术与魔法的基本背景文章，可参看 J. Sasson ed. , *Civilizations of the Ancient Near East*, New York：Charles Scribner's Sons, 1995, Vol. 3. 本卷中的相关文章有：J. F. Burgouts, "Witchcraft, Magic and Divination in Ancient Egypt," pp. 1775 – 1786；K. Weeks, "Medicine, Surgery and Public Health in Ancient Egypt," pp. 1787 – 1798；W. Farber, "Witchcraft, Magic and Divination in Ancient Mesopotamia," pp. 1895 – 1910；R. B. Biggs, "Medicine Surgery," pp. 1911 – 1924；G. Frantz-Szabo, "Hittite Witchcraft, Magic, and Divination," pp. 2007 – 2020；J. -M. de Tarragon, "Witchcraft, Magic and Divination in Canaan and Ancient Mesopotamia," pp. 2071 – 2082。这些参考文献及本文中许多其他与巫术魔法相关的参考文献，我要特别感谢卡罗尔·方丹（Carole Fontaine）。

③ 类似地可参考 *yer. Sanh.* 7. 25d。

④ Z. Abusch, "The Demonic Image of the Witch in Standard Babylonian Literature：The Reworking of Popular Conceptions by Learned Exorcists," in J. Neusner et al. eds. , *Religion, Science, and Magic：In Concert and in Conflict*, New York：Oxford University Press, pp. 27 – 58.

⑤ 例如 *b. Ber.* 21b；*Sanh.* 60a, 67a 以及 *yer. Sanh.* 7. 25d；还有辣什和迈蒙尼德。

寻常。同时，这段经文的上下文处理的是与性行为有关的情况：前文讲到对处女的引诱（第16—17节），后文提到的是人兽交合（第19节）。古代和中世纪的犹太释经学家已经看到这些问题。我认为这段经文确实是存在性别倾向的，是要求"女巫"必不得存活。问题是，具体是什么样的巫术行为会导致如此严重的判决——谈及巫术却未有明确指明。比较合理的解释是这类行为是女性专有的，是与女性智慧相关的治疗及医疗行为。鉴于上下文，可能这些"女巫"也与性行为有关。① 掌管接生的女性（直接提及收生婆的经文有：创35:16 - 17，出1:15 - 22；间接提及的有：撒上4:19 - 20，得4:13 - 17）了解促进生育能力的药物（拉结和利亚以及风茄"דודאים"这种提高生育力的草药：创30:14 - 17）。女性若了解如何促进生育能力就一定也了解其反面，即避孕和堕胎。德弗罗（G. Devereux）如此描述为人堕胎者：

> 大多数情况下由女性自己进行堕胎，有时为达目的会使用特别复杂或带来痛苦的手段。似乎常常也会提到一些没有明确头衔的年长女性提供帮助。专业的或是不熟练的"收生婆"既见于先进社会……也见于原始社会。在堕胎问题上，有时医生比巫医和收生婆更为谨慎。②

按照主流（社会所接受的）生育观念，这类女性确实冒着被看作女巫的风险：她们从事处理着有关生死的事情；③ 她们帮助女性调节控制生育活

---

① 例如，让我们来阅读此书中的一些片段：E. Rose, *A Razor for a Goat: A Discussion of Certain Problems in the History of Witchcraft and Diabolism*, Toronto: University of Toronto Press, 1962。"若接生妇人是女巫（恐怕她们大多数都是；充斥迷信的社会需要精通符咒的专家），一般会相信她能够让分娩无痛……神学家沉迷于女巫具备能够使男性虚弱的能力……"（第140页）。罗斯（E. Rose）反对将邪恶力量归为"女巫"的特征，他认为这些女巫在"施毒和堕胎"的能力至少和她们能够祝福生育的能力一样强（第141页）。在他看来，被标签为"女巫"的女性是草药医生，其所执行的仪式多数是宗教性的而非巫术魔法（第143—144页）。还可参考第146—151页。

② G. Devereux, *A Study of Abortion in Primitive Societies*, New York: International Universities Press, 1955, p. 47.

③ 结13:17 - 23，发预言的女子被指控"猎取人的性命"；结13:2 - 16，发预言的男子则是因为公共事务受到指控，这正是一个恰当的例子。

动因而似乎破坏了社会结构；她们所拥有的知识会危害社会及其信仰——之后晚些时代的女性医治者遭到迫害就证明了这一点。事实上，"女巫"作为女巫医，或者更具体地说，作为处理生育以及避孕措施的女性妇科医生，对该词的解读可以帮助理解该文本的语境和内容。此类女性活动不可能仅限于口诀和咒语；将她们的活动评价为迷信则与实际情况相去甚远。她们必定具备有关草药和其他的相关知识，可能还包括外科知识，同她们古代近东的"姐妹们"① 一样，也同所有时代、社会及文化中的女性一样。② 在论及跨文化跨时代的巫术、女性及生育间的关系研究中，女性巫师和控制生育的关系在实践和文化理论中已经很充分地予以明确了。③ 因此希

---

① 辣什对塔木德文献（*b. Soṭ.* 21a）的注释提到一个故事，一位寡妇是女巫，能够通过巫术"关闭"或是"打开"子宫，该行为后来随着男性劳工的介入而不再出现。

② 参考 T. R. Forbes, *The Midwife and the Witch*, New Haven and London: Yale University Press, 1966。特别是第 8 章，第 112—132 页，论及十五世纪至十七世纪西欧的收生婆及女巫。

③ 参考 Jacob Neusner et al. eds., *Religion, Science and Magic: in Concert and in Conflict*, New York/Oxford: Oxford University Press, 1989; A. Llewellyn Barstow, *Witchcraze: A New History of the European Witch Hunt*, San Francisco: Harper/Pandora, 1994; S. Bovenschen, "The Contemporary Witch, the Historical Witch and the Witch Myth," in B. P. Levack ed., *Articles on Witchcraft, Magic and Demonology*, New York: Garland Publishing, 1992, Vol. 10, pp. 83 – 119; A. Barstow, "Women as Healers, Women as Witches," *Old Westbury Review*, Vol. 2 (1986), pp. 121 – 33; T. B. Benedek, "The Changing Relationship Between Midwives and Physicians During the Renaissance," *Bulletin of the History of Medicine*, Vol. 51 (1977), pp. 550 – 564; S. R. Burstein, "Demonology and Medicine in the 16th and 17th Centuries," *Folklore* (1955), pp. 16 – 33; J. B. Donegan, *Women and Men Midwives: Medicine, Morality and Misogyny in Early America*, Westport, CT: Greenwood, 1978; M. Green, "Women's Medical Practice and Health Care in Medieval Europe," *Signs*, Vol. 14, No. 2 (1989), pp. 434 – 473; L. B. Pinto, "The Folk Practice of Gynecology and Obstetrics in the Middle Ages," *Bulletin of the History of Medicine*, Vol. 47 (1973); R. Blumenfeld-Kosinski, *Not of Woman Born: Representation of Caesarean Birth in Medieval and Renaissance Culture*, Ithaca, NY: Cornell University Press, 1989。有关古代近东的一些特殊材料可以在如下作品中看到：S. D. Walters, "The Sorceress and Her Apprentice: A Case Study of an Accusation," *Journal of Cuneiform Studies*, Vol. 23 (1970), pp. 27 – 38; J. Black and A. Green, *Gods, Demons and Symbols of Ancient Mesopotamia: An Illustrated Dictionary*, Austin, TX: University of Texas, 1992, esp. pp. 67 – 68, 118, 124 – 128, 132 – 133。

伯来圣经文本以及经外犹太文献很可能也暗中采纳了这样的观点，认为"女性"加上"生育专家"就意味着"女巫"。

八　植物、芳香剂与香料：阅读《雅歌》

将《雅歌》看作爱情诗以及展示人类情欲诗歌的读者都会同意"花园""果园"的概念同时包含多重、有时部分重叠的意义。或许花园或果园是情人住所周围的自然环境。它可能象征爱的世界，因为通常许多文化都是在某种田园生活的背景下描绘爱情的。既然在大多数情况下花园/果园都主要与女性情人有关，那么这也代表男性所渴求的女性及她的欲望。最后，在男性成功诱惑女性情人的场景中（歌 4:9 - 5:1），花园或果园成为代表女性性特征的具体化地点，在这段及类似经文中，"花园"也被理解为女性身体的某些部分。

"果园"里有遮阴的树木（香柏树、松树），不过主要还是果树，比如葡萄藤、桃或杏树（תפוח：歌 2:3,5;7:|8;8:5）、无花果树、石榴树（歌 4:3,13;6:7,11;7:12;8:2）、椰枣树。① "花园"里还有许多花，风茄"דודאים"（一种生育草药或者催情药？歌 7:13），还有很多香料和散发芳香的植物。

在《雅歌》文本构建的爱情和情欲世界中，气味是很重要的组成部分：以至于许多诠释者会有兴趣过高估计这些成分给人带来的享受。文本中充斥着大量有关芳香植物和香料的术语②，还包括它们在整体"花园"中的布置（歌 6:2,11;7:12 - 13）。芳香植物与男性情人联系起来（歌 1:3,13 - 14），或与他们身体的某些部分联系起来（歌 3:6;5:13）。将女性的欲望比喻为芳香物质（歌 1:12;5:5）。女性的生殖器官是"没药和乳香"（歌 4:6），是名副其实的香料花园（歌 4:12 - 5:1），是男性情人的领地（歌 6:2；可能也包括第 11 节，如果经文中的说话者是男性的话）。

---

① 一般认为圣经中提到的"蜜"就是椰枣蜜，除了有特别说明的以外（士 14）。那么《雅歌》（歌 4:11;5:1）中反复出现的"蜜"（דבש, נפת）应当也是如此。

② 具体的辨别及一般论述可参考 A. Brenner, "Aromatics and Perfumes in the Song of Songs," *Journal for the Study of Old Testament*, Vol. 25 (1983), pp. 75 - 81。

经文中提到的芳香物质包括哪哒、没药、凤仙花（后两种对男性也起作用）、乳香、番红花、桂树、沉香及其他（歌4:14）。

有相当多数量的植物在《雅歌》中反复出现，在整个地中海世界相当长的时间里用作女性避孕及堕胎。从公元前2千纪末期的埃及直到今天，石榴、蜂蜜、椰枣、松树制品、（混合）葡萄酒、油、没药、哪哒和桂树都以此为特色被列为避孕堕胎药物。在《雅歌》中，性行为**从未以怀孕为顶点**，此卷作品也从未包含任何生育观念。因此，我认为文本还有另外一个层次的解释，即"花园""果园"的重要性正在于提醒此处具备顺手可得进行生育控制的药物。

尽管《雅歌》在整体上具有非常规的特征，但该卷书也了解女性应当遵循的有关性行为的社会规范，多处经文可以证实这一点（歌1:6；3:3；5:7；8:8-9）。在这样一个社会处境下，最重要的是女性不可以没有正当名分地怀孕（参看前文有关 *sôṭâ* 的经文），似乎也不能失去贞洁。因此，例如《雅歌》4:9 至5:1 这段经文中男性发话吸引他的女性情人，列举一系列可以用作避孕药物的芳香植物，可能是为了向女性情人保证不会给她带来任何痛苦的后果。再者，女性领男性情人到她母亲的家，"使你**喝石榴汁**酿的香酒"（歌8:2b）也可以解释为对避孕的暗示——至少是在辅助层面上。绝大多数诠释者同意经文中的女性情人最终认可性行为的完成。她允许情人走进"（他）自己园里"，这象征的是她的身体（歌4:16）。男性情人的欢呼（歌5:1）毫无疑问代表他的成功。同样，已知石榴可以促进女性荷尔蒙并能够用以避孕，而通常将石榴与女性关联起来，这可以被看作对石榴外表颜色之外特性的一种得体且温和的暗示。坚持将女性身体或身体某些部分与其他某些植物关联起来也是如此，并不仅限于芳香植物。

将《雅歌》中的"花园""果园"概念仅限定在避孕问题上，远非我本意。我想要说明的是如果我们能够在其他诠释上增加这样一个层次——也就是说，将"花园""果园"理解为生活环境、相互间的爱恋、女性的欲望、女性的身体，以及生育的可能，但这是有选择的生育——那么，将有益于我们对《雅歌》的理解和对古代以色列节育问题的理解。

结　论

圣经文献中几乎完全缺失有关节育或堕胎的相关知识（即女性智慧），这也许是一种深思熟虑的设计或是其他，就此有两点比较合理的假设：这类知识是确实存在的；这类知识主要由女性保存并传播给女性。

彼时的西方文化从宗教和神圣的角度反对女性自我调节生育能力，无论以什么形式，无论是在事前还是在事后的都禁止：犹太教和基督教当然皆如此。男性否定女性具备调节她们自身生育能力的权利，并将这种否定放置于神圣的维度。而受到伤害最大的就是那些虔诚的、穷苦的女性；她们的个人层级被固化在次级，甚至是极低的层次。我写作这篇文章，希望表明女性——直知道如何以医学方式应对她们作为工具的境况，从而得以在社会中生存；而神宣称禁止女性节育的命令受限于当时父权制的需求和过去时代的社会需要，与人口爆炸将要威胁耗尽全球资源的世界无关，无须支持他们；社会应当赞同女性拥有自主节育和堕胎的正当权利，而不要寻找借口让这些权利无法实现。最后，我最重要的观点是：圣经世界的女性，如同古代世界的其他女性一样，她们知道掌控她们自身生育的需求，并且做好不履行"生养众多，遍满地面"命令的准备——这样的说教会让她们付出生命的代价。为人父母是值得骄傲的成就，但同时最好也应当记得以上这些。

最后，让我们再次重申那些显而易见的问题。医学研究和知识是性别化的，一直以来都是如此，从以下三种视角皆可得见：研究者、从业者，以及那些得到帮助的人。知识就是权力；对知识以及所具备的实践能力有所保留，意味着具有某种社会优势，或是由此产生某种冲突。女性往往拥有进行生育控制的医学知识，但出于宗教主张，社会在这个问题上却否定她们，这并非巧合；而男性对于生育控制知识的缺乏也并非巧合。这是一个社会问题，而不是神的问题。更极端地说，该问题的存在也被否认了。

免责声明

我在《知识的交合》的第四章①，从时空层面讨论古代以色列及其文化同源中的性、繁衍、生育能力、避孕与堕胎/流产议题。在本篇再论中，我概括了我之前在这一章的主要论点，但不是完全重述，我试着做进一步讨论：毕竟，这一章是二十多年以前写作和出版的。

[阿塔雅·布伦纳—伊丹（Athalya Brenner-Idan），阿姆斯特丹大学荣休教授，特拉维夫大学圣经研究系教授，A. Brenner@ uva. nl；田海华，四川大学宗教所教授，黄薇，上海大学文学院历史系讲师]

（责任编辑：黄薇）

---

① Athalya Brenner, *The Intercourse of Knowledge on Gendering Desire and "Sexuality" in the Hebrew Bible*, Leiden：Brill, 1997, pp. 52 – 89.

迈蒙尼德医学著作和思想述评[*]

董修元　著

摘　要　迈蒙尼德代表着中世纪犹太社群的最高理智成就：不仅是最伟大的犹太律法学家和哲学家，也是最杰出的犹太医生。他作为一位医生的声望，在他所置身的更广大的阿拉伯—伊斯兰世界中，甚至要超过他作为一位哲学家的声望。迈蒙尼德的医学著作可分为两类：一类是受当时某位穆斯林权贵委托而写的针对赞助人所关切的某种病症或保健方法的专题论文，如《论哮喘》《论毒物及其解药》《论养生之道》等；另一类是出于本人的知识兴趣而写作的医学汇纂评注，如《〈希波克拉底医学箴言〉评注》和《摩西医学箴言》。这两类著作分别体现了迈蒙尼德作为一名临床医生和作为一位医学科学家的双重自我定位。在医学科学方面，迈蒙尼德一方面接受以盖伦为代表的古希腊医学的基本范式，另一方面又对希波克拉底和盖伦等古典医学权威提出批评，这些批评主要集中在科学方法论上。追随法拉比，迈蒙尼德认为医学因其实用性与经验依赖性是一门技艺而非严格意义上的科学。然而，不同于其他技艺，医学更需要建基于科学原理和逻辑论证。事实上，迈蒙尼德是试图将阿拉伯亚里士多德主义的科学标准引入医学研究和实践而提升医学的确定性及可靠性。迈蒙尼德的医学方法论批判主要围绕"经验/实

---

　*　本文系国家社会科学基金冷门绝学和国别史等研究专项项目"希伯来—阿拉伯语哲学文献的整理、翻译和研究"（编号18VJX001）的阶段性成果。

验"和"妄言（伪科学）"这两个概念进行，后两者不仅具有认识论的意义而且还和他反对神秘主义（被他定性为偶像崇拜—巫术化倾向）、改革犹太教的计划相关。

关键词　迈蒙尼德　中世纪医学　科学方法论

摩西·迈蒙尼德（1135—1204）是最伟大的中世纪犹太哲学家和律法学家，也是最负盛名的犹太医生。作为一名成功的宫廷医生，他树立了犹太知识精英职业成就的典范，以致后世——直至今日——众多医学机构仍以他的名字命名。事实上，在他生活于其中的阿拉伯—伊斯兰世界中，迈蒙尼德作为一位医学家的声望甚至掩盖了他作为一位哲学家的地位。[①]迈蒙尼德留下了大量医学著述，这些著述既传承了古典医学遗产，也反映了中世纪阿拉伯医学的发展状况，同时具有鲜明的个人思想印记，休现出他一以贯之的哲学—宗教观点。

一　迈蒙尼德的医学教育和从医经历

迈蒙尼德出生于安达卢西亚（穆斯林治下西班牙）科尔多瓦的一个犹太拉比世家，自幼接受系统的宗教学术训练和人文教育。古典医学（主要包括盖伦等希腊罗马医学家著作的阿拉伯译本）和以拉齐（al-Rāzī，卒于 925 年）、阿维森纳（Avicenna，980—1037）为代表的阿拉伯医学，是他所接受的哲学—科学文献教育的一部分。由于阿摩哈德王朝（Almohad）针对异教徒实施的强制改宗政策，迈蒙尼德一家被迫离开科尔多瓦，在安达卢西亚各地流浪一段时间后迁居北非马格里布地区的菲兹。在马格里布居住的数年（1159—1165）中，迈蒙尼德很可能是以穆斯林的伪装身份示人的，正是在这段时间，迈蒙尼德师从一些医生——其中包括著名阿拉伯医学家伊本·祖赫尔（Ibn Zuhr）的儿子阿布·柏克尔

---

①　迈蒙尼德的传记材料主要见于 Ibn al-Qifṭi（迈蒙尼德弟子约瑟·本·犹大的友人）的 *Tārīkh al-Ḥukamā'* 和 Ibn Abī Uṣaybi'ah（与迈蒙尼德之子亚伯拉罕相识）的 *'Uyūn al-Anbā'*，这两位传记作者都将迈蒙尼德归入了名医的范畴。

（Abū Bakr）①——学习医学并接受了一定程度的临床训练。迈蒙尼德青年时代并无行医的志愿，而是致力于哲学及犹太律法学方面的研究和写作，同时从事这两方面的教学工作，但他本人坚决反对通过律法和学术牟利，作为一个并不知名的年轻学者，他的哲学—科学授课所带来的收入应该也相当有限，因此在经济上主要依靠家庭供给。迈蒙尼德家族于1165年离开马格里布，脱离阿摩哈德王朝的统治，在短暂的游历圣地（巴勒斯坦）后定居于埃及开罗，迈蒙尼德在那里度过了他的后半生。1177年左右，家庭经济支柱、从事珠宝贸易的弟弟大卫在印度洋遭遇海难身亡，这迫使迈蒙尼德不得不开始执业行医。② 在职业生涯初期，由于缺乏实践经验，他通常不做出独立诊断，而是与别的医生共同会诊。③ 后来，他以深厚的理论素养和审慎态度逐渐在医学界声名鹊起，得到统治埃及的阿尤布王朝辅政大臣法兑尔（al-Fādil）的赏识和庇护，并成为宫廷御医的一员，主要负责诊治阿尤布君主萨拉丁的子侄亲信及其家庭。

迈蒙尼德在1191年致弟子约瑟·本·犹大（Joseph ben Judah）的信中是这样描述他的工作和生活日程的：

> 我在权贵中获得很高的医学声望，［我的服务对象］包括首席法官④，埃米尔们，法兑尔一家和其他政要，不收取报酬⑤，不为普通人看病。这意味着我白天总是要待在开罗照顾病人。当

---

① 在阿拉伯世界西部（安达卢西亚和马格里布），医学教育多采取这种家庭传承或师徒相授的方式，见 Sarah Stroumsa, *Maimonides in His World*, Princeton：Princeton University Press, 2009, p. 129。

② Herbert Davidson, *Moses Maimonides：The Man and His Works*, Oxford：Oxford University Press, 2005, pp. 423 – 432.

③ Stroumsa 认为传记作者 Ibn al-Qiftī 的这段记述所反映的其实是当时埃及医学界的会诊惯例和迈蒙尼德的一贯审慎态度，见 Stroumsa, *Maimonides in His World*, pp. 129 – 133。

④ 当时埃及的首席法官是伊本·迪尔巴斯（Ibn Dirbas，卒于1208年或1209年），出身艾什尔里教义学派和沙斐仪教法学派。

⑤ 当时的医生为高官显要看病时不收取报酬而是获得赏赐。

我回到福斯塔特（Fustat）①，则至多在下午和晚上研读我所需要的医学书籍。你知道这门技艺对一个认真负责的，除非了解相关的证据、出处与论证方法绝不愿就某一主题多说一句的人而言是多么耗费时间和多么困难。所以，我找不出一个钟头来研究律法，只在安息日能研读圣经。至于其他科学，则根本没有时间来研究任何相关的东西。我为此十分苦恼。②

迈蒙尼德在 1199 年致其著作的希伯来文译者撒母耳·伊本·提本（Samuel ibn Tibbon）的信中，提供了另外一些相关细节：

我住在福斯塔特而苏丹住在开罗，两地之间大概有两个安息日限定行程③的距离。我在苏丹宫廷的职责非常繁重，必须每天清晨去看他，④当他或他的子女或妃子身体不适，我就不能离开开罗、要在宫廷度过一天的大部分时间。我也经常要去诊治生病的朝臣。因此，作为常例，即使没有异常发生，我也要每天清晨去往开罗，直到下午才回到福斯塔特。这时我饥肠辘辘，却发现庭院中满是各个阶层的犹太人和非犹太人⑤……我从坐骑上下来，洗完手就去见我的病人们，请求他们等我吃一点饭，这是我一天中的唯一一顿（正餐）。然后我去给病人看病，针对他们的疾病开出处方和指导意见。病人们直到晚上才离开，有时——我发誓——直到天黑后两个小时甚或更晚。我给他们看病时甚至累得（需要）躺下。当夜幕降临，我已疲倦得说不出话。因此，

---

① 开罗的旧城区，犹太人聚居地就在这里。

② Joel Kraemer, *Maimonides*: *The Life and World of One of Civilization's Greatest Minds*, New York: Doubleday Religion, 2008, pp. 444 – 445.

③ 安息日限定行程，即犹太律法规定的安息日允许行走的最大距离，大致相当于 2.4 公里。

④ 此处苏丹是指萨拉丁的长子阿弗达尔（al-Afdal），当时任埃及摄政王。

⑤ 此处描述与前一封致犹大的信似乎略有出入，迈蒙尼德可能在其间扩大了他的诊治范围。而且，前一封信所说的不接待普通人或许是指在开罗宫廷执业时不接触平民，并未排除回家后诊治普通病人的可能。

犹太人只有在安息日才能跟我谈话或咨询（宗教和社群事务）。在那天，整个社群——或至少其中的大部分人——都在晨祷后来找我，我会向他们指示下面一周的工作。我们会一起学习一会，直到中午他们离开，他们中的一些人还会在下午祈祷后回来跟我读一会经，直到晚祷。① 这就是我的生活方式。②

从 12 世纪 90 年代起至 1204 年去世，迈蒙尼德在行医之余完成了大量医学著作，都是以阿拉伯文写成的，其中大部分被译为希伯来文和拉丁文，在中世纪后期的地中海世界广为流传。

二 迈蒙尼德的医学著作

迈蒙尼德的医学著作可分为两类：一类是受当时某位穆斯林权贵委托而写的针对赞助人所关切的某种病症的专题论文，如《论哮喘》《论毒物及其解药》等；另一类是出于本人的知识兴趣和教学目的而撰作的医学汇纂、评注，如《〈希波克拉底医学箴言〉评注》和《摩西医学箴言》。以迈蒙尼德之名传世的医学著作甚众，其中十种经现代学者考证为确定无疑的迈蒙尼德著述，下面对这十种著作的体例、内容和传播状况做一概述。

1.《盖伦著作辑录》（*Compendia of Galen's Books*）

系迈蒙尼德从盖伦十六部基本著作和其他五种著作（皆为阿拉伯文译本）中辑录出他认为较为重要的段落汇集而成。该书全本已佚，仅有若干手抄本片段存留。

2.《〈希波克拉底箴言〉评注》（*Commentary on the Aphorisms of Hippocrates / Perush le-Firqe Abuqraṭ*）

《希波克拉底箴言》包括 400 余条被归于古代医学家希波克拉底的简

---

① 迈蒙尼德是埃及犹太社群的领袖，承担犹太法庭判决、宗教公共基金管理、协调社群内部及与穆斯林当局关系等众多公共职责。

② Maimonides, *Medical Writings*, trans. Fred Rosner, Haifa：The Maimonides Research Institute, 1984, pp. 2-3；另见 Davidson, *Moses Maimonides*, p. 432。

要医学论述，在古代和中世纪广为流传，被当作医学教科书使用。迈蒙尼德对《箴言》做了逐条评注，绝大部分评注言简意赅，只有对全书第一条箴言（希波克拉底对于医学学科的著名概括性描述"生命短暂，技艺长久，时间有限，经验危险，判断艰难"）给出详尽的阐发。在约 20 条箴言评注中，迈蒙尼德表达了个人见解，对希波克拉底本人的观点和盖伦对前者的权威解释提出了具有原创性的批评，其中部分是关于具体诊断，部分是关于一般医学原则或科学方法论的。该书原文是阿拉伯文，由撒母耳·伊本·提本译为希伯来文。

3.《摩西医学箴言》（*Medical Aphorisms / Fuṣūl Mūsā*）

这是迈蒙尼德最重要的医学著作，是他对古典和阿拉伯医学的系统化整理，涵盖生理学、体液学说、诊断、药学、发热、妇科、杂症、手术、保健、饮食等当时全部医学领域，按主题分为 25 章，每章若干段，全书共 1500 段。其中大部分内容基于盖伦著作（包括盖伦本人的著作和他对希波克拉底著作的评注），或节录相关段落，或对于盖伦的观点进行概括、重述；另一部分内容是对较晚近的医学进展（主要是中世纪阿拉伯医学家们的成就）的记述，还有迈蒙尼德本人对前辈观点的评论。这部著作的撰作宗旨（为相关领域的学者提供一部系统全面的便览）和编写体例（将经典中的内容重新安排，按主题分章、章下分节，用一种统一的写作风格和术语体系加以表述），与迈蒙尼德的犹太律法学巨著《律法再述》（*Mishneh Torah*）十分相似，作者很可能在编撰《摩西医学箴言》时沿用了《律法再述》的著述体裁。但与《律法再述》不同，《摩西医学箴言》在所有引用盖伦著作的地方都标明了来源出处。Tzvi Langermann推测，迈蒙尼德是鉴于《律法再述》省略全部律法的《塔木德》出处而在拉比学术界引发争议的经验，在写作《摩西医学箴言》时有意识地提供经典来源以避免可能的批评。① 该书以阿拉伯文写成，在 13 世纪被译为希伯来文，在中世纪后期被两次译为拉丁文，后者在 15—16 世纪被数

---

① Tzvi Langermann, "L'œuvre Médicale de Maïmonide: Un aperçu general", in Tony Lévy and Roshdi Rashed eds., *Maïmonide Philosophe et Savant*, Leuven: Peeters, 2004, pp. 280 – 281.

次印刷以供欧洲医生使用。①

4. 《论哮喘》（*On Asthma / Fī al-Rabw*）

这是一篇迈蒙尼德受一位姓名不详的居住于亚历山大里亚的阿拉伯权贵患者的委托而作的论义。在此文中，迈蒙尼德从盖伦生理学出发解释了哮喘的病因（源于大脑、及于呼吸道的黏膜炎），并根据患者的症状给出了一系列具有针对性的治疗指导和养生之道。值得注意的是，迈蒙尼德在文中还提到他在马格里布学习时见到的一些相关病例和医生的治疗方案，以及他对医学学科性质和诊断原则的个人观点。此文现有阿拉伯原文、希伯来文译本及拉丁文译本存留。

5. 《论痔疮》（*On Hemorrhoids*）

这是一篇迈蒙尼德为 位阿拉伯年轻贵族而写作的专题论义。这位年轻贵族患有痔疮，迈蒙尼德曾为他诊治。迈蒙尼德在这篇论义中探讨了痔疮的成因（消化不良及黑胆汁过剩），并为该病人开出相应的饮食和生活指导。此文有阿拉伯文原文和希伯来文译本传世。

6. 《论养生之道》（*The Regimen of Health / Fī Tadbīr al-Sihha*）

这是一篇迈蒙尼德为萨拉丁长子阿弗达尔而写作的论文，后者（当时可能在叙利亚或巴勒斯坦）患有便秘、消化不良和抑郁症，他差遣使者赴开罗征求迈蒙尼德的治疗意见。迈蒙尼德建议采取保守、温和的治疗方案，为这位王子制定了一套包括饮食、起居、洗浴等方面的生活指导。针对其抑郁症，迈蒙尼德既提供基于哲学心理学与宗教伦理的开导，同时开出缓解神经失调的药方。这篇论文是迈蒙尼德最为流行的医学著作之一，阿拉伯文原文、希伯来文译本、拉丁译本均得以留传，其中拉丁译本在 15 世纪和 16 世纪被多次印刷出版。

7. 《论症状之原因》（*On the Causes of Symptoms*）

这篇论文同样为阿弗达尔而作，后者寄给了迈蒙尼德一份更为详尽的症状清单（其中还包括痔疮和心脏不适），又附上其他医生给出的治疗方案。迈蒙尼德在这篇论文中对这些同行的治疗方案给出了评价，部分予以肯定，部分加以否定。同时对《论养生之道》中的保健方案做出一些补

---

① 该书的批评校订版 *Medical Aphorisms*（1 – 21 章）由 Gerrit Bos 编辑、杨百翰大学出版社（Provo：Brigham Young University Press，2005 – 2016）出版。

充。此文也被译为希伯来文和拉丁文，其拉丁文节本与《论养生之道》一起被印刷流传。

8.《论性交》（*On Sexual Intercourse / Fī al-Jima·*）

该文为萨拉丁的侄子塔基·丁（Taqi al-Din al-Malik al-Muzzafar）而作，后者由于身体虚弱、性功能下降而向迈蒙尼德咨询，同时并不准备接受禁欲治疗。尽管迈蒙尼德在他的各种著作中极力反对纵欲，仍应塔基·丁的要求而给出了关于增强性功能的心理、饮食、药物等方面的医学指导。此类关于强化性功能的著述在阿拉伯医学传统中占有相当重要的地位，迈蒙尼德在此文中开出的一部分药方即来源于阿维森纳和伊本·祖赫尔的相关著作。此文的阿拉伯文原文、希伯来文译本和拉丁译本均得以保存，传世有长短两种版本，其中短版本为原作，长版本为伪作。

9.《药名解释》（*Explanation of the Names of Drugs / Sharḥ Asmā'al-· Uqqār*）

该文为迈蒙尼德编写的药名词汇表，包括405种药物，分别给出了其阿拉伯语（包括埃及方言）、希腊语、叙利亚语、波斯语、西班牙语和柏柏尔语名称。该文有阿拉伯文原文和希伯来文译本传世。

10.《论毒物及其解药》（*On Poisons and Their Antidotes*）

这篇论文是受萨拉丁的辅政大臣，也是迈蒙尼德的长期庇护者法兑尔委托编写的，作为后者1199年斋月的慈善功德。法兑尔考虑到埃及居民经常受害于各种毒物，于是请迈蒙尼德撰写此篇论文，概述各种常见毒物和简便的解毒方法。迈蒙尼德强调这篇著作中并无原创性见解，只是汇集、总结前辈医学家的发现与行之有效的实践经验。此文的阿拉伯文原文、希伯来文译本和拉丁译本都得以留存，并成为中世纪后期广为流传的毒理学教本。

此外，迈蒙尼德的律法学著作《律法再述·论知识》第2部分"关于德性的律法"第4章集中论述了他所主张的养生之道①，其中部分观点散见于以上各种医学论文中。

---

① 迈蒙尼德：《论知识》，董修元译，济南：山东大学出版社2005年版，第57—60页。

三 迈蒙尼德的医学思想

迈蒙尼德的医学思想主要表现为两方面，即对古典和中世纪阿拉伯医学传统的继承以及对这一传统的方法论批评。

1. 对古希腊和中世纪阿拉伯医学思想的继承

如上文所述，在人体生理学和病理学框架上，迈蒙尼德完全遵循盖伦传统。在诊疗原则上，他经常援引盖伦的箴言："当希腊人不确定如何治疗一种疾病时，他们将病人交于自然之手。"他赞成希波克拉底的观点，即自然本性是有智慧的，它知道如何调节人体机能，医生所需要做的只是支持它。同时赞成拉齐对于医生角色的定位："当疾病强于病人的能力时，没有医生能帮助他；当病人的能力强于疾病时，自然将治愈他，不需要任何医生；只有当疾病和病人的能力彼此势均力敌时，才需要医生来支持病人的能力 [以战胜疾病]。"① 正是出于这种自然主义考虑，迈蒙尼德在诊疗过程中往往采取一种"最小化"原则，尽可能少地去人为干预自然生理机能，首选通过科学的养生之道预防疾病，其次通过饮食起居等生活方式的调节来恢复生理机能或体液的平衡从而达到治愈的效果，只有在自然生理已经极为弱化的情况下才诉诸药物和手术的矫正或刺激，在用药的过程中也注意采取循序渐进的方法、尽可能避免使用猛药和其他强力的诊疗措施（如放血，但迈蒙尼德并未绝对否定这种手术在特定情况下的必要性②）。

2. 对古典—中世纪医学传统的方法论批评

追随阿拉伯哲学宗师法拉比（al-Fārābī，870—950），迈蒙尼德视医学为一种技艺，更确切地说，是一种实践科学，即将生理学、植物学、矿

---

① 迈蒙尼德对盖伦箴言的援引见于《论养生之道》《论哮喘》和《摩西医学箴言》，对希波克拉底的援引见于《论哮喘》，对拉齐的征引见于《论养生之道》，相关探讨见 Davidson, *Moses Maimonides*, p. 481；Langermann, "L'œuvre Médicale de Maïmonide," p. 291。

② 迈蒙尼德《摩西医学箴言》第 12 章专门探讨实施放血手术的条件、方法和注意事项。关于迈蒙尼德对实施放血手术的审慎态度和他在这个问题上与盖伦的分歧，见 Davidson, *Moses Maimonides*, pp. 482–483。

物学等方面的科学知识应用于诊治人体疾病的学问。① 在他看来，医学技艺建基于经验（*tajriba*）和推理（*qiyās*），但在这门学科中通过经验获知的东西远多于通过推理获得的，正是由于这种经验依赖性，医学判断无法获得严格科学的必然性和确定性：

> 法拉比曾提到，在医学、航海和农业中，结果并不必然地依赖于投入的努力。医生或许以最佳的可能的方式做了一切必须做的，他和病人也没有犯任何错误，但仍有可能无法达到治愈的最终目标。原因很清楚，因为在这里起作用的因素并不仅仅是医学，而是医学和自然。②

此处所说的"自然"是指事物由其质料而必然具有的流变和个别化的倾向，这些个殊的情形无法通过演绎推理获得确切把握。然而，这并不意味着，医学技艺可以脱离理论，仅凭重复观察和经验积累获得：

> 医学技艺不像木工或纺织技艺可以通过观察和重复来掌握，因为这门技艺的实践从属于思辨和反思……知识是根基，实践是枝叶，没有根基就没有枝叶。③

迈蒙尼德强调医学的理论基础，以此将医学与纯粹的实践技艺区分开来，与此同时，他在这里使用的根基与枝叶的区分也让人联想到他在律法学中应用的同样一组区分，在那里他将构成律法理论基础的形而上学和伦

---

① 迈蒙尼德在《〈希波克拉底箴言〉评注》第一条中对医学的学科定位源于法拉比的《论医学》（*Treatise on Medicine*），相关探讨见 Sarah Stroumsa，"Al-Fārābī and Maimonides on Medicine as a Science," *Arabic Sciences and Philosophy*，Vol. 3 （1993），pp. 235 – 249。

② *Maimonides on Asthma*，ed. and trans. Gerrit Bos，Provo：Brigham Young University Press，p. 84.

③ *Maimonides on Asthma*，ed. and trans. Gerrit Bos，p. 97.

理学原理称为"根基"而将具体的诫命规定称为"枝叶"。① 我们发现，迈蒙尼德事实上在医学和律法学两个实践领域贯彻同一思路：正如他将哲学原理引入律法研究以建立"真正意义上的律法科学"（the science of the Law in its true sense）②，他也试图将逻辑推理的科学规范（以及与此对应的物理学归因机制）引入当时的医学，以赋予这门技艺更多的科学品性。在此脉络下，迈蒙尼德批评依赖经验、不懂逻辑推理规则的经验主义者（ahl al-tajriba），认为他们诊治病人就如同依赖风向的水手，病人在他们的治疗下痊愈或恶化完全是随机的。③

迈蒙尼德在医学领域中所批评的"经验主义者"，不仅限于同时代的阿拉伯和犹太医生，还包括盖伦等古典医学权威。在《摩西医学箴言》第25章中，他援引法拉比的《工具论》评注，指出盖伦的多处推理错误，显示后者在逻辑学素养上的欠缺。④ 这将我们引至迈蒙尼德医学方法论批评的另一个方面。他指出盖伦犯有一种人类通病，即某一领域的专家由于对专业知识的精通而产生一种理智的傲慢，认为自己在其他领域也能够做出准确的判断。迈蒙尼德集中批评了盖伦对先知预言成真的否定和他在宇宙生成论问题上的不可知论立场，因为盖伦不具备哲学家的训练和资质，却对属于形而上学领域的问题妄下判断。⑤ 他对另一位较为晚近的名医拉齐的类似举动提出更为尖锐的批评，称后者的形而上学观点为"妄言"（hadhayān）。⑥ "hadhayān"在迈蒙尼德的术语系统中是指一种范畴

---

① 迈蒙尼德：《论复活》，第5节，见法拉比《论完美城邦》，董修元译，上海：华东师范大学出版社2016年版，"附录"，第102—103页。

② 语出迈蒙尼德《迷途指津》，见 Maimonides, *The Guide of the Perplexed*, trans. S. Pines, Chicago：The University of Chicago Press, 1963, p. 5。

③ 关于迈蒙尼德对医学中的经验主义的批评，见 Tzvi Langermann, "Maimonides' Repudiation of Astrology", in *Maimonides and the Sciences*, Dordrecht：Kluwer Aacademic Publishers, 2000, pp. 139–140。

④ Tzvi Langermann, "Criticism of Authority in the Writings of Moses Maimonides and Fakhr al-Dīn al-Rāzī," *Early Science and Medicine*, Vol. 7, No. 3 (2002), p. 258.

⑤ Tzvi Langermann, "Criticism of Authority in the Writings of Moses Maimonides and Fakhr al-Dīn al-Rāzī," pp. 257–258；关于迈蒙尼德对盖伦的认识论批评及其法拉比来源，另见 Maimonides, *The Guide of the Perplexed*, II 15, p. 292。

⑥ Maimonides, *The Guide of the Perplexed*, III 12, p. 441.

错误或伪科学话语，① 在这里具体是指拉齐等医学家将他们在医学实践中归纳得出的知识推扩为适用于其他存在领域的普遍原则，从而犯了一种知识越界的错误。迈蒙尼德也使用这一术语来描述一种反向的越界错误，他在《〈密释纳〉评注》中批评对于希西家焚毁一部古籍《医药之书》（*Sefer Refu'ot*）之动机的流行解释（认为这位虔诚君主是为了让民众更信赖神而不是医学技艺），斥之为妄言②——这种解释实质上是将宗教伦理（对法拉比和迈蒙尼德而言，这属于政治哲学的领域）中的虔敬原则错误地适用于医学领域，将医治灵魂的原则误用于医治身体。宗教领域对医学的另一种越界入侵采取巫术的形式，神秘主义践行者们宣称掌握了关于形而上力量的秘传知识从而能够通过特定仪式操纵这种力量疗治疾病，此种理论也被迈蒙尼德称为"妄言"。③ 他坚持要将真正的医学实践与巫术区分开来，而二者的区分标准就是看它是否"被关于自然的思辨（或推理）所要求"。④ 这样一来，我们就又回到了迈蒙尼德医学方法论批评的第一个方面，事实上，在医学中引入逻辑学规范和思辨原则不仅具有完善本学科的意义，还能够帮助宗教学科（确切地说，是犹太教律法学）鉴别和排除巫术化倾向。

　　总而言之，迈蒙尼德的医学方法论反思，体现了他将医学纳入哲学—科学总体框架的努力。如同他的阿拉伯亚里士多德学派前辈，他将医学视为一门建基于自然科学的实践技艺，这门技艺保证人的身体健康，为实现人类的终极完善（理智完善）提供前提条件。为达到这些目标，医学有必要从理论学科获得基础原理和论证方法，同时，由于迈蒙尼德接受人作为灵魂—身体复合体的亚里士多德主义人性观，故而在诊断和治疗中高度重视身心交感原则，要求医生不仅了解人的身体，还需通晓如何运用哲学心理学和宗教伦理学帮助病人达到情绪的稳定与平衡，后者构成保持身体

---

① 关于这一术语意义的探讨，见 J. I. Gellman，"Maimonides' Ravings"，*Review of Metaphysics*，Vol. 45，1991，p. 312；Sarah Stroumsa，*Maimonides in is World*，p. 139.

② Stroumsa，*Maimonides in his World*，pp. 150 – 1.

③ Maimonides，*The Guide of the Perplexed*，Ⅲ 37，p. 542.

④ Maimonides，*The Guide of the Perplexed*，Ⅲ 37，p. 543.

健康或康复的一个必要条件。[①] 这些来自其他理论与实践学科的知识不是医学本身所能够提供的，因此，并非像盖伦所设想的，"每一个医生都必是一个哲学家"，而是"每一个哲学家都是一个医生"，要成为一名合格的医生必须掌握哲学也就是各门科学的总体。[②] 此外，在迈蒙尼德的犹太教改革规划中，科学化的医学还能为律法学家提供甄别不合法的巫术与合法的医疗实践的标准。

（董修元，山东大学犹太教与跨宗教研究中心副研究员，dongxiuyuan2010@126. com）

（责任编辑：黄薇）

---

① Langermann, "L'œuvre Médicale de Maïmonide," pp. 297 –301.

② Stroumsa, *Maimonides in His World*, p. 136.

萨满主义：《旧约》中的医疗

[德] 艾哈德·S. 戈斯腾博格 (Erhard S. Gerstenberger) 著 黄威译

摘　要　本文讨论的是希伯来圣经可能透露出的古代以色列的医疗专家及康复过程。为了达到这一目标，本文考察了文献证据；运用了比较文学、比较人类学以及考古学的方法。其结论包括：（a）在前流放时期的以色列，可能存在萨满式的治疗师；（b）后流放时期的托拉群体在后期试图将这些萨满医师驱逐出以色列人的生活；（c）在这一时期持续存在某种医疗活动；（d）古代的祈祷仪式（个人的哀悼）可能转变成一种言语仪式，用于非正式的治疗礼仪中；（e）有充分的理由相信，由神与人之间的中介角色所引领的传统的治疗仪式，在古代以色列起到了重要的作用。

关键词　旧约　萨满主义　医疗仪式　诗篇　古代近东

一　专业医疗

疾病对人类的影响贯穿着不同的时代和文化，因此对于任何特定的文明，治疗生理和心理失衡、痛苦和不适的手段都是必需的。从一开始，医疗就需要大量相关知识的学习和积累才能产生效果。① 实际上，早在史前

---

① StephanMaul, *Zukunftsbewältigung. Eine Untersuchung altorientalischen Denkens anhand der babylonisch-assyrischen Löserituale (Namburbi)*, BaF 18, Mainz：Zabern, 1994；NilsHeeßel, *Babylonisch-assyrische Diagnostik*, AOAT 43, Münster：Ugarit-Verlag, 2000.

时期,人类就已经发展出各种恢复健康的工具和技术了。石器时代的穿颅术,以及已证实的经此手术而存活的病人之存在,表明了当时外科医疗实践的高度发展。无论是从地理还是历史的维度来看,在不同的文明中都能够找到专业的医疗者。撇开西伯利亚语境中原有内在于此术语中的一套固定特征和目的,在宽泛的意义上来看,"萨满主义"(Shamanism)这一术语可以用来描述这些专业医者现象。① 毋庸置疑,萨满主义以其不同表现形式,通过各种不同阶段的宗教场景影响着古代以色列人的生活。我想以希伯来圣经中的医疗活动为范式展开关注与讨论,不去质疑或贬损萨满冥思中的表现形式,比如幻视、狂喜、巫术以及升天经历等。希伯来传统能够揭示出什么样的专业医者及相关医治过程?我们该如何评价古代以色列史上的病患及医疗者的情况?我们有必要概括地考察文本的、比较文献的、人类学的以及一些考古学方面的证据。

二　医疗人员的痕迹

希伯来圣经容纳了相当数量的称号作为沟通神与人之间的媒介,其中一些必然与医疗技艺有关。令人印象最深的当属《申命记》18:10-11列出的一份清单,包括(当时被禁止的)八个或九个职业:"有人使儿女经火"(ma'abir beno ubitto ba'eš——可能是后来添加的),"占卜的"(qosem qesamim,通过射箭?或者抽签?),"观兆的"(me'onen,"预言者""巫师",通过观察云团?),"用法术的"(menaheš,"占卜者",通过观察水上的油?),"行邪术的"(mekaššep,"男巫师",通过何种手段?),"用迷术的"(hober haber,"施法者",来自词根 hbr,意为"捆绑""禁忌"),"交鬼的"(šo'el 'ob,"亡灵巫师"),"行巫术的"(yidde'oni,"占卜之灵",来自词根 yd',意为"知道"),"过阴的"(doreš hammetim,"通亡灵者",与 šo'el 'ob 意思一样?)。② 这些职业的名称显示出其各司其职,但

---

① Mircea Eliade, *Shamanism:Archaic Techniques of Ecstasy*, Princeton:Princeton University Press, 1951(eighth edition, 2004);Shirley Nicholson ed., *Shamanism:An Expanded View of Reality*, Madras/London:The Theosophical Society, 1987.

② 本文中凡出现圣经经文,其翻译皆遵循和合本。——译者注

确切含义却晦暗不明。在研究这些职业时，我们显然还是只能从精神和心灵（按照术语的本来意义）层面去理解。① 那么文本的传抄者还懂得其中的全部内涵吗？占卜和巫术的功能是突出的，它们也许都属于医疗职业。但是，当时还没有对"医疗者"、医生以及治疗师形成特定的一般称呼：医生（rope'）在《旧约》中仅仅被提到过几次而已（耶 8:22；代下 16:12）；雅威（Yahweh）在一些可能是后来的传统中则被认为拥有医治的权柄（出 15:26；代下 16:12）。

圣经中的叙事文学和先知文学也能给那些专业医疗者的存在提供一些具有启发性的证据。关于先知以利亚和以利沙的记述，一方面体现了早期先知为以色列独有之神雅威矢志不移的奋斗的申命学派（Deuteronomistic）视角；另一方面也保存了这两个"神人"（men of God，希伯来文是：ʾiš [ha] ʾelohim）一些更为古老的行为方式，就是他们同一些精神力量（spiritual powers）② 有关系，而这正是为了拯救那些陷于困境而备受折磨的人。以利亚给"撒勒法的寡妇"承诺的故事就非常典型，并且带有传奇色彩（王上 17:8 – 24）。在故事一开始，"神人"（在后来的传统中，这个称呼演变成了"先知"）给饥饿的寡妇和她的儿子提供了具有神秘来源的面与油。故事的第二个部分讲述了死去男孩奇迹般的复活。我们在这里通过耶典作者的夸张手法知道，真正的主角——那位到处游走的帮助者和治疗者，是神人之间真正的中介者。当感激涕零的寡妇辨认出以利亚的身份后，她说道："现在我知道你是神人。"（王上 17:24）这种萨满式的助人和医治主题同样也可以在以利沙的传奇故事中得到印证（王下 2:19 – 22；4:38 – 41，42 – 44；5:1 – 19；尤其是在 4:18 – 37 中，以利沙复活了死去的男孩，这个主题是从《列王纪上》17:8 – 24 的详尽阐述中复制过来的，或者反之）。在《以赛亚书》中，我们同样也发现了一则小故事，先知以语言为中介讲述预言，同时用"一块无花果饼"治好了希西家的疮（赛 38:21）。《约伯记》33:23 – 26 重点描写了一位使者（mal'ak），"报信者和调停者（meliṣ）"，他看望病患，并且通过向神求情

---

① Richard F. Fortune, *Sorcerers of Dobu* (1932), New York: E. P. Dutton, 1963.

② Rüdiger Schmitt, *Magie im Alten Testament*, AOAT 313, Münster: Ugarit-Verlag, 2004.

和祷告给病人减轻病情。所有这些经文都暗示着古代以色列医疗实践的存在，只是仍然模糊不清。① 在《旧约》中没有关于治疗一位病患较为完备且翔实的记载：虽然记述了乃缦，就是那位叙利亚将军（王下5）被治愈的故事，还有祭司对被怀疑不忠的妻子所下的咒语可能存在堕胎行为——编者注（民5:11-28），但这些都是有关治疗情况零碎的记录。有趣的是，失望的乃缦将军说出了他对医疗者的期待："我想他必定出来见我，站着求告耶和华——他神的名，在患处以上摇手，治好这大麻风。"（王下5:11）

即便是在以非领袖人物为中心的叙事中，治疗活动必然会提及该领域的专业人士。因此在《列王纪上》14:1-18中：盲人先知亚希雅被认为能够远距离诊断，并且也可能会治愈耶罗波安生病的孩子；治病的报酬也相当可观（王上14:3）。但事与愿违，先知以一个明显的申命学派代言人的形象向耶罗波安，他的孩子，还有他所掌管的以色列王国做出了严酷的裁决（王上14:6-16）。稍有不同的另一个故事是，《列王纪下》1:2讲述了受伤的国王亚哈谢想从巴力西卜——以革伦的非利士人的神那里寻求神圣力量的帮助。当然，在这个故事中，也预设了作为神人中介者的祭司或者圣人的存在，但文中没有明确提及。这个故事的神学框架仍然是申命学派式的（代下21:15，18-19，包含对一种疾病非常罕见的描述——癌症？）。《利未记》14:3-7记载了祭司与麻风病人之间的互动，显然是出于洁净的考虑。以赛亚作为能说预言的使者参与到对希西家疾病的治疗中（两处经文一样：王下20:1，4-5//赛38:1，4-5）。大量经文对疾病的记述都是一笔带过（创48:1；王上15:3；但8:7等），另一些会强调对病人的同情，包括看望和赠礼给患者（代下22:5-6；王下20:12）。简言之，叙事文本和先知文本给读者指出了疾病的严重性，以及由此导致的病人身体的羸弱，但没有集中关注病情以及可治愈和康复的方法。那么，针对疾病的影响、病因，以及令人满意的治疗，我们从这些文本中能得到有关这些问题的何种态度呢？

---

① 与之相反的观点，参考 Stephan Maul, *Zukunftsbewältigung*, 1994；Nils Heeßel, *Babylonisch-Assyrische Diagnostik*, 2000。

三　《旧约》中疾病的性质

古代的专业医疗者也许发挥着与今日的生理医生和心理医生类似的职能。但是，当时人们对生理疾病和心理失常的基本理解，包括对人类疾病的起因和痊愈的理解，和今日我们的理解有着相当大的不同。① 由于缺乏绝大多数当代的科学知识、理论、药用产品、制药技术和全球医学交流等，对疾病的解释和治疗完全取决于不同的文化/宗教背景。我们的祖先认为，不仅有例如魔鬼和恶灵这样的精神力量，还包括一些非人格力量，如诅咒、噩兆、天谴都是造成生理和心理疾病的主要原因。依照这种观点，古人建构了关于灾祸、不幸以及个人病痛折磨的因果链条。无须多言，在这种理论下，个人的或集体的、伦理的或宗教的罪过都会激怒神明，或者至少阻碍到正常秩序的运行，从而引发痛苦的反应。

为了证明这种不同的健康机制和整体秩序失和的表现，我们可以参考扫罗王的精神疾病，年轻的竖琴乐师大卫成功地使扫罗王安静下来（撒上 16:14 - 23；18:10 - 11）。诅咒通常是持续作用的，因此会对其所涉及的人造成严重危害（士 17:1 - 15；撒上 14:24 - 30）。关于生病的个人故事会揭示出更多一些有关个体病因、症状与治疗的信息（创 48:1；撒上 30:13；王上 15:23；王下 8:7 - 8；13:14；20:12；代下 21:18 - 19［癌症?］；但 8:27）。根据我们现有的诊断体系，很难辨别出记载中的疾病具体是哪一种。② 因此，在记载中祭司诊断病人患上的是大麻风灾病（*nega' ṣara'at*）（利 13:1 - 39），这种疾病在传统上被认为是麻风病。现

---

① Erhard S. Gerstenberger, *Suffering*, Nashville: Abingdon, 1980; Eckart Otto, "Magie -Dämonen-Göttliche Kräfte," in Werner H. Ritter et al. eds., *Heilung-Energie-Geist. Heilung zwischen Wissenschaft, Religion und Geschäft*, Göttingen: Vandenhoeck, 2005, pp. 208 - 225; Henrike Frey-Anthes, *Krankheit und Heilung im Alten Testament*, 2007, retrieved from http://www. bibelwissenschaft. de/stichwort/24036/.

② Henrike Frey-Anthes, *Krankheit und Heilung im Alten Testament*, 2007. 可参考由她推测并列出的全面对照表。

在专家们推测那可能是牛皮癣（*psoriasis*）。① 大体而言，几乎没有对疾病的分析，关键问题是辨别病因，从而找到有效的治疗方法或仪式来驱邪。

由天灾、瘟疫、饥荒、战争或诅咒等带来的集体性灾难，被认为是失序、孱弱或损害，需要能与神明沟通的专家进行补救或医治。在完全以托拉为导向的语境里，大量叙事及诗歌传统表明，忽视神的话语（divine Word）意味着危险信号的出现（出 23:20 - 21；34:11 - 12，27；利 18:4 - 5；20:22；民 14:10b - 12，26 - 37；申 4:1 - 4；6:1 - 3，4 - 19；8:11 - 20；11:26 - 28；27:1 - 3，15 - 26；30:15 - 20；书 24:14 - 28 等）。先知讲道重申了该立场（耶 10；18；结 14；20；34 等）。凡有违反雅威诫命的，都会引出神的各种惩罚，包括身体上的伤害，有时甚至会带来大规模的集体性瘟疫感染（出 5:3；利 26:25；耶 21:6；结 5:12）。在这些案例中，神是致使人类患病的原因。因此，只有转向服从雅威的意志，悔罪并重新唤起热忱的信仰，疾病才能被治愈，这极有可能发生在适当的宗教仪式中，而这些仪式离不开祭司或者其他神职人员的引导。

总之，在有关立约文本的结尾，有时会明确表达出一些具有威胁意味的内容，疾病、集体的毁灭以及战败都可能是惩罚（利 26:14 - 33）。其中《利未记》26:16 写道："我必命定惊惶，叫眼目干瘪，精神消耗的痨病热病辖制你们。"《申命记》28:15 - 68 记载了二或三重威胁。由于人们叛教，或者忽视雅威及其圣言，这些威胁就是要灭人性命，毁掉共有的道德完整性，以及让人们陷入奴役困境。参考《申命记》28:22 的经文："耶和华要用痨病，热病，火症……攻击你。"另外，特别是所有个人的灾祸，不仅雅威的不满可能是造成苦难的原因，而且有充足的证据表明《诗篇》中提及了一些有关真正的恶魔的破坏活动（诗 55:9 - 11；59:6 - 7，14 - 15；91:5 - 6 等。参见上文）。②

---

① 或是肌肤"多鳞"，参考 Klaus Seybold and Ulrich Müller eds. , *Krankheit und Heilung*, Stuttgart: Kohlhammer, 1978, pp. 69 - 70。

② 原文所标注的是希伯来圣经的经文章节，具体为《诗篇》55:10 - 12；59:7 - 8，15 - 16；91:5 - 6。下文翻译则直接标注中文和合本章节。——译者注

四　《诗篇》中的医疗活动

现在我们转而探讨个人疾病及其相关处境的架构。① 对疾病的治疗或治愈在《旧约》中从未被完整描述过。叙述者和转述者对细节不感兴趣，他们并没打算写作一部男性或女性的医药使用手册。应该说更多的是出于意料之外的情况下，我们才了解到伤口要经过清洁、敷草药等处理后再进行包扎（王下 8 :29；赛 1 :6；耶 51 :8；诗 147 :3；便 27 :23）。贴敷疗法曾被应用过（赛 38 :21），饮食上也曾有过一些规定（出 32 :20；王下 2 :19 – 22；4 :41）。偶尔会有一段经文提到治疗的礼仪，在古代这似乎是再自然不过的，因为大多数有关疾病的故事都涉及精神力量或神明，使施咒和祈祷成为必要的行为。通过更大量、更广泛的古代巴比伦医疗文献以及当前部落社会里无数的萨满仪式，我们知道凭借某种仪式行为而获得治愈的观念是早已广泛传播的。②

然而，在圣经中有关医疗仪式的最重要证据应该是《诗篇》中的一系列诗歌，我们通常将它们称为"个人挽歌或哀辞"（laments or complaints of the individual）或"个人祈愿诗"（prayers of personal supplication）。形式批判学者在《诗篇》中统计了 30—40 篇这种类型的诗歌。③ 鉴于旧约《诗篇》中没有保留某种作为医疗仪式的处方，我们必须要寻找植入仪式的间接证据，有专业医疗者参与其中的那种。接下来，我将引证一些古巴比伦的文本，使之和《旧约》的哀辞与祈愿诗形成比较。这里选择《诗篇》中的三首诗歌作为例子。

---

① Erhard S. Gerstenberger, *Der bittende Mensch* (1980), reprint：Eugene：Wipf and Stock, 2009；Stephan Maul, *Zukunftsbewältigung*, 1994.

② Stephan Maul, *Zukunftsbewältigung*, 1994；Alan Lenzi ed., *Reading Akkadian Hymns and Prayers*, Ancient Near East Monographs 3, Atlanta：SBL, 2011；Veronika u. a. Futterknecht (Hg.), *Heilung in den Religionen*, Münster：LIT Verlag, 2013；James C. Faris, *The Nightway：A History and a History of Documentation of a Navajo Ceremonial*, Albuquerque：University of New Mexico Press, 1990.

③ Erhard S. Gerstenberger, *Psalms Part* Ⅰ, *Psalms Part* Ⅱ, *Forms of OT Literature Vol.* ⅩⅣ *and* ⅩⅤ, Grand Rapids：Eerdmans, 1988 and 2001, pp. 11 – 14.

1. 《诗篇》38，这首诗通常被认为是一段"重大疾病祷词"，描绘了病人遭受痛苦的一幅相当复杂的画面。身体病变腐烂，形成对生命的严重威胁（第3—4节），"我的伤发臭流脓"（第5节），社交关系也破裂了（第11—12节）。而对这些疾病的分析清楚地表明（请回顾上文我们对古代疾病诊断的探讨），病人因犯罪而激怒了他的神（第3—5节；对比来看，也有一些病人在祷告中坚持自己的清白无辜，如诗7；17；26）。事实上，该诗的入祭文（introit）（第1—2节）异乎寻常地急促短小，甚至省略了规范的祈祷用语。取而代之的是突如其来的悔罪告白：

> 耶和华啊，求你不要在怒中责备我。不要在烈怒中惩罚我！
> 因为你的箭射入我身；你的手压住我。
> 因你的恼怒……（第1—3节）

接着是一段正式的认罪陈述：

> 我要承认我的罪孽。我要因我的罪忧愁。（第18节）

全诗的结构、神学深度、分析性的视角、对人类焦虑情绪的深度理解，以及文学性的语言，这所有的细节都告诉我们，该诗出自一位专业作家之手，绝非一般门外汉的仓促之作。那些圣殿中专门负责唱诗的神职人员，如亚萨（Asaph）和可拉（Korach）（代上15；16；25等）曾经参与过疾病的治疗吗？我们无从得知。但有趣的是，诗中恳求和祈愿的语言是精挑细选的（第1—3、9、15—16、21—22节；注意那些对神的直接称呼：耶和华 [yahweh]、主 ['adonai]、我的神 ['elohai]，以及在第16节中给仇敌定罪的愿望）。同时，诗中大量的疾病症状（第4—6、12—13节）似乎暗示着这段祷文曾被用于各种严重失序的情况。只有反复地实际应用才能够解释这首诗不同寻常的特点。同时这或许能够证明文本的起源和运用出自一位专业医师之手。同理，对罪与罚的复杂关系，以及神之愤怒、惩罚和宽恕之本质的神学理解，引发了专业医师深沉的思索和创作。

2. 《诗篇》55是一篇针对社会暴乱的祷文。诗中没有关于内疚和忏悔的内容，也没有关于身体疾病的描写。但这首诗里面有一个著名的"仇敌"，他因为祈祷者的灾祸、不幸和深度的惊惶（'awen；'emot mawet）而受到了诅咒。① 这些作恶者被比喻为野兽（第 10 节；参考诗 59：6，14 - 15；诗 22：12 - 13，16）或彻头彻尾的杀人恶魔（诗 91：5 - 6："黑夜的惊骇""白日飞的箭""黑夜行的瘟疫""午间灭人的毒病"）。除此之外，作者最亲密的朋友被指控加入了作恶者的行列（诗 55：12 - 14），这在很大程度上营造了全诗极度悲愤的格调。如果将病痛归因于与仇敌相对峙的困难处境（联想一下欧洲中世纪时期对巫术活动的指控）②，那么，为了消除这邪恶的仇敌，就有必要进行专业人员引导下的驱魔仪式。在我看来，一篇祷文，想要治愈被无法名状、化身魔鬼的"仇敌"所附身的病人，当然需要专业人士的意见。此类假设事态，近似于公开放逐，必须以一种为公众所承认的方式进行。另外，对那作恶者的诅咒（诗 55：9，15，23）必须谨慎处理，以使这诅咒对祈祷者本身不构成伤害，这和当今医药学对那些危险药物的处理相类似。事实上，《旧约》里哀辞诗篇所假定的"生活场景"（Sitz im Leben）③ 以及相关祷文的形式和内容显然都具有仪式特征，且这些医疗仪式均由专业治疗者来执行。

3. 《诗篇》88 看起来非常独特，像是来自无底深渊的绝望呼唤。暂且不管诗中的抱怨是否完整的问题［注意这首诗的结尾是突兀的，末句是"我的良朋密友……进入黑暗里"（第 18 节）］，此诗看起来像是以一种约伯的方式与神抗争，神直接被指责为造成祈祷者苦难的罪魁祸首："你把我放在极深的坑里……"（第 6 节）；"你把我所认识的隔在远处……"（第 8 节）。问题在于不清楚这种疏远的原因是什么："耶和华啊……为何掩面不顾我。"（第 14 节；诗 22：1："我的神，我的神，为什么离弃我？"）既不是因为祈祷者自己的错误，也不是因为仇敌或恶魔的

---

① OthmarKeel, *Feinde und Gottesleugner in den Psalmen*, SBM 7, Stuttgart：Katholisches Bibelwerk，1969. 他定义了有关破坏者的 90 多种不同的头衔。

② Klaus Seybold and Ulrich Müller, *Krankheit und Heilung*，1978；Rüdiger Schmitt, *Magie im Alten Testament*，2004；Eckart Otto，"Magie-Dämonen-göttliche Kräfte，" 2005，pp. 208 - 225.

③ Hermann Gunkel, Joachim Begrich, *Einleitung in die Psalmen*，Göttingen：Vandenhoeck，1932.

邪恶用心导致当前的灾难,而是出于神自身的原因。那么,祈祷的动机就是去平息愤怒的神(就像一系列美索不达米亚祈祷文中所表述的),而这是十分冒险的任务,因为在设想中与神打交道必须具备足够的经验与审慎。哀求者所处的这种境况是非常糟糕的,因为他们在与神做搏斗。在当今的语境中,这种理解很难想象,但是古代西亚人的世界观是不一样的,就像《创世记》32:23-32 雅各的故事;先知耶利米的故事(耶12:1-4;15:10-8;18:19-23;20:7-18);如同《诗篇》44 的作者;以及《约伯记》中承受苦难的典范。这些记述告诉我们,雅威是会与人类争论甚至被指责的。然而,与神的正面对抗将是非常鲁莽并且风险极高的,因此就需要专业医者或者萨满的技巧与经验。

《诗篇》中有很多迹象表明,具有严重的身体疾病或心理障碍的病患都渴望专业医者的帮助。他只能卧床(诗6:6;41:3;赛38:1-2),或者几乎彻底丧失康复的希望(诗41:5-10;69:1-4;88:3-9)。哀求者极度需要帮助,尤其是来自家庭和朋友的关心,但他得不到(诗22:7-8;41:5-9;55:12-15,比如约伯的"朋友们")。显然,即使是神也没注意到他在夜祭中发出的恳求(诗5:3;143:8)。病人极其想要恢复健康,回到正常的生活中,很明显就只有最后的一个方法了,那就是不断地肯定自己的信心,迫切地向神进行祈祷(诗3:5-7;4:7-8;5:4-8;6:8-10 等)。所有这些描写也许可以解释为,这暗示着病人正期待着有一个医疗者能去他们家中看望他们,因为他们已经不能自己去附近的神殿了(在宗教祭祀活动集中在耶路撒冷圣所以前,以色列有大量的圣地分布在其国内各地)。

《旧约》中的叙述有时的确会记载对诊断医生或者医疗者的寻求(王上14:1-3;王下1:1-2;4:18-25;5:1-5)。而《诗篇》将祈祷者放在雅威面前;似乎没有中间人进行协调,只有以神的名义进行治疗(诗6:2;41:4;103:3;147:3)。现代诠释者对《诗篇》持有上述这种囿于文字的看法,没有考虑到在《旧约》中,许多神与人之间的沟通都是靠着专业的中间人完成的(如摩西、亚伦、祭司、先知、利未人、神人、文士等)。一些诠释学家如克里斯托夫·巴斯(Christoph

Barth)① 和克劳斯·西博尔德（Klaus Seybold）② 也持有同样的看法，他们甚至没有提出疑问，《诗篇》中寻求健康的祈祷者是否需要一名接受过宗教或医疗仪式专业训练的专家的帮助，在古代巴比伦地区及其边界之外的广大地区都是这样做的。

　　如上文所述，《诗篇》中的祷文并没有清楚地指明诗歌与仪式具有专业作家或仪式引导者。lamnaṣṣeaḥ 这个词是否可能指萨满式的医者（诗 4：1；5：1；6：1；8：1；9：1 等。在《诗篇》中出现 55 次；和合本将之译为"交与伶长"③）？ 或者，它意味着"唱诗班指挥"——负责音乐的巫师？④《诗篇》对病人的描绘显然跟美索不达米亚的祈求祷文不是一回事，美索不达米亚的祈祷文伴有相应的宗教仪式。⑤ 逐一考察每章《诗篇》开头的题记，对我们分析《旧约》中个人哀辞的原始作用帮助不大，不过《诗篇》102：1 开头写明："困苦人发昏的时候，在耶和华面前吐露苦情的祷告"，这似乎暗指一种神殿场景（撒上 1：9－18，哈拿在示罗祷告）。那些提及极端危险场景，以及一些大卫故事的"传记性"部分（诗 3：1；18：1；34：1；51：1；52：1；54：1 等）预设了一种个人的、更加非正式的对神的祷告，而不是在神殿中。《诗篇》中的大多数（晚期）"标题"似乎在通过主要内容、措辞和意象将相关诗歌整合进圣殿场景中。同样的想法也可以在《列王纪上》8：31－53 中发现——那里有一段关于耶路撒冷圣殿和祈祷的冗长论述（流放时期的作品）：无论是私人的还是公共的事情，本地的或来自远方的以色列人都应该在耶路撒冷雅威的圣殿中申明自己的祈求。从某种传统层面看，圣殿因此成了"祷告的殿"（赛 56：7；另外，可 11：17 等也使用了该词）。

---

①　Christoph Barth, *Die Errettung vom Tode in den individuellen Klage-und Dankliedern des Alten Testaments* (Zollikon: Evangelischer Verlag 1947), 2nd ed. by Bernd Janowski, Neukirchen-Vluyn: Neukirchener Verlag, 1997.

②　Klaus Seybold and Ulrich Müller, *Krankheit und Heilung*, 1978.

③　原文为"修订标准版（NRSV）将之译为 'to the leader'。"——译者注

④　Botterweck G. Johannes and Helmer Ringgreneds, "instrument", "melodies", *Theologisches Wörterbuch zum Alten Testament*. ThWAT, Ⅸ Vol., Vol. Ⅴ, Stuttgart: Kohlhammer, 1973, p. 569.

⑤　Erhard S. Gerstenberger, *Der bittende Mensch*, 2009.

五　古代近东的佐证

圣经内部的文本证据给医疗者和医疗仪式的存在提供了一个模糊的暗示，但单单借此是无法证明古以色列的祈祷仪式是如何起源和被广泛应用的。来自古巴比伦的外部证据也许会对此大有助益。首先，存在大量作为祈祷和咒语的楔形文本（这些文献按不同类别被称作 *šuilla*，*eršahunga*，*eršemma*，*dingir-šadibba*，*ki-utu*，*maqlu*，*šurpu*，*namburbi* 等），它们毫无疑问可以证明专业的用于治疗各种疾病的宗教仪式是普遍存在的。一篇祷文（也许还包括咒语）和《旧约》中的个人哀辞通常具有类似的特征（祈祷、赞美、坚定信心、恸哭、请愿、誓言等），这些祷文在医疗仪式中对病患发挥着核心作用。仪式中的引导者往往都是经过训练的专业人士，被称作祭司（*mašmaššu*；*ašipu*；*kalu*）。[1] 他们负责仪式的全部内容，包括准备仪式的场地（离病人住所较近的地方，或是在圣所），决定并且执行仪式程序，引导祈求者，指挥仪式中需要的音乐。至于病人的祈求，咒语祭司会"要求他背诵"一些充满力量的词句[2]，这些词句是祭司从传统的咒语中挑选的，或者是根据当时的情况创作的。为了确保在神明面前不出错，念咒的仪式极有可能是逐字逐句进行的。

其次，我们也应当注意到关于萨满医疗仪式的大量人类学研究。[3] 遍布世界各地的文化都使用过类似美索不达米亚和古以色列这样的萨满医疗仪式，甚至今天的许多文化中这些仪式也与现代专业医疗同时存在。当我

---

[1]　Alan Lenzi ed., *Reading Akkadian Hymns and Prayers*, 2011；Stephan Maul, *Zukunftsbewältigung*, 1994；Graham Cunningham, *Deliver Me from Evil*：*Mesopotamian Incantations 2500 – 1500 B. C.*, Rome：Pontificium Institutum Biblicum，1997.

[2]　Gladys A. Reichard, *Prayer*：*The Compulsive Word*, AES Monograph 7, New York：J. J. Augustin, 1944.

[3]　Gladys A. Reichard, *Prayer*：*The Compulsive Word*, 1994；James C. Faris, *The Nightway*, 1990；John W. Wick, "An Analysis of the Shamanistic Healing Practices of the Navajo American Indians through MirceaEliade's Theories of Time, Space and Ritual," Senior Theses, Trinity College, Hartford, CT, 2013. Received from Trinity College Digital Repository, http：//digitalrepository. trincoll. edu/theses/350.

们讨论希伯来《诗篇》及其在圣经时代的运用，利用他们的所见是合理的吗？诚然，在某种意义上，二者不存在一对一的对应关系。比如说，没有任何理由假定古以色列人一定会像他们之前的巴比伦人一样创作非常类似的医疗仪式程序。但是，其行为的基本模式，还有仪式程序的根本要素是可以进行比较的。因此，巴比伦人和印第安人的医疗仪式需要专业的执行人、净化仪式、供品、驱魔术、音乐及祷文的表现、与加强口头言语作用有关的用品、处理邪恶根源的方法、解除对病人造成不良影响的方式。以上论述的主旨是，古以色列很可能具备接受过有关医疗训练的个人和相应的医疗仪式。然而，我们确实不知道这些医疗者的专业头衔。他们是"神人/女"（men/women of god）吗？还是巫师？占卜师？抑或是先知？祭司？利未人？menaṣṣeaḥim？又或者其他名字？其称呼极有可能是随着时代而改变的（撒上 9:9）。

　　另一个在纳瓦霍人（Navajo）医疗咏唱（healing chants）中值得注意的现象是，"祷告"在相关仪式里的位置和作用（一些著名的仪式，如 Nightway；Beauty Way；Shooting Way；Male and Female Branch 等）。按照传统的规则，神话叙述或系列故事组成了医疗仪式的言说部分，采取散文或诗歌的形式，全部的祷告、祈求都由医疗仪式的主持者根据相应的情形而选择。一般来说，神话文本会提供相关的信息，关于此仪式是如何被神明创造、制作，以及会对病痛带来怎样的影响。祷告经由萨满被安插到整个仪式中，他们要承担部分乃至全部的责任，去实现病情的好转或康复，维持其在人群中良好的声誉。詹姆斯·法里斯（James C. Faris）引证贝拉尔·黑尔（Berard Haile）的文章，描述纳瓦霍医疗仪式中的祷告："……按照规矩，咏唱者以某种音调念出祷文，然后短暂地停顿，给病人一个信号，让他重复一遍祷文。"[1] 换言之，病人的祷告是在萨满的监督下进行的，萨满负责祷文的精确背诵。因为就最终分析来看，祷文是来自神圣者的馈赠，极有可能是从幻象中领受的。但病人必须自己亲口说出那些祷文（参考巴比伦文："让他诵读"），以确保这些是他们自己真实的关切和要求。另外，病人不需要重复仪式歌曲，即使这些歌曲与祷告有着类似的功能。[2]

------

[1]　James C. Faris, *The Nightway*, 1990, p. 63.

[2]　Gladys A. Reichard, *Prayer: The Compulsive Word*, 1994.

我个人曾实地观察过纳瓦霍的咏唱仪式,为给遭受痛苦的人治病和恢复健康,仪式发生在亚利桑那州/新墨西哥州的印第安保留地。我与当地见多识广的土著人交流,也参与到了为庆祝仪式成功而举行的公众感谢会中。纳瓦霍的巫医在土著人口中仍然占较大比重,这些巫医要经过长期的学徒训练期,大约要经历30天在传统泥盖木屋(Hogan)中举行的仪式,包括1—9夜的夜间仪式。病人要在描绘着神圣耶比凯(*yebechai*)的沙画上坐下,由巫医进行净化和驱魔仪式,同时唱诵来自纳瓦霍神话的咒语经文。祈祷杖,以及由病人和巫医所讲出的祷文,在仪式中发挥着至关重要的作用。最后会以一场公共夜间舞会完成整场仪式。①

结合古代文本和当代人类学证据可以推断,人类社会需要医疗仪式。这些仪式超越了古代自发性疗法的普通知识,如草药、饮剂、继承而来的巫医配方②、香膏和绷带。在古代大多数的文化中,这些负责诊断和治疗的专业医疗者接管了大部分复杂难解的病症。而如今,具有相当专业化分类的现代医学也许和古代的医疗仪式法则有着类似的一面。从这个角度来看,即使我们并不能在圣经文本中明确地找到医疗仪式的具体程序和引导者,我们仍可以推测,在《旧约》的《诗篇》中如此频繁出现的个人哀辞,可能揭示了古代以色列社会类似的习俗。

六 非文本的证据

"我们是否拥有能够发现古代近东地区存在萨满活动的证据材料"是近些年才兴起的新议题。考古学和人类学的研究证据有时是相通的,就像罗伯特·米勒(Robert D. Miller)指出的那样③,从古以色列的私人家庭或祭祀场所发掘出的很多小物件(人或动物形状的偶像、香坛、巫术仪

---

① Gladys A. Reichard, *Navajo Religion: A Study of Symbolism* (1950), 2nd edition, Princeton: Princeton University Press, 1990, pp. 279 - 353; James C. Faris, *The Nightway*, 1990, see index "dancers"; "dances".

② Richard F. Fortune, *Sorcerers of Dobu*, 1963.

③ Robert D. Miller, "Iron Age Medicine Men and Old Testament Theology," in R. D. Miller, *Between Iraelite Religion and Old Testament Theology*, Leuven: Peeters, 2016.

式用具等）也许可以被解释为萨满活动及其用具的遗迹——如将药草烟熏、向图腾祈求帮助、与偶像打交道等。全球范围存在大量这样的萨满活动，受到社会人类学家和仪式学家的关注，这类活动的频繁程度似乎意味着萨满在尽力帮助和治疗疾病的努力中，其典型特征是对混乱失序进行萨满式的干预。米勒在研究中采取了一种跨越时空的全球性视角：在时间上从石器时代直到如今，在空间上跨越五大洲。既然"文物能体现象征意义和思想观念的一面……考古学……就能够为再现早期古以色列宗教提供关键材料"。① 现代人类学研究经常会强调古人的行为或宗教仪式的结构模式。② 例如，烧香可能属于萨满仪式，不管其目的是献祭，还是"烟熏净化"，或是为了将人引入迷狂状态。图腾崇拜，包括对各种动物、植物符号及相关面具的杂糅，当进入到话语或仪式中，就带有某种萨满式的吸引力。研究医疗仪式的学者也许可以对遍布各地的萨满仪式产生全新的洞见，就古代以色列而言，极有可能从《诗篇》的个人哀辞中观察到专业医疗的存在，正如上文第二部分所提到的那些可以证明古代传统存留的痕迹，古以色列的这些活动在申命派神学将其铲除之前，至少在理论上是存在的。

结　论

萨满医师很可能在被掳前的以色列是存在的。在那些"神人"（如以利亚和以利沙）身上发生了什么？我深以为，无论是在以色列还是周边的部族，这些神人都曾经凭借雅威之前的神祇之名，负责疾病的治疗和康复。但在被掳后，以律法书为核心的社会共同体（Torah-Community），显然想要把他们从以色列人的生活中驱逐出去（申 18:10 - 11）。③ 但实际

---

① Robert D. Miller, "Iron Age Medicine Men and Old Testament Theology," 2016, pp. 87 - 88.

② Robert D. Miller, "Iron Age Medicine Men and Old Testament Theology," 2016, pp. 94 - 105.

③ Erhard S. Gerstenberger, *Theologies in the Old Testament*, Minneapolis: Fortress, 2002.

上，其中有一些医疗仪式在以后的历史中还是会被延续下来，它们很可能是秘密进行的（撒上 28），或者将仪式改造为雅威崇拜的（王下 5：乃缦），或者某些群体公开使用古代遗留的仪式（民 5:11－31，神秘的尘土；19，红牛的骨灰；21:4－9，铜蛇；22－24，巫师巴兰），这些行为与律法书明显相悖。随着犹太教一神体系的出现，古老的祈祷仪式（个人哀辞）转化成了仅仅只有语言文字的仪式，成为非正式的医疗仪式。实际上，《诗篇》12 似乎就存在这一转化过程的证据。① 在这首短短的祈愿诗里，包含着一个群体对生活之悲惨境遇的共同观察，各种各样的磨难接连发生，雅威在一个关于拯救的预言中被提及："耶和华说，因为困苦人的冤屈，和贫穷人的叹息，我现在要起来，把他安置在他所切慕的稳妥之地。"（诗 12:5）有没有可能这构成一种集体仪式，为的是集体中受苦的成员，古老的萨满仪式被取代，简化为仅有的言语背诵？诗的结尾我们读道："耶和华啊，你必保护他们。你必保佑他们永远脱离这世代的人……"（诗 12:7）。

总而言之，上文论述的所有证据——《旧约》文本与古代、现代社会所做的对比，以及考古学的发现，如果只是单独地论及其中一种证据，那么也许无法证明古以色列具有萨满医疗的持续性活动。但是，如果将它们综合起来，至少可以说明，那些古老的被神人中介者所引导的医疗仪式，在古以色列人生活中发挥着重大的作用。② 这种观点非常符合一些关于古代文献目的和功能的理论。简言之，与现代阅读文化不同，自从以色列人学会书写直到基督教时代，书写保留文献的主要目的不是为了满足个人需求，而是作为法则在公共事件中得以背诵，例如崇拜仪式、节日仪式、学校练习、临摹练习等。自公元前 3 千纪开始，保存下来的大多数文献是关于集体行为的重要文本。专业医疗者（以及诗歌咏唱者）不过是

---

① Erhard S. Gerstenberger, "*Die hebräische Bibel als Buch der Befreiung*", in Ute E-. Eisen and Christl Maier eds., Gießen: Elektronische Bibliothek, 2012, pp. 309－331. Ausgewählte Aufsätze, free access; http://geb.uni－giessen.de/geb/volltexte/2012/8601/.

② Claus Ambos et al. eds., *Die Welt der Rituale, von der Antike bis heute*, Darmstadt: Wissenschaftliche Buchgesellschaft, 2006.

一个曾经兴旺于以色列书写记忆艺术中的群体，祭司、利未人或者会堂礼拜中的权威也可能在历史上充当过同样的角色。

［艾哈德·S. 戈斯腾博格（Erhard S. Gerstenberger），马堡大学荣休教授，gersterh@ staff. uni-marburg. de；黄威，四川大学道教与宗教文化研究所硕士研究生］

（责任编辑：田海华）

以其人之道还治其人之身?

——西塞罗《为克卢安提乌斯辩护》
中关于"毒杀"案件的论述

[德] 顾斯文 (Sven Günther) 著 张红霞译

摘 要 毒杀行为在古罗马社会尤为常见。古代文献中记载了很多与暗杀和毒杀有关的代表性案例,罗马共和国晚期这一现象尤甚。因此,一些毒杀案也经常被诉诸法律——我们在西塞罗的许多演说词中不难看到,那些巧舌如簧的演说家们口若悬河地辩护的画面。演说家们为了影响法官、陪审员和观众的思想,尽显其能事。他们在辩护的过程中往往会糅合一些修辞学上的策略和一些法律方面的社会政治观点。西塞罗在《为克卢安提乌斯辩护》中就描述了其于公元前66年为奥卢斯·克卢安提乌斯·哈比提乌斯进行辩护一事。后者被指控毒杀继父老皮亚尼库斯,如果指控成立,将会被判处死刑。西塞罗在辩护过程中,通过对社会道德图景的描绘,反衬当事人母亲与继父品德败坏,他们几乎违反了罗马上层社会的所有社会政治准则与道德规范。西塞罗的辩护使人们对克氏的指控不成立。在西塞罗的辩护词中,也有多处对毒杀行为展开论证。本文试图运用修辞分析法剖析西塞罗对毒杀行为的描述:首先,通过列举数宗老欧氏所犯的毒杀案件,西塞罗勾勒出克氏继父老欧氏(及母亲萨西亚)的反面形象;其次,驳斥克氏毒杀老欧氏的这一控告;最后,希望通过本文,为大家展现西塞罗在毒杀案中是如何构建出当时罗马精英阶层的社会—政治框架的，且在辩护过程中为己所用的。本文试图展现共和末期的道德标准和社会运作模式，从而为我们更好地了解古代罗马社会提供一点新的思考。

关键词　西塞罗《为克卢安提乌斯辩护》　社会政治　道德框架

古代世界，如罗马社会，投毒或毒杀行为尤为常见。历史文献记载了多种有毒物质以及非科学的使用说明，这些毒药往往提取自植物（一些取自动物，少数取自矿物质）；另外，也记载了一些政治斗争中骇人听闻的毒杀事件。[①] 无疑，这些投毒者严重地扰乱了社会秩序，因此罗马共和时期为此设立了常设刑事法庭——处理毒杀案的法庭始于偶然（第一起记录在案的毒杀案为公元前98年的盖约·克劳狄乌斯案），后成为常设刑事法庭（quaestiones），苏拉立法对该法庭的相关庭审程序进行了规定。[②] 常设刑事法庭的设立表明，骇人听闻的毒杀事件不受"公共审判"，从而规避煽动者居心叵测、引发动乱。[③] 显然，常设刑事法庭诉讼中仍然存在修辞式的表达，综观马库斯·图里乌斯·西塞罗的辩护词，就有针对

---

① 关于对有毒物品较为全面的罗列，参见 L. Cilliers and F. P. Retief, "Poisons, Poisoning and the Drug Trade in Ancient Rome," *Akroterion*, Vol. 45 (2000), pp. 91 – 95; 关于一些特殊的毒药的详解，参见 L. Cilliers and F. P. Retief, "Poisons, Poisoning and the Drug Trade in Ancient Rome," pp. 96 – 97; 关于相关毒杀案件的讨论，参见 C. L. Golden, *The Role of Poison in Roman Society*, Unpublished PhD-dissertation, Chapel Hill: University of North Carolina, 2005。

② 关于盖约·克劳狄乌斯·普尔克尔的记述，参见 T. R. S. Broughton, *The Magistrates of the Roman Republic*, Vol. II: 99 B. C. – 31 B. C. Philological Monographs X V/2, New York: American Philological Association, 1952, p. 4。关于苏拉前常设刑事法庭（quaestiones）的发展，见 W. Kunkel, *Untersuchungen zur Entwicklung des Kriminalverfahrens in vorsullanischer Zeit*, Bayerische Akademie der Wissenschaften, Philosophisch-historische Klasse, Neue Folge 56, Munich: Verlag der Bayerischen Akademie der Wissenschaften, 1962; 关于《谋杀和毒杀案刑事法庭》的相关规定，参见 J. L. Ferrary, "Lex Cornelia de sicariis et veneficis," *Athenaeum*, Vol. 79 (1991), pp. 417 – 434。

③ 参见 C. L. Golden, *The Role of Poison in Roman Society*, pp. 104 – 106。

审判官、陪审团和潜在的旁听者的修辞演说。① 辩护人在辩护过程中建立起自己的逻辑框架（根据社会学家欧文·戈夫曼的框架分析方法），从而予以有力辩护；陪审团根据自己的体验认识，如他们的合法—非法观念，社会—政治是非判断标准，是否为一名品行端正的公民（*bonus civis*）的道德表现，结合他们的道德传统（*mos maiorum*），从而自觉不自觉地嵌入辩护人所设的框架之中，进而形成自己的判断。② 当演说者掌握目标受众的思考框架时，他便能够更容易地唤起受众的共鸣，他的言论就更容易被信服。③ 本文旨在从一起毒杀案件中揭示这种框架分析方法，西塞罗以毒药和毒杀行为作为切入点，那么他是如何在框架分析中唤起听众的共鸣的呢？

一 刻画老欧皮亚尼库斯道德沦丧的形象

西塞罗在《为克卢安提乌斯辩护》中完美地运用了修辞术，结合法律、社会、政治框架下的论证，将老欧皮亚尼库斯（以下简称"老欧氏"）刻画为一名万恶不赦的不法之徒。《为克卢安提乌斯辩护》为西塞罗于公元前66年担任裁判官时，为骑士奥卢斯·克卢安提乌斯·哈比图斯（以下简称"克氏"）的辩护词。老欧氏之子（小欧皮亚尼库斯，以下简称"小欧氏"）

---

① 关于有权利进行陪审的行政官或法官的讨论，参见 C. L. Golden, *The Role of Poison in Roman Society*, pp. 108 – 109。公元前70年颁行奥勒利亚审判法（*lex Aurelia iudiciaria*）之后，陪审团的成员吸收了骑士（*equites*）和司库员（*tribuni aerarii*），关于该法令，参见 A. H. J. Greenidge and A. M. Clay, *Sources for Roman History*, *133 – 170 B. C.*, 2nd ed., revised by E. W. Gray, Oxford：Clarendon Press, 1960, pp. 272 – 273。

② 关于框架分析方法的论述，参见 E. Goffman, *Frame Analysis*：*An Essay on the Organization of Experience*, New York：Harper, 1974。关于该分析方法在古代文献的运用，参见 S. Günther, "（K）einer neuen Theorie wert? Neues zur Antiken Wirtschafts-geschichte anhand Dig. 50, 11, 2（Callist. 3 cognit.），" *Gymnasium*, Vol. 124, No. 2（2017）, pp. 131 – 144。

③ 关于辩护人如何运用修辞手法，在刑事法庭辩护中引入其他案例，进而引发共鸣，目标达成的论述，参见 M. C. Alexander, "Multiple Charges, Unitary Punishment and Rhetorical Strategy in the Quaestiones of the Late Roman Republic," in P. J. du Plessis ed., *Cicero's Law*：*Rethinking Roman Law of the Late Republic*, Edinburgh：Edinburgh U-niversity Press, 2016, pp. 187 – 204。

控告克氏毒杀其父（即克氏之继父）和贿赂法庭，该控告由常设刑事法庭受理。事实上，早在公元前 74 年，二者之间就有类似控告，且已结案。[①]西塞罗为克氏辩护之时，主要陈述了已亡故的老欧氏的罪证，称其贿赂法庭[②]，企图毒杀克氏。总之，西塞罗将老欧氏刻画成一个道德败坏者；而克氏则并未贿赂法庭，也未毒杀老欧氏，为人正派、品德高尚。西塞罗对老欧氏罪状的罗列，是从法律、社会、政治和道德框架下展开的。[③]

---

① 公元前 74 年的最终判决为老欧氏试图毒杀克氏，老欧氏遭逐。参见 M. C. Alexander, *Trials in the Late Roman Republic*, *149 B. C. to 50 B. C.*, Phoenix Supplementary Volume 26, Toronto, Buffalo & London: University of Toronto Press, 1990, pp. 75 -76, no. 149。同系列案件，见 M. C. Alexander, *Trials in the Late Roman Republic*, *149 B. C. to 50 B. C.*, pp. 74 -78, nos. 147 -149。其他相关案件，参见 M. C. Alexander, *Trials in the Late Roman Republic*, *149 B. C. to 50 B. C.*, nos. 153 -154。公元前 66 年案例的论述，见 M. C. Alexander, *Trials in the Late Roman Republic*, 149 *B. C. to 50 B. C.*, pp. 99 -10, no. 198。关于案件的当事人（西塞罗、克氏 VS 小欧氏、提图斯·阿提库斯，陪审团主席奎克图斯·沃康尼乌斯·纳索）及其家庭关系，参见 C. J. Classen, *Recht-Rhetorik-Politik*: *Untersuchungen zu Ciceros rhetorischer Strategie*, Darmstadt: Wissenschaftliche Buchgesellschaft, 1985, pp. 19 -22。案件所指克氏毒杀老欧氏发生于公元前 72 年。关于克氏之母——萨西亚（Sassia），即老欧氏第四任妻子，如何伙同老欧氏状告克氏的论述，参见 C. J. Classen, *Recht-Rhetorik-Politik*: *Untersuchungen zu Ciceros rhetorischer Strategie*, p. 22。关于西塞罗在此案件中胜诉，从而获得政治拥护者支持的论述，参见 C. L. Golden, *The Role of Poison in Roman Society*, p. 115。

② 本文不对贿赂案件进行详细论述，相关论述见 C. J. Classen, *Recht-Rhetorik-Politik*: *Untersuchungen zu Ciceros rhetorischer Strategie*, p. 21, pp. 54 -88。西塞罗关于老欧氏贿赂法庭的论据较为薄弱，但最终胜诉，这也离不开他利用苏拉立法中《谋杀和毒杀案刑事法庭》的规定：有关骑士阶层的案件不属于常设刑事法庭的受理范围，参见 C. J. Classen, *Recht-Rhetorik-Politik*: *Untersuchungen zu Ciceros rhetorischer Strategie*, pp. 74 -77。

③ 《为克卢安提乌斯辩护》的引用段落均采用洛布本 H. G. Hodge trans. , *Cicero*: *The Speeches / Pro Lege Manilia*, *Pro Caecina*, *Pro Cluentio*, *Pro Rabirio Perduellionis*, Loeb Classical Library, London: William Heinemann LTD, 1927。关于该辩护词的概述，参见 H. G. Hodge trans. , *Cicero*: *The Speeches / Pro Lege Manilia*, *Pro Caecina*, *Pro Cluentio*, *Pro Rabirio Perduellionis*, pp. 216 -221。相关修辞策略的论述，参见 C. J. Classen, *Recht-Rhetorik-Politik*: *Untersuchungen zu Ciceros rhetorischer Strategie*, pp. 15 -119。老欧氏在毒杀案件之外，还有以下罪状：其一，谋杀内弟马库斯·奥雷乌斯，以便小欧氏能够继承外祖母家产（Cic. *Cluent*. 8. 23）；其二，在苏拉迫害时期，

在西塞罗罗列的这些罪状中，有以下毒杀案件[①]：其一，老欧氏用饮品（potio）谋害了自己首任妻子克卢安提亚，克氏的姑母（Cic. Cluent. 10.30）。其中，"potio" 一词可指"饮品"，但也有"毒饮"之意。[②]根据西塞罗的描述，克氏的姑母饮用老欧氏所给"饮品"之时（Cic. Cluent. 10.30："cumipse poculum dedisset"/在那人给了那杯（饮品）之后，cum 译为"……之后"或"由于……"），剧痛不已，痛哭不止，言语之间，骤然离世（Cic. Cluent. 10.30："nam in ipso sermone hoc et vociferatione mortua est"/她在痛苦地哭诉中离世）。西塞罗提及在她身上发现了中毒的迹象（Cic. Cluent. 10.30："quae solent esse indicia et vestigia veneni in illius mortuae corpora fuerunt"/她身上有中毒后的常规迹象和表征）。西塞罗生动地描述了克卢安提亚离世时遭受着的痛苦，以及死亡来临时的无助，用以唤起人们的共情/同理心。一幅妇人泪目惹人生怜的辞世之景跃然纸上。

老欧氏还毒杀（venenum）或责令他人毒杀（interfecit）[③]了身怀六甲的弟媳（Cic. Cluent. 11.31），另外也以相同的毒药（Cic. Cluent. 10.30：eodemque veneno）毒杀或令他人毒杀（necavit）了胞弟。西塞罗此处的行文措辞错落纷杂，以一种穿插的方式陈述了这两起案件，将死者间纠缠交错的亲属关系和毒杀死亡的画面感交织于一体，映射了死者离世时的痛苦

（接上页）利用职务之便，除掉岳母迪内亚的数名亲属（Cic. Cluent. 8.25）；其三，为了迎娶萨西亚，杀害自己的两名儿子（Cic. Cluent. 8.27 – 9.28）；其四，贿赂胞弟之妻，令其小产，以便小欧氏继承其胞弟家产（Cic. Cluent. 12.34）；其五，谋杀一名富有的青年、伪造遗嘱（Cic. Cluent. 13.36 – 39）。西塞罗对老欧氏这些罪状从法律、社会、政治和道德的角度进行了阐述。

① 关于毒杀案的概述，参见 C. L. Golden：The Role of Poison in Roman Society，pp. 113 – 126。

② 参见 "potio" in Thesaurus Linguae Latinae（ThLL）Online（printed：ThLL 10/2）：322 – 326，accessed under：http：//degruyter.com/db/tll（24.02.2018）。"毒饮"之意，见 Ⅱ.3，324，ll. 55 – 84 释义。

③ "interfecit"和"necavit"的时态均为完成时，可理解为"他谋杀了……"或者"他命令他人谋杀了……"参见 C. J. Classen, Recht-Rhetorik-Politik：Untersuchungen zu Ciceros rhetorischer Strategie，pp. 42 – 43。

扭曲的情形。西塞罗亦交代了老欧氏毒害胞弟一家的动机：便于小欧氏成为唯一继承人。老欧氏残忍之至，生生夺取了来自自然的厚礼（*a natura lucem*）——扼杀腹中胎儿。① 就连母体的温床都难御来自万恶之人对婴孩的侵害。② 西塞罗进一步类比一名米利都妇女出于继承权益，受贿堕掉腹中胎儿，最终被处极刑的案例。③ 西塞罗言外之意，老欧氏亦应被处以极刑，因为他弑母取子、一尸两命之恶行摧毁了为父之希望（*spem parentis*）、名号之传承（*memoriam nominis*）、家族之延续（*subsidium generis*）、家业之承继（*heredem familiae*）和国家之杰出市民（*designatum rei publicae civem*）（Cic. *Cluent*. 11. 32）。家庭的存在、延续，家族的兴旺是罗马社会日以为继、国之为国的根本，西塞罗这里着重强调了嘉德懿行者，亦即罗马公民的重要性。④ 因此，西塞罗称老欧氏不是谋杀一名公民个体，而是犯下弑杀亲族罪（*multa parridicia*；Cic. *Cluent*. 11. 33），甚至波及国家安危。

老欧氏在西塞罗笔下成为杀人惯犯 [Cic. *Cluent*. 12. 33："…（*Cn. Magius*)

---

① 文本中关于胎儿的措辞 "*partus*""*conceptus*" 为单数，而随后西塞罗渲染毒杀恶果之时，用了复数 "婴孩们（*liberi*）"，也不排除西塞罗存在可以渲染的成分，渲染这一毒杀行为实则扼杀了胞弟一家多子多福的幸福图景，相关论述参见 C. J. Classen, *Recht-Rhetorik-Politik*：*Untersuchungen zu Ciceros rhetorischer Strategie*, pp. 43 – 44, n. 77。

② （Cic. *Cluent*. 11. 31）： "…*intellegerent… nihil sanctum esse posse a cuius audacia fratris liberos ne materni quidem corporis custodiae tegere potuissent*" /没有什么对他而言是神圣的，因其（老欧氏）之险恶用心，甚至母亲的 "温床" 都不能够保护腹中胎儿（老欧氏胞弟之子）。该拉丁语的语法结构为 intellegerent 一词后面的间接陈述表达（ACI）：老欧氏为着一己私利，毫无敬畏之心，谋害腹中胎儿的行为实为万恶不赦。西塞罗巧妙地调整语序，前置 *liberos*，不定式 *tegere* 的宾语，与母体的保护、守卫（*corporis custodiae*）分离开来，无不告知我们它虽为腹中胎儿，但已遭居心叵测之人的毒害，分离母体的景象跃然纸上。

③ 参见 C. L. Golden, *The Role of Poison in Roman Society*, pp. 112 – 113。

④ 西塞罗在其《论取材》中对罗马公民的描述如下： "…*qui vero ita sese armat eloquentia, ut non oppugnare commoda patriae, sed pro his propugnare possit, is mihi vir et suis et publicis rationibus utilissimus atque amicissimus civis fore videtur.*" /……那些用雄辩之术武装自己（同时又善于思考、勇于担当）的人，将不会与国家利益相悖，但求为国谋求利益，如此之人，方为家族、公共之有用之才和友好公民（Cic. *inv*. 1. 1. 1）。该文本注解，参见 C. Schwameis, *Die Praefatio von Ciceros De Inventione*：*Ein Kommentar*, Sprach -und Literaturwissenschaften 50, Munich：Herbert Utz Verlag, 2014, pp. 63 – 64 (ad loc.)。

cum hanc eius consuetudinem audaciamque cognosset"／当格奈乌斯·玛吉乌斯看到这是他（老欧氏）的习惯和险恶]，他迎娶玛吉亚是为了获得更多的遗产（Cic. *Cluent.* 12. 33 – 35），他为拿人钱财，谋杀阿苏维乌斯（Cic. *Cluent.* 13. 36 – 39），他甚至在一名江湖游医的协助下，用毒饮（*potio*）谋杀了自己的岳母——一位垂垂老矣的妇人，玛吉亚之母，并且伪造遗嘱（Cic. *Cluent.* 14. 40 – 41）。西塞罗写道：事实上，老欧氏最开始令自己的私人医生医治岳母（Cic. *Cluent.* 14. 40：*medicum illum suum iam cognitum et saepe victorem per quem interfecerat plurimos*／他的私人医生，臭名昭著，屡屡"得手"，借他之手，谋害多人），但老妇人明智地拒绝了，据西塞罗所言，老欧氏另请一名江湖游医为其岳母问诊（Cic. *Cluent.* 14. 40：*pharmacopolam circumforaneum*）。"*pharmacopolam*"一词转写自希腊语"φαρμακοπώλης"，文本中由"迁徙的、游走的"（*circumforaneum*）一词来修饰限定"*pharmacopolam*"，意为不稳定的、不可信赖的。江湖游医总是忙于走乡串镇、牟取利益，他们无所敬畏，唯利是图，往往并不耻于下毒于人。①

---

① 关于不同行业的社会地位评判，见 Cic. *off.* 1. 42. 150 – 151。相关文本的讨论，参见 K. Scherberich，"Zur sozialen Bewertung der Arbeit bei Cicero, De officiis 1, 150f," in D. Dormeyer, F. Siegert and J. C. de Vos eds., *Arbeit in der Antike, in Judentum und Christentum*, Münsteraner Judaistische Studien 20, Berlin and Munster：LIT, 2006, pp. 86 – 97。关于有毒药物的论述，参见克劳狄乌斯皇帝（在位时间：41—54 年）时期斯克里博尼乌斯·拉尔古斯（Scrib. Larg. 199）：*Medicamentorum malorum non nocet nominum aut figurarum notitia, sed ponderis scientia. hanc porro medicus nec quaerere nec nosse debet, nisi diis hominibusque merito vult invisus esse et contra ius fasque professionis egredi. Illas autem, figuras dico et nomina, necesse est ei scire, ut et ipse devitet, ne per ignorantiam aliquam sumat et aliis idem praecipere possit：Hoc enim proprium est medicinae, et illud execratissimi pharmacopolae ⟨e⟩ contrario oppositi virtuti eius, ut et in ceteris artibus animadvertitur：nulla enim est, quae non habeat adversantem sibi sub specie similitudinis professionem.*／了解有毒药物的名称、性状没有坏处，但是关于剂量的知识是有害的。作为医师，既不应该问询，也不应该知道这些，如果他不想惹得人神共愤，不想危害人类以及他职业的神圣信条。然而，他有必要知道这些有毒药物的名称、性状，他可以避免使用它们，不会因为忽视、误用任何一种有毒物质，他可以教导别人。这才是从医的信条，那些可恶的江湖游医的勾当，有违医者的美德，正如其他行业也存在此种情形一般。江湖游医与医者相似，但他们缺乏敬畏心，不足以谈专业性。关于江湖游医（*pharmacopolae*）和其他行业的讨论，参见 J. Korpela，"Aromatarii, pharmacopolae, thurarii et

西塞罗极尽渲染之能事，在辩护初期已经埋下愤怒的种子、燃起听众的怒火，他一步步强化老欧氏不法之徒、用心险恶的形象，使人相信老欧氏道德败坏、罪大恶极、泯灭人性。那么如此罄竹难书、惯于毒杀他者之人（Cic. Cluent. 12.33）岂会是无辜的呢？

二　老欧氏利用个人关系谋划毒杀克氏

西塞罗不遗余力地勾勒出不法之徒老欧氏的可憎形象后，笔锋终于转向公元前 74 年的三重案件，该案件中克氏控告老欧氏意图采用惯用方式（consuetudo）毒杀自己。事实上，克氏控告的直接证据很是薄弱，但是西塞罗将老欧氏置于社会关系的织网中，由此证明正是老欧氏恶毒地谋划毒杀克氏。在西塞罗笔下，犯罪证据是在一位名为斯卡曼德的被释奴的手中发现了毒药（Cic. Cluent. 18.50；19.53）：

> *Accusabat autem ille quidem Scamandrum verbis tribus*：**venenum esse deprehensum**. / 负责该案的主审裁判官（普布利乌斯·卡努提乌斯）用三个词指控斯卡曼德："（在他手上）毒药—被—发现。"
>
> *M. Baebius de suo consilio Diogenem emptum*，*se praesente Scamandrum cum* **veneno pecuniaque deprehensum esse dicebat**. / 马库斯·巴比乌斯坦言他建议（克氏）买下蒂欧根尼斯，（因）手中拿有毒药和钱财的斯卡曼德被抓的时候他也在场。

被释奴斯卡曼德是这一毒杀行为的实施者，他应该且已经被起诉了。[①]西塞罗就斯卡曼德案件进行了详细的描述：斯卡曼德如何贿赂蒂欧

（接上页）ceteri：Zur Sozialgeschichte Roms，" in Ph. van der Eijk, H. F. J. Horstmanshoff and P. H. Schrijvers eds.，*Ancient Medicine in its Socio-cultural Context*：*Papers Read at the Congress at Leiden University*，13 – 15 April 1990，Vol. 1，Clio Medica 27，Leiden：Brill，1995，pp. 101 –118. 关于"*pharmacopolae*"同源词"药物 *pharmakon*"经常表明它的疗效并不明确，或有害，或有益，参见 C. L. Golden：*The Role of Poison in Roman Society*，pp. 5 – 10。

① 关于指控斯卡曼德的案件，参见 M. C. Alexander, *Trials in the Late Roman Republic*，p. 74，no. 147。

根尼斯——医治克氏的医生之奴隶，要求蒂欧根尼斯递上毒药而非治病的药;① 蒂欧根尼斯如何将这些上报至身为医者的主人，克氏如何获悉这一阴谋，但假装并不知情，让阴谋继续。② 然而，西塞罗在前文中已为阐述斯卡曼德与老欧氏的关系埋下伏笔，见 Cic. Cluent. 16. 46：

> *C. et L. Fabricii fratres gemini fuerunt ex municipio Alatrinati, homines inter se cum forma tum moribus simile, municipum autem suorum dissimillimi, in quibus quantus splendor sit, quam prope aequabilis, quam fere omnium constans et moderata ratio vitae, nemo vestrum, ut mea fert opinio, ignorant. His Fabriciis semper est usus Oppianicus familiarissime … cum illi ita viverent, ut nullum quaestum turpem esse arbitrarentur, cum omnis ab eis fraus, omnes insidiae circumscriptionesque adulescentium nascerentur, cumque essent vitiis atque improbitate omnibus noti, studiose, ut dixi, ad eorum se familiaritatem multis iam ante annis Oppianicum applicarat.*

> 阿拉特里尤姆镇的一对孪生子盖约和卢修斯·法布里西乌斯，他们长相、性格相仿，但是一点不像镇子里的居民。我认为你们中的任何人都不会视而不见：这对孪生子的生活方式何其夺人眼球，何其志同道合，何其持之以恒，何其谦虚谨慎。这对法布里西乌斯兄弟与老欧皮亚尼乌斯关系密切……他们如此生活，唯利是图（无利润，不光荣），诡计多端，不择手段，恃强凌弱；他们险恶用心，肆意妄为，臭名昭著；正如我所说，老欧皮亚尼库斯已经处心积虑经营地这份关系很多年。

斯卡曼德是法氏孪生兄弟的被释奴（Cic. Cluent. 16. 48：*Scamandri, liberti Fabriciorum*；Cic. Cluent. 17. 49：*is erat libertus Fabriciorum Sca-*

---

① Cic. *Cluent.* 16. 47.

② Cic. *Cluent.* 16. 47.

mander)。斯卡曼德之前是奴隶,① 即便他现在身为自由人,西塞罗在此也并未以对被释奴/自由人的"三名制"的习惯称呼他,如盖约·法布里西乌斯·斯卡曼德（盖约 Gaii［属格］的被释自由人),而是总用法氏孪生兄弟之名的属格形式"Fabricorum",此种表达往往用来强调主人对奴隶的所属关系,即斯卡曼德现在虽为自由人,但是在西塞罗的表述中,更加强调这种依附性,斯卡曼德需要向他的恩主保持忠诚、履行义务（operae）,尽管卢修斯·法布里西乌斯已经离世,但盖约仍然在世（Cic. *Cluent.* 16. 47）。②

西塞罗笔下的法氏孪生兄弟为一丘之貉,他采用三段式的论述。首先,采用第一个三联式,从三个方面说明法氏兄弟之沆瀣一气: cum *forma* tum *moribus* simile, *municipum* autem suorum dissimillimi/他们长相、性格相仿,但是 ·点不像镇子里的居民,他们长相（*forma*）、性格（*mores*）"相仿、一样（*simile* 为形容词原级)",臭味相投。紧接着使用了反义词的最高级"非常不同于（*dissimillimi*）"镇子里的村民（*municipium*）;其次,第二个三联式对法氏孪生子的生活方式（*ratio vitae*）之恶劣进行了描写: in quibus quantus splendor sit, quam prope aequabilis, quam fere omnium constans et moderata ratio vitae/这对孪生子的生活方式何其夺人耳目,何其志同道合,何其持之以恒和谦虚谨慎,在描写过程中,褒词（*splendor*, *aequabilis*, *constans*, *moderata*/夺人眼球、志同道合、持之以恒、谦

---

①　二世纪中叶法学家盖约从法学视角对自由人和奴隶的差别进行了说明（Gai. *inst.* 1. 9 = *Dig.* 1. 5. 3）。奴隶不具有人身自由权（*status libertatis*）是显而易见的,但是无论是盖约还是其他法学家从未就奴隶的禁止事项列出一个全面的列表。法律上,奴隶处于社会的最底层,毫无权利,用现代法律术语讲,奴隶不具有法律行为能力。关于奴隶的身份问题的讨论,参见 R. Gamauf, "Slavery: Social Position and Legal Capacity", in P. J. du Plessis, C. Ando and K. Tuori eds. , *The Oxford Handbook of Roman Law and Society*, Oxford: Oxford University Press, 2016, pp. 386 – 401。关于被释奴的身份问题,参见 H. Mouritsen, "Manumission," in P. J. du Plessis, C. Ando and K. Tuori eds. , *The Oxford Handbook of Roman Law and Society*, Oxford: Oxford University Press, 2016, pp. 402 – 415。

②　关于被释自由人的义务（*operae libertorum*）,参见 W. Waldstein, *Operae libertorum: Untersuchungen zur Dienstpflicht freigelassener Sklaven*: Forschungen zur antiken Sklaverei, Stuttgart: Steiner Verlag, 1986。

虚谨慎）贬用，以反讽的方式强调他们道德败坏。法氏兄弟的险恶，如出一辙，难分经纬。西塞罗进而指出法氏兄弟与老欧氏之间的关系，真是臭味相投者齐聚一堂，他们之间的关系非常密切（*familiaritas*），老欧氏对这一关系经营多年。

西塞罗在此说明了两层关系：一层关系是恩客—恩主的门荫关系，即斯卡曼德和法氏兄弟之间的法律—社会关系；另一层关系是法氏兄弟与老欧氏之间一种以恶相济的朋比（*amicitia*）之交，这是一种社会—政治层面的交错关系。① 因此，恶行始于最底层者，虽然克氏首先控告的是被释奴斯卡曼德，但后者只是个"工具""代号（*nomen*）"（Cic. *Cluent.* 17.49）而已；而真正的幕后指使者、操控者是法氏兄弟和老欧氏。这正是西塞罗所要指涉的。斯卡曼德，那替罪羊并非毒杀案的谋划者（Cic. *Cluent.* 17.49 – 50），毒杀克氏非他本意，而是受尚在人世的恩主盖约·法布里西乌斯之命，而法布里西乌斯又受老欧氏的强力影响。② 因此，斯卡曼德只是

---

① 关于关系网（*amicitia*）在罗马贵族阶层的重要性的讨论，见 M. Gelzer, *The Roman Nobility*, Trans. with an Introduction by R. Seager, Oxford：Blackwell, 1975, pp. 101 – 110。

② 西塞罗多次强调老欧氏为幕后操控者的论点，如 Cic. Cluent. 18. 50：Res agi coepta est：citatus est Scamander reus. Accusabat P. Cannutius, homo in primis ingeniosus et in dicendo exercitatus：accusabat autem ille quidem Scamandrum verbis tribus：venenum esse deprehensum：omnia tela totius accusationis in Oppianicum coniciebantur, aperiebatur causa insidiarum, Fabriciorum familiaritas commemorabatur, hominis vita et audacia proferebatur, denique omnis accusatio varie graviterque tractata ad extremum manifesta veneni deprehensione conclusa est. ╱ 庭审开始：斯卡曼德为众矢之的。陪审主席为普布里乌斯·加努提乌斯，能力非凡、经验丰富的辩论者。他用三个词指控斯卡曼德："毒药—被—发现"。所有的控告都指向老欧皮亚尼库斯：揭露其动机，回顾其与法氏兄弟的关系，强调其厚颜无耻；在各项指控后，予以总结，最后，一纸诉状，揭开发现毒药的事实表象，指向幕后黑手。Cic. *Cluent.* 19. 52：*Si quaesiveram quae inimicitiae Scamandro cum Habito, fatebatur nullas fuisse, sed Oppianicum, cuius ille minister fuisset, huic inimicissimum fuisse atque esse dicebat. Sin autem illud egeram, nullum ad Scamandrum morte Habiti venturum emolumentum fuisse, concedebat, sed ad uxorem Oppianici, hominis in uxoribus necandis exercitati, omnia bona Habiti ventura fuisse dicebat.* ╱ 需要我（西塞罗——译者注）讲讲斯卡曼德与哈比图斯之间的不睦吗？他（斯卡曼德）坦言根本没有，但是老欧氏，他的代理人，被控告者，有过且仍然视克氏为眼中钉。或者，换个角度讲，哈比图斯即使死了，斯卡曼德无所受益，但是，哈比图斯的家财将归老欧氏之妻，而老欧氏则深谙杀妻取财之道。

犯罪工具，一名依附恩主，即前家主的被释自由人，并非真正的罪犯，因为他是受命于人，受恩主之命。老欧氏作为金字塔塔尖的领头人利用关系（*amicitia*）之便，唆使法氏兄弟间接地图谋毒杀西塞罗的恩客克氏。西塞罗如此阐述这起毒杀计谋 Cic. *Cluent*. 19. 54：

> *Atque in illo iudicio cum Scamandrum nos defendere videremur,*
> *verbo ille reus erat, re quidem vera et periculo tota accusatione Op-*
> *pianicus. Neque id obscure ferebat nec dissimulare ullo modo poterat：*
> *aderat frequens, advocabat, omni studio gratiaque pugnabat；pos-*
> *tremo-id quod maximo malo illi causae fuit-hoc ipso in loco, quasi reus*
> *ipse esset, sedebat. Oculi omnium iudicum non in Scamandrum, sed in*
> *Oppianicum coniciebantur；timor eius, perturbatio, suspensus incer-*
> *tusque vultus, crebra coloris mutatio, quae erant antea suspiciosa,*
> *haec aperta et manifesta faciebant.*

> 在这起案件中，我要为斯卡曼德辩护，他只是名义上被起诉人：真正应被起诉者、整个事件中危险的幕后操手，是老欧氏。这是毋庸置疑的，他也无法掩盖事实：他经常出席庭审，为他的支持者竭尽全力斡旋；最后离席——因为斯卡曼德没有什么可向在座各位坦白的，如果只有他一人受指控。所有陪审员的视角从斯卡曼德指向老欧氏，他变得惊恐万分、焦躁不安，他提心吊胆、诚惶诚恐，他大惊失色，显而易见，这些引起人们的怀疑。

西塞罗的真实意图是对老欧氏的控告。正如上文所述，斯卡曼德——毒杀行为的实施者，被判为有罪；如是而推，老欧氏才是罪大恶极者。[①]借此，西塞罗并未直接为他的恩客辩护，但是却成功塑造了老欧氏邪恶的人物形象，也勾勒出斯卡曼德—法氏兄弟和老欧氏间的关系脉络。犯罪事实已是铁板钉钉，不容置疑：斯卡曼德有罪的结论全票通过（Cic. *Cluent*. 20. 55："*Scamander prima actione condemnatus est*"/第一个案件中斯卡曼德

---

① 西塞罗甚至采用相同的表述，如对斯卡曼德手中发现了毒药的表述。相关表述及翔实的文本分析，参见 C. J. Classen, *Recht-Rhetorik-Politik：Untersuchungen zu Cice-ros rhetorischer Strategie*, pp. 46－51。

判为有罪）。进而第二个案件中对盖约·法布里西乌斯的审判，也以全票判其有罪。① 最终，尽管老欧氏百般狡辩，仍被判为有罪。

西塞罗叙述了老欧氏多起跟此案无关的毒杀案，意在激起陪审团情感上对老欧氏的厌恶，显然这种情绪会影响他们对现在这一案件，即公元前66年——小欧氏控告克氏毒杀老欧氏——案件的判决。西塞罗在为克氏辩护之时，首先列出老欧氏的数宗罪状，老欧氏曾毒杀多人，也曾试图毒杀克氏，那么现在西塞罗必须把话锋转向洗白克氏——克氏并未毒杀老欧氏，也未在公元前74年的案件中贿赂法庭。②

三 为品行端正的罗马公民——克卢安提乌斯的辩护

西塞罗用大幅篇章罗列了老欧氏的数宗罪状，也从社会道德范畴内，为其刻画了一幅道德败坏者的丑恶形象，如老欧氏处心积虑且手法熟练（因其多次毒杀他人，经验丰富）意图毒杀克氏。现在西塞罗转向驳斥小欧氏对克氏的控告。

西塞罗笔下，克氏为一名敦厚善良的家子、公民③，是老欧氏和母亲

---

① 参见 Cic. *Cluent.* 20. 56 – 21. 59。西塞罗此前已对盖约·法布里西乌斯有所涉及，参见 Cic. *Cluent.* 16. 47。详细论述，参见 M. C. Alexander, *Trials in the Late Roman Republic*, pp. 74 – 75, no. 148。

② 相关论述参见 M. C. Alexander, *Trials in the Late Roman Republic*, p. 100, n. 1（with further literature）。

③ 克氏生父品行端正、有口皆碑且出身高贵（*virtus*, *existimatio*, *nobilitas*）（cf. Cic. *Cluent.* 5. 11）。当克父离世时，克氏只有十五岁，很快，他的母亲萨西亚就与克氏妹夫陷入不伦之恋。克氏身为兄长，抚慰妹妹婚变之痛。西塞罗形象地描绘道 Cic. *Cluent.* 5. 13：*in huius amantissimi sui fratris manibus et gremio maerore et lacrimis conse-nescebat* /在亲爱的兄长的臂弯中，在他的怀抱里，她痛哭流涕。西塞罗在此描绘了一位深受夺夫之痛折磨的女子的幽怨形象，她得到身为兄长的克氏的安慰，而通常这一角色应该由体贴的母亲来扮演。除此之外，克氏还忍受着母亲萨西亚的不耻（*dede-cus*）和犯罪（*scelus*）行为（Cic. *Cluent.* 5. 12），母亲的乱伦行为有损家庭（*dedecus familiae*）、氏族（*cognationis*）声誉和名号（*nominis*）（Cic. *Cluent.* 6. 16）。然而，克氏一直以来都较为克制隐忍（Cic. *Cluent.* 6. 18）。因此，在西塞罗笔下，与老欧氏道德败坏的形象相比，克氏是道德高尚之人。

恶劣的行径下的牺牲者。① 西塞罗为克氏辩护，实则是对小欧氏所控罪状的一一驳斥，是为三联式的论述。首先，小欧氏控告克氏毒杀维比乌斯（以下简称"维氏"）；西塞罗称维氏是自然死亡（Cic. Cluent. 60. 165）：

> *Obiectum est C. Vibium Cappadocem ab hoc A. Cluentio veneno esse sublatum. Opportune adest homo summa fide et omni virtute praeditus, L. Plaetorius, senator, qui illius Vibi hospes fuit et familiaris. Apud hunc ille Romae habitavit, apud hunc aegrotavit, huius domi est mortuus. At heres est Cluentius. Intestatum dico esse mortuum possessionemque eius bonorum, ex edicto praetoris, huic, illius sororis filio, adulescenti pudentissimo et in primis honesto, equiti Romano datam, Numerio Cluentio, quem videtis.*

我的恩客奥卢斯·克卢安提乌斯被控告毒杀维比乌斯·卡帕多克斯。万分幸运，在场的的卢修斯·普雷托里乌斯，忠厚可靠、享有赞誉，是为元老、维比乌斯的宿主和友人。维比乌斯在罗马城时住在他家，正是在他家中，维比乌斯病了，正是在他家里，维比乌斯离世。啊，克卢提乌斯是继承人（！）。我强调一遍，维比乌斯并未立下遗嘱，他的遗产由裁判官法令分配至我恩客②妹妹之子——奴梅里乌斯·克卢安提乌斯，一位受人尊敬的罗马骑士。

---

① 相关描述，参见 Cic. Cluent. 5. 12 – 14；6. 18；9. 27 – 28。萨西亚是以"恶母"形象示人的，相关讨论见 C. J. Classen, *Recht-Rhetorik-Politik*: *Untersuchungen zu Ciceros rhetorischer Strategie*, pp. 32 – 34. 罗马人对母亲的理想模式是：她"勤于纺织，具有虔诚、谦卑、节俭、圣洁的美德且热爱家庭"（*CIL* Ⅵ 11602 = ILS 8402：*lanifica*, *pia*, *pudica*, *frugi*, *casta*, *domiseda*）。关于"母性"的美德的讨论，参见 J. M. Carlon, *Pliny's Women*: *Constructing Virtue and Creating Identity in the Roman World*, Cambridge：Cambridge University Press, 2009；O. O. Olasope, "Univira：The Ideal Roman Matrona", *Lumina*, Vol. 20, No. 2 (2009), pp. 1 – 18, accessed under：http：//lumina. hnu. edu. ph/articles/olasopeOct09. pdf (18. 08. 2017)；S. B. Pomeroy, *Goddesses*, *Whores*, *Wives and Slaves*: *Women in Classical Antiquity*, New York：Schocken Books, 1995。

② 关于"*illius*"一词的双关取义的分析，参见 C. J. Classen, *Recht-Rhetorik-Politik*: *Untersuchungen zu Ciceros rhetorischer Strategie*, p. 92, n. 206。

西塞罗通过三个步骤进行辩论。首先，宿主卢修斯·普雷托里乌斯忠厚可靠、享有赞誉（*summa fide et omni virtute*），他甚至处于最具社会地位的元老阶层。这位普雷托里乌斯身兼三重身份：元老（*senator*）、宿主（*hospes*）、友人（*familiaris*），这三重身份均属罗马上层社会人士非常重要的社会属性。① 该三联句式告诉我们很多信息：维氏寄宿他家，而他家就坐落于透明的、公共的罗马城（transparent and public city），正是在他家，维氏生病、离世（*Apud hunc ille Romae habitavit，apud hunc aegrotavit，huius domi est mortuus*）。其次，维氏并非突然辞世。最后，西塞罗也否定了克氏毒杀维氏的动机，因为维氏之死与克氏毫无关系，他的遗产由与克氏同名者奴梅里乌斯·克卢安提乌斯继承，一名受人尊敬的罗马骑士，而非西塞罗的恩客克卢安提乌斯。西塞罗通过否定维氏死因，故弄玄虚，玩起了"克卢安提乌斯"的同名游戏，用强调转折的"但是"（at）一词，否定了克氏毒杀维氏的原因；甚至，克氏外甥奴梅里乌斯·克卢安提乌斯是依照裁判官法令②通过"财产占有（*bonorum possessio*）"的方式合法获得遗产，如此，西塞罗除去了任何对克氏的怀疑。

第二项驳斥的案例为克氏在婚礼宴会中试图毒杀小欧氏，药剂就投放在蜂蜜酒中（Cic. *Cluent.* 60. 166：*in mulso*）③，然而掺了毒药的蜂蜜酒为小欧氏的友人巴尔布提乌斯（以下简称"巴氏"）所饮。对这项控告澄清中，西塞罗首先对克氏毒杀他人的动机给出了一连串的诘问（Cic. *Cluent.* 60. 167）：

---

① 关于元老的社会功能和角色的讨论，见伯顿（Burton）2012。关于"宿客关系"（*hospitium*），好比一种赞助，是罗马贵族阶层一种用于促进交流的基本方式。详细讨论，参见 G. Herman，"Hospitium，"in *The Oxford Classical Dictionary*，4th ed.，2012，pp. 591—592。关于"（熟络）关系"（*familiaritas*）和"友情"（*amicitia*）见本辑第121页注释①。

② 裁判官法令与公民法的不同之处在于前者扩大了无遗嘱继承的继承人范围，称为"遗产占有"（*bonorum possessio*），参见 A. Berger，"bonorum possession intestati"，*Encyclopedic Dictionary of Roman Law*，1953，p. 376。

③ 关于蜂蜜酒中投毒的有限毒效性的讨论，参见 C. L. Golden，*The Role of Poison in Roman Society*，p. 94。我们无从知晓庭审员对此是否了解。然而，格尔登的确称香醇的蜂蜜味道和口感都便于掩盖毒药，参见 C. L. Golden，*The Role of Poison in Roman Society*，p. 119。

Quid umquam Habitus in se admisit ut hoc tantum ab eo facinus non abhorrere videatur? quid autem magno opere Oppianicum metuebat, cum ille verbum omnino in hac ipsa causa nullum facere potuerit, huic autem accusatores viva matre deesse non possint? id quod iam intellegetis. An ut de causa eius periculi nihil decederet, ad causam novum crimen accederet? Quod autem tempus veneni dandi illo die, illa frequentia? per quem porro datum? unde sumptum? quae deinde interceptio poculi? cur non de integro autem datum?

你能想象哈比图斯（之前从未）犯过什么罪？更多的是惶恐使然吧？是什么令其惶恐不安——一位在整个过程中一言不发的人，正如你们现在看到的这样。或者他想惹火上身吗？他的母亲萨西亚正想无事生非，难道他还敢予人话柄？再者，他为何在人群簇拥的婚礼上投毒呢？通过谁之手呢？从哪里得到的毒酒？误饮从何谈起呢？何不再次投毒呢？

西塞罗通过多番诘问分析了克氏的处境：首先，在何种情形下，何种压力下，克氏会选择投毒。西塞罗在其为克氏辩护的辩护词中，三番五次说到克氏（如 Cic. *Cluent.* 6. 18）对其母亲的不伦行为三缄其口（*ille verbum omnino in hac ipsa causa nullum facere potuerit*），verbum（词）与 *nullum*（没有）为一个词组，文本中两词包着 *in hac ipsa causa*（在整个事件中），恰为克氏隐忍的形象，克氏不得不面对来自母亲萨西亚的见缝插针式的控告，而萨西亚是典型的"恶母"形象（见本辑第123页注释③）。因此，克氏是亲生母亲及继父的眼中钉，而非意图谋杀他人者。

其次，西塞罗通过五个问句来为克氏辩护：其一，他为何在人群簇拥的婚礼上投毒呢？没有必要。其二，通过谁之手呢？无从知晓。其三，从哪里得到的毒酒？无从知晓。其四，误饮从何谈起？原告没有任何解释。其五，何不再次投毒呢？如此，这一控告似乎根本站不住脚。

我们从这些辩护中无从知晓当时的毒杀事实①，但是西塞罗通过对巴

---

① 关于西塞罗论据的确凿性的讨论，参见 C. J. Classen, *Recht-Rhetorik-Politik: Untersuchungen zu Ciceros rhetorischer Strategie*, p. 94。

氏如何离世的事实进行了描述，巴氏并非死于中毒（Cic. *Cluent.* 61. 168）。这是澄清该项指控的有力论证。

> *Dico illum, cum ad illud prandium crudior venisset et, ut aetas illa fert, sibi tum non pepercisset, aliquot dies aegrotasse et ita esse mortuum. Quis huic rei testis est? Idem qui sui luctus, pater, -pater, inquam, illius adulescentis; quem propter animi dolorem pertenuis suspicio potuisset ex illo loco testem in A. Cluentium constituere, is hunc suo testimonio sublevat; quod recita. Tu autem, nisi molestum est, paulisper exsurge; perfer hunc dolorem commemorationis necessariae, in qua ego diutius non morabor, quoniam, quod fuit viri optimi, fecisti ut ne cui innocenti maeror tuus calamitatem et falsum crimen adferret.*

这位涉及的年轻男子参加宴会之时便已积食难消；正如其他年轻人一般，暴饮暴食，致其长期不适。谁能证明呢？正是遭受丧子之痛的——死者的父亲，对，就是我们所提到的男子的父亲；如果他悲痛的心中闪过任何一丝怀疑，他肯定全力以赴控告克卢安提乌斯。啊，绅士们，我不得不多说几句，站在这里一小会，诉说这些痛苦而不可替代的事实，以触动你们的神经。在此，我不予赘述，因为你们具有真正的高贵品质，已经决定不要牵涉无辜，令无辜者遭受诬告。

西塞罗在该引文中对克氏所遭受的控告予以最直接的否认：年轻男子的死因是暴饮暴食导致的积食难消，这也是当时年轻人的常规习性。[①] 西塞罗在此指出死者父亲为事件的见证人。毋庸置疑，没人会怀疑一位遭受丧子之痛的父亲的证实。

---

① 关于年轻人的不良习惯及世风日下的阐述，参见 Sall. *Cat.* 14。那些并不完全符合实际情况的世风日下的描述，这种描述如何影响人们的交往，相关讨论参见 E. Isayev, "Unruly Youth? The Myth of Generation Conflict in Late Republican Rome", in *Historia: Zeitschrift für Alte Geschichte*, Vol. 56, No. 1 (2007), pp. 1 – 13。

最后，西塞罗进入对毒杀老欧氏案件的辩护。关于这一案件，西塞罗进行了大篇幅的论述（Cic. *Cluent.* 61. 169 – 62. 175）。控告如下（Cic. *Cluent.* 61. 169）：

Oppianicum veneno necatum esse，quod ei datum sit in pane per M. Asellium quondam，familiarem illius，idque Habitii consilio factum esse dicitis.

你（小欧氏）宣称：老欧氏死于由其友人阿塞里乌斯给的下毒的面包，而哈比图斯为幕后指使者。

这一指控中有四要素：其一，老欧氏死于毒杀；其二，毒药置于面包之中；其三，下毒的面包由阿塞里乌斯提供，而后者是老欧氏的友人；其四，哈比图斯为幕后指使者。对此，西塞罗一一予以驳斥。

其一，西塞罗对克氏毒杀老欧氏的动机进行了论述：如果克氏毒杀老欧氏，那么克氏要么是畏惧老欧氏要么是厌恶老欧氏。

关于畏惧，西塞再次用三联式的论段说明一名失势的老者并不会威胁到克氏（Cic. *Cluent.* 61. 170）：

*Quid metuebat? **Ne** oppugnaretur a perdito，an **ne** accusaretur a damnato，**an ne** exsulis testimonio laederetur?*

他（克氏）有何可畏惧的？那失势者能攻击他吗？那受罚者能控告他吗？或者那受逐者能伤害他吗？

现在的老欧氏——一个年迈的、有罪的受逐者并不会对克氏形成任何威胁。一组 *ne* - 引导的三联式排比句段向我们展现了老欧氏已然是垂暮之年，不可能有什么动作了。

关于厌恶，西塞罗如此说道：老欧氏是一个有前科的遭逐者，一个社会边缘人，已被外界孤立。西塞罗在之前的章节（Cic. *Cluent.* 14. 41）当中就对老欧氏被孤立于世的情形进行了如下描述：

*cum illo nemo iam rationem，**nemo** rem ullam contrahebat；*

nemo illum ex tam multis cognatis et adfinibus tutorem umquam liberis suis scripsit, *nemo illum aditu*, *nemo congressione*, *nemo sermone*, *nemo convivio dignum iudicabat*; *nemo aspernabantur*, *omnes abhorrebant*, *nemo ut aliquam immanem ac perniciosam bestiam pestemque fugiebant*.

> 没有人和他（老欧氏）进行金钱买卖；没有人和他进行日常往来；同族和其他亲族从不任他为自己孩子的管教人；没人视他为值得问候、集会、会谈和宴请的人；所有人一直避开他，所有人都走开，所有人都跑开，犹如躲避凶残的猛兽和恐怖的瘟疫一般。①

比较前文所说的这种隔绝，老欧氏现在的处境更为不堪，他被彻底地孤立起来，甚至没有人愿意看他一眼。在此种情形下，如果克氏真的非常厌恶老欧氏，那么显然，他希望老欧氏活得越久越好，内心煎熬得越久越好，何以冒险毒杀这样毫无威胁的遭逐者、丧家犬一般的老人呢?②

其二，马库斯·阿塞里乌斯，毒面包的传递者，据信为老欧氏的友人。他和老欧氏的关系比与克氏更为亲近，因此，克氏想必不会与老欧氏的友人合谋。甚者，阿塞里乌斯并未遭受任何控告。在此，西塞罗将矛头隐晦地指向了小欧氏，他称：

---

① 西塞罗在此采用了以下修辞手法：首语重复法，七次重复 nemo 一词（另外也四次重复指示词 ille，与另一指示词 iste 相比，ille 指"距离远者"）来强调无人与老欧氏来往；另外也使用表示聚合、聚集的词头 con – 来反衬老欧氏的孤立于世。西塞罗使用三联式动词未完成时（*aspernabantur*, *abhorrebant*, *fugiebant*）强调动作的持续性，形容人们见到老欧氏就像见到猛兽和瘟疫一般。西塞罗将人们外在形式的恐惧和内在的恐惧都表现得淋漓尽致。因此，西塞罗从三个层面对老欧氏孤立于世的情形进行了描述：其一，社会性的孤立；其二，从早晨的问安到晚宴社交，也是从房屋居所的入口到更为私密的空间的排挤；其三，老欧氏带给人们的恐惧的外在表现和内在的感受。如此，老欧氏完全隔绝于具有社交功能的府邸之外和由之代表的社会之外，就像一只怪物一般，人们尤恐躲之不及。西塞罗由此将老欧氏描绘为完全与世隔绝的边缘人。

② 参见 Cic. *Cluent.* 61. 170 – 171。

Cur igitur tu，qui pietate ad accusandum excitatus es，hunc Asellium esse inultum tam diu sinis？Cur non Habiti exemplo usus es，ut per illum，qui attulisset vennum，de hoc praeiudicaretur？

那么试问你（小欧氏）为何没有令不忠于你父亲的阿塞里乌斯受罚呢？为何没有循着哈比图斯的先例（斯卡曼德有罪，进而法氏兄弟、老欧氏都判为有罪），确定阿塞里乌斯——这管理毒药者——的罪证然后再关联至我的恩客？

事实是，如果没有对阿塞里乌斯进行指控和惩处，那么克氏是完全免于此项控告的，二者之间毫无联系，而不是前面提到三点两层关系：斯卡曼德与法氏兄弟的恩客—恩主关系，法氏兄弟与老欧氏之间的友人关系。

其三，关于毒面包，西塞罗如是说道（Cic. Cluent. 62. 173）：

Faciliusne potuitquam in poculo，latius potuit abditum aliqua in parte panis，quam si totum collique factum in potione esset，celeries potuit comestum quam epotum in venas atque in omnes partes corporis permanare？Facilius fallere in pane，si esset animadversum，quam in poculo，cum ita confusum esset，ut secerni nullo modo posset？

难道如此比酒中下毒更容易渗入血管和全身吗？在面包中投毒比在饮品中投毒溶解得更彻底吗？在面包中投毒比溶解在杯中更难被发现吗？

西塞罗在这里的切入点是毒药的药效，他不仅仅运用了他自己所知的药效知识进行反驳，① 而且是对前面在对老欧氏惯于在饮品中投毒模式的反驳：他在前文中传递给听众一种印象——毒酒是更为平常、高效的毒杀方式，而此处是"面包"；这是一种对建立起来的思维定式的冲击，在面

───────────

① 斯克里波尼乌斯·拉尔古斯（Scribonius Largus）对如何防止中毒的论述如下：*trademus autem singulorum malorum medicamentorum epotorum signa，quo facilius intellegatur，quid quisque sumpserit et qua ratione adiuvari debeat.* / 我们应在投毒后的酒杯中标记，以便了解谁拿了哪杯以及如何解救他（Scrib. Larg. 178）。关于西塞罗论据的逻辑结构，以及其对死者的真正死因的阐述，参见 C. L. Golden：*The Role of Poison in Roman Society*，p. 120。

包中投毒的嫌疑不攻自破，是澄清克氏的高明手段。

其四，事实上，老欧氏并非死于毒杀，而是由于一场意外，以及长期受到周围环境的冷遇和妻子萨西亚不忠的折磨（Cic. *Cluent.* 62.175），西塞罗之前塑造了萨西亚不知廉耻的形象在此又起到了推波助澜的作用。

总之，西塞罗对克氏进行了有理有据的辩护，运用三段式的驳斥逐渐引入重点——最后也是最相关的案件，即这里的常设刑事法庭真正受理的案件。关于维氏的案例，西塞罗只言片语带过。关于小欧氏的案例，巴氏死于投毒的蜂蜜酒，西塞罗也予以驳斥。最后，转向老欧氏的毒杀案，他通过对控告所涉的四要素一一予以否决：否定了克氏毒杀老欧氏的动机；论述了阿塞里乌斯和老欧氏的友人关系；批判了在面包中投毒的方式——比照前文中所涉及的所有毒杀案例均为毒饮的方式，这里下毒于面包的方式实为滑稽；否定了老欧氏死于毒杀。关于事件的真相，我们无从知晓，但试想西塞罗对控告的所有因素一一加以驳斥，那么克氏则完全与这起控告无关，西塞罗作为克氏的辩护人也圆满地完成了他的任务。

结　论

在《为克卢安提乌斯辩护》的演说词中，西塞罗将老欧氏描绘为一个毒杀他人且屡屡得手的惯犯，并以相同的方式，通过斯卡曼德—法氏兄弟—老欧氏间的三边关系实施对克氏的毒杀计谋。当西塞罗一一驳斥对克氏的控告时，根据相同的思路：克氏既没有毒杀动机，也不具有老欧氏惯常的毒杀习性，同时，克氏也没有充足的社会关系。西塞罗这种自立自破的辩论方式，看起来滴水不漏，极为高明。

西塞罗首先巧用修辞为老欧氏和萨西亚塑造了坏形象，然后，列举了老欧氏如何，以及何时毒杀多人（并无证据）。就算老欧氏实际上并未毒杀任何人，西塞罗也由此成功刻画了老欧氏惯于毒杀他人的恶魔形象。西塞罗从罗马上层法律、社会、政治、道德等多个角度均展开论述，将辩护律师或者说他作为一名演说家博采众长的能力发挥得淋漓尽致，正如西塞罗自己也曾强调辩护律师必须学识渊博，可以引经据典。① 西塞罗笔下老欧氏的毒杀习惯（consuetudo），为老欧氏毒杀克氏进行了铺垫；之后关于驳斥对克氏的控诉部分，西塞罗三段式的排布，是对他之前树立的老欧氏的形象、老欧氏的惯用伎俩的"自破式"论证：老欧氏道德败坏、惯于毒杀他人；克氏品德高尚、没有毒杀他人的习惯。

西塞罗在从法律、道德、社会、政治角度展开论述时，也屡屡采用修辞手法唤起、触动，甚至是挑战陪审团的固有认识范式；在种种范式、框架下，克氏没有任何反面的行为，而老欧氏则在这种种范畴下是完全不符合罗马上层社会的行为准则的、彻头彻尾的败类形象。老欧氏这种贪婪以及借用关系网络的行为在当时是极为普遍的。因此，西塞罗演说词最终反映的是罗马精英阶层如何思考、运营，他熟稔于此，且在此种背景下，洋洋洒洒、大做文章，在围绕"毒杀"的论证过程中，大谈特谈道德评判体系。那么，犯罪事实在庭审判决中到底起到什么样的作用呢？我们不得而知。最终，在这些综合因素的作用下，"毒杀"一案的最终判决何去何从？自然是西塞罗获胜。

[顾斯文（Sven Günther），东北师范大学世界古典文明史研究所教授，sveneca@ aol. com；张红霞，东北师范大学世界古典文明史研究所博士生]

（责任编辑：郭丹彤）

---

① 参见 Quint. *inst.* 2. 17. 20 - 21：*Item orator，cum falso utitur pro vero，scit esse falsum eoque se pro vero uti：non ergo falsam habet ipse opinionem，sed fallit alium. Nec Cicero，cum se tenebras offudisse iudicibus in causa Cluenti gloriatus est，nihil ipse uidit.* ／作为演说者，当他用错的代替对的，知道错的是错的，仍然用错的代替对的。他自己并没有错的观点，但是他欺骗了别人。西塞罗宣称他在克氏案件中向陪审员眼中扔了一把沙子，就是如此。

埃萨吉尔—金—阿普里与古代两河流域的医学传统*

刘昌玉　著

摘　要　古代两河流域文明是人类历史上最早的文明之一，其留下不计其数的医学文献，不仅对后来的西方古典医学有重要影响，而且其许多内涵与外延至今仍然具有重要的参考价值。其中，巴比伦人埃萨吉尔—金—阿普里汇编的《诊断手册》（又名"萨基库"），将两河流域的医术与巫术"合二为一"，建立了古代两河流域医学诊断与治疗的"二元"体系。

关键词　埃萨吉尔—金—阿普里《诊断手册》　古代两河流域医学

古代两河流域（约公元前3200年—公元前539年）医学传统是人类文明史上最早的医学证据之一。古希腊有"医学之父"希波克拉底、古中国有"医圣"张仲景、古阿拉伯有"医圣"伊本·西那（阿维森纳），上述这些都是举世闻名的医生或医学家，与之不同，古代两河流域文明延绵三千余年医学发展史上，最著名的人物或许不是什么医生或医学专家，而是一位医学文献的编辑者。他的名字叫做埃萨吉尔—金—阿普里，大约生活于公元前11世纪的两河流域南部地区（巴比伦尼亚）。他编辑的《诊断手册》，成为两河流域医学的集大成者，奠定了古代两河流域的医

---

　　* 本文系国家社会科学基金项目"两河流域乌尔第三王朝赋税制度研究"（项目编号：17CSS007）阶段性成果。

学体系。埃萨吉尔—金—阿普里是一位怎样的人物呢?

一　埃萨吉尔—金—阿普里其人

埃萨吉尔—金—阿普里（Esagil-kin-apli），又称埃什古孜—根阿（苏美尔语作 ^{m}eš$_3$-gu$_2$-zi-gi-in-a,① 其中 m 是指示符，代表人名），其名字来源于苏美尔语 ^{m}e$_2$-sag-gil$_2$-ki-in-ap-li，出生于公元前 11 世纪两河流域南部的波尔西帕城，是中巴比伦时期（伊新第二王朝，公元前 1155 年—公元前 1024 年）国王阿达德—阿普拉—伊丁那（Adad-apla-iddina，公元前 1066 年—公元前 1044 年在位）统治时期所任命的第一位“首席学者”（阿卡德语 $ummânū$），死于其任期内②，死后其“首席学者”职位被萨吉尔—吉南—乌比卜（Saggil-kinam-ubbib）继任。③ 他的名字出现在后来塞琉古时期乌鲁克的《圣贤与学者表》（$List\ of\ Sages\ and\ Scholars$）中。④ 他出身于知识分子家庭，是波尔西帕城的“杰出公民”。据传，他是古巴比伦著名国王汉谟拉比（公元前 1792 年—公元前 1750 年在位）的圣贤（苏美尔语 NUN. ME，阿卡德语 $apkallu$）阿萨卢希—曼苏姆（Asalluhi-mansum）的后裔。⑤

埃萨吉尔—金—阿普里并没有创作任何医学和预兆文献，根据古代两河流域传统，占卜预兆文献、驱魔文献和医学文献都是由智慧神埃阿创作

---

① W. G. Lambert, "Ancestors, Authors, and Canonicity," *Journal of Cuneiform Studies*, Vol. 11, No. 1 (1957), p. 13.

② 有关埃萨吉尔金—阿普里的职业，参见 M. Van de Mieroop, *Philosophy before the Greeks: The Pursuit of Truth in Ancient Babylonia*, Princeton and Oxford: Princeton University Press, 2016, pp. 104 – 107。

③ W. G. Lambert, "A Catalogue of Texts and Authors," *Journal of Cuneiform Studies*, Vol. 16, No. 3 (1962), p. 66.

④ A. Lenzi, "The Uruk List of Kings and Sages and Late Mesopotamian Scholarship," *Journal of Ancient Near Eastern Religions*, Vol. 8, No. 2 (2008), pp. 137 – 169.

⑤ J. V. Kinnier Wilson, "Two Medical Texts from Nimrud," *Iraq*, Vol. 18, No. 2 (1956), p. 136.

的，即埃阿是这些文献的作者。① 埃萨吉尔—金—阿普里的主要成就是重新汇编了两河流域的医学文献和占卜预兆文献，并且将这两类不同文献中的医术和巫术"合二为一"，建立了古代两河流域医学的"二元"体系，即两河流域医学传统不仅包括医学和药物学成就，而且还包括占卜预兆、占星学甚至天文学等组成部分。他汇编了许多两河流域医学文献和预兆文献，其中著名的有《驱魔师手册》（*Exorcists Manual*）、《埃萨吉尔—金—阿普里编目》（*Esagil-kin-apli catalogue*）、《"阿兰迪穆"》（*Alamdimmû*）和《诊断手册》（*Diagnostic Handbook*，又名"萨基库"*Sakkikū*）。

《驱魔师手册》是驱魔师（阿卡德语 *mašmaššūtu*）学习驱魔术的必备工具书集。其内容包括驱魔仪式、王室典礼、医药知识、咒语和预兆系列。共分为两个部分：一个是关于驱魔术的资料集（阿卡德语 *kakugallūtu*），另一个是关于神秘仪式的知识（阿卡德语 *išippūtu*）。② 《埃萨吉尔—金—阿普里编目》的阿卡德语原名为 *nisirti Ezida* "埃孜达的秘密"，原作已佚，现存的是新亚述和新巴比伦时期的复本。内容包括埃萨吉尔—金—阿普里的个人传记性介绍，以及他重新汇编医学文献的目的与缘由。《"阿兰迪穆"》是记录观相术的文献集合，包括以下几个部分：③ *šumma alamdimmû* "如果外貌"关于观相术的预兆，阿卡德语 *alamdimmû* 源自苏美尔语 alam-dimu₂ "外貌（外表）"记录在 27 块泥板上；*šumma nigdimdimmû* "如果外观（外形）"记录在 2 块泥板上，现存复本太破损以致无法复原④；*šumma kataduggû* "如果表达"记录在 1 块泥板上，是关于说话与习惯行为的预兆；*šumma sinništu qaqqada rabât* "如果女人的头

---

① W. G. Lambert，"A Catalogue of Texts and Authors，"pp. 64 – 65.

② M. J. Geller，"Incipits and Rubrics，"in A. R. George and I. L. Finkel eds.，*Wisdom*，*Gods and Literature*：*Studies in Assyriology in Honour of W. G. Lambert*，Winona Lake：Eisenbrauns，2000，pp. 242 – 254.

③ 根据古代两河流域文献记录传统，每一部分的题目是该部分的第一句话，参见 S. N. Kramer，*Sumerian Mythology*，Philadelphia：University of Pennsylvania Press，1961，pp. 16 – 18。

④ F. Rochberg，*The Heavenly Writing*：*Divination*，*Horoscopy*，*and Astronomy in Mesopotamian Culture*，Cambridge：Cambridge University Press，2004，pp. 87 – 88.

很大"记录在 2 块泥板上，是关于女人外表的预兆①；šumma liptu "如果斑点（痣）"记录在 9 块泥板上，是关于人身上的斑点或痣的预兆；*šumma šer'ān pūt imittišu ittenebbi* "如果血管在他的前额头悸动的右边"记录在最后 1 块泥板上，是关于非随意运动（癫痫）。② 《诊断手册》是埃萨吉尔—金—阿普里所有汇编系列中最著名的一部，其最后部分的内容介绍了编者的身份，以及汇编这些文献的缘由及目的：

关于那些在古时还没有得到权威编辑，并且根据自相矛盾的传统，没有副本可以得到来更新，在巴比伦国王阿达德阿普拉伊丁那统治时期，阿萨卢希曼苏姆之后裔、国王汉谟拉比之贤哲、神辛、里希（Lisi）和那那伊（Nanai）之支柱、纳布（其拥有众神的"命运泥板"且调解冲突之事）之受膏者、宁孜尔孜尔（Ninzilzil，爱的信任女主，宠爱的姐妹）之净化祭司、苏美尔和阿卡德之首席学者埃萨吉尔—金—阿普里通过神埃阿和阿萨卢希（Asalluhi）授予他的敏锐智慧，自己深思熟虑，从头到脚创造出预兆系列 *Sakikkû* 新的编辑版本，并且确定将其用于教学。

当心！注意！不要忽视你的知识！如果没有获取知识，他肯定既不能大声诵读"萨基库"，也不能大声读预兆系列"阿兰迪穆"！"萨基库"是关于所有疾病和所有种类的苦恼；"阿兰迪穆"是关于外形、外表，从而涉及人的命运，这些都是神埃阿和阿萨卢希在天堂的命令。有关这一对系列，它们的组织是相同的（比如从头到脚）。

让这位制定决策、守卫人们生活，以及全面了解"萨基库"和"阿兰迪穆"的驱魔师来检查病人，并且审查适当的系列。

---

① V. A. Hurowitz, "The Woman of Valor and a Woman Large of Head: Matchmaking in the Ancient Near East," in R. L. Troxel ed. , *Seeking out the Wisdom of the Ancients*: *Essays Offered to Honor Michael V. Fox on the Occasion of His Sixty-Fifth Birthday*, Winona Lake: Eisenbrauns, 2005, pp. 221 – 234.

② M Popovic, *Reading the Human Body*: *Physiognomics and Astrology in the Dead Sea Scrolls and Hellenistic-Early Roman Period Judaism*, Leiden: Brill, 2007, pp. 72 – 85.

让他仔细考虑，并且让他将其诊断任凭国王使用。①

二　巴比伦医学经典《诊断手册》

《诊断手册》的阿卡德语原名为"萨基库"（*sakikkū*，"症状"之意），对应的苏美尔语词符是 SA. GIG，意为"患病的血管/肌肉"，记录在 40 块泥板上，"40"这一数字对应的是智慧神埃阿（苏美尔语：恩基）的数字代码，相传最早的医学诊断知识都是由埃阿神传授给人类的。② 埃萨吉尔—金—阿普里称汇编医学文献的初衷是重新审视各种疾病引发的原因，来自神灵的惩罚。阐述病因之后，他又详细列举了3000 余个诊断条目，在内容编排上按照从头到脚、从右到左、从普通到特殊的顺序。

在内容上，《诊断手册》共分为 6 个章节：③

第一章记录在 2 块泥板上（第 1—2 块），以"当驱魔师去病人房子时"（*enūma anta būt marsi āšipu illku*）为开头，记录了一些陆地上出现的奇特现象和征兆。在第一块泥板上记载的是巫师去病人家的路上所遇到的一些现象征兆，这些征兆对于诊断病人的病情提供了有价值的暗

---

① I. L. Finkel, "Adad-apla-iddina, Esagil-kin-apli, and the Series SA. GIG," in E. Leichty and M. Dej Ellis, eds., *A Scientific Humanist：Studies in Memory of Abraham Sachs*, Philadelphia：University Museum, 1988, pp. 149 – 150；N. P. Heeßel, "Neues von Esagil-kîn-apli：Die ältere Version der physiognomischen Omenserie alamdimmû," in S. M. Maul and N. P. Heeßel eds., *Assur-Forschungen*, Wiesbaden：Harrassowitz Verlag, 2010, pp. 140 – 141.

② W. Röllig, "Götterzahlen," in E. Weidner et al. eds., *Reallexikon der Assyriologie und Vorderasiatischen Archäologie*, Volume 3, Berlin and New York：Walter de Gruyter, 1957 – 1971, pp. 499 – 500.

③ 关于《诊断手册》，目前为止最权威的解释性著作为 N. P. Heeßel, *Babylonisch-assyrische Diagnostik*, Alter Orient und Altes Testament 43, Münster：Ugarit-Verlag, 2000。

示。例如，巫师在路上遇到了一头杂色猪，这预示着病人患的是水肿病。① 第二块泥板记载的不是巫师本人，而是病人的访客在去病人家的路上、在病人卧室以及在离开病人家的回家路上所遇到的迹象征兆。这些征兆实际上是从另一篇陆地预兆系列 *šumma ālu ina mēlê šakin* "如果城市坐落于高处"中摘选的。这些预兆文献被摘选到《诊断手册》中，这说明了编者将巫术与医术合二为一、融为一体。②

第二章记录在 12 块泥板上（第 3—14 块），包括 1000 多个条目，是《诊断手册》最丰富的一个章节，它以"当你靠近病人时"为开头，记录的是从头到脚的病状诊断与预后，每块泥板记录身体的一个部位，从上至下依次是：颅骨、太阳穴、眼睛、鼻子、口和舌、耳朵和脸、脖子、胳膊、手、胸部、腹部、臀部及以下部位。其中有 7 块泥板记录的是关于头部的，而只有 5 块泥板记录头部以下的部位，这体现了头部在诊断中的重要性。需要注意的是，这些身体部位全都是男人的，而没有关于女人身体部位的记录。这种"从头到脚"的编排方式是埃萨吉尔—金—阿普里的创新，一直被后人所使用。③

第三章记录在 11 块泥板上（第 15—25 块），以"如果他病了一天"为开头，特指疾病的过程与持续时间，从一天到几个月不等，这段时间也是观察期。其次还记录了老年疾病，从病发到遍及全身的过程。是关于传染病的记录。最后是关于体温以及病人饮食情况的观察。④

---

① I. L. Finkel, " Adad-apla-iddina, Esagil-kin-apli, and the Series SA. GIG," inE. Leichty and M. Dej Ellis eds. , *A Scientific Humanist*：*Studies in Memory of Abraham Sachs*, Philadelphia：University Museum, 1988, pp. 143 – 159; A. R. George, "Babylonian Texts from the Folios of Sidney Smith. Part Two：Prognostic and Diagnostic Omens, Tablet Ⅰ," *Revue d'Assyriologie et d'archéologie orientale*, Vol. 85, No. 2 (1991), pp. 137 – 167.

② N. P. Heeβel, "Diagnosis, Divination and Disease：Towards an Understanding of the Rationale Behind the Babylonian Diagnostic Handbook", in H. F. J. Horstmanshoff, M. Stol and C. van Tilburg eds. , *Magic and Rationality in Ancient Near Eastern and Graeco-Roman Medicine*, Leiden：Brill, 2004, p. 102.

③ N. P. Heeβel, "Diagnosis, Divination and Disease：Towards an Understanding of the Rationale behind the Babylonian Diagnostic Handbook," pp. 102 – 103.

④ N. P. Heeβel, "Diagnosis, Divination and Disease：Towards an Understanding of the Rationale behind the Babylonian Diagnostic Handbook," p. 103.

第四章记录在5块泥板上（第26—30块），专门记录癫痫症，以及一些具体症状，比如抽搐、击打、流唾液等。病人癫痫症第一次发作的年龄也被记录了下来，3岁、7岁、10岁、20岁、30岁、50岁不等。新生婴儿患癫痫症者会被杀死，而稍微大点的儿童则会被治疗。①

第五章记录在5块泥板上（第31—35块，现存第31块和第33块），内容是关于一些特殊病症，比如皮肤病和发烧等，其中大部分内容不清楚。②

第六章记录在5块泥板上（第36—40块），以"如果一个丰满的女人怀孕了"为开头，涉及妇产科知识，比如通过观察产妇乳头的形状与颜色变化，来预测胎儿的性别与将来的运气，以及一些妇产科疾病和儿科疾病。③

埃萨吉尔—金—阿普拉用他的智慧改编了《诊断手册》（"萨基库"），将其结构与面相术预兆系列——"阿兰迪穆"相协调。在其他地区的文献里，埃萨吉尔—金—阿普里也被称为是一个伟大的学者。他的作品在其覆盖范围方面是令人难以置信的，涉及各学术领域的许多作品，这使人们对这一陈述的可靠性提出了怀疑。我们必须记住的是，只是因为后来的人们宣称埃萨吉尔—金—阿普里做了所有这些事情，我们才知道他的工作的。我们没有办法确定他们所说的正确与否，不过这个的确也不重要。④

三　古代两河流域的医学传统

古代两河流域历史上最早的医学文献是乌尔第三王朝时期（公元前

---

① M. Stol, *Epilepsy in Babylonia*, Cuneiform Monographs 2, Leiden: Brill, 1993, pp. 55–56; N. P. Heeβel, "Diagnosis, Divination and Disease: Towards an Understanding of the Rationale behind the Babylonian Diagnostic Handbook," p. 103.

② N. P. Heeβel, "Diagnosis, Divination and Disease: Towards an Understanding of the Rationale behind the Babylonian Diagnostic Handbook," p. 103.

③ N. P. Heeβel, "Diagnosis, Divination and Disease: Towards an Understanding of the Rationale behind the Babylonian Diagnostic Handbook," p. 103.

④ M. Van de Mieroop, *Philosophy before the Greeks: The Pursuit of Truth in Ancient Babylonia*, Princeton and Oxford: Princeton University Press, 2016, pp. 105–106.

2112 年—公元前 2004 年）的治疗手册，记载了对病人的治疗，但是没有诊断记录。① 在古巴比伦时期（公元前 1894—公元前 1595 年），医学文献开始出现有关病症的治疗与诊断的记载，并且出现了大量关于医学处方的记录。到中亚述和中巴比伦时期（约公元前 1430—公元前 1050 年），两河流域医学发生了重大的改革，出现了两类记载详细的诊断手册，关于疾病的诊断治疗也是由两类职业人员完成的：一类叫作"医师"（阿卡德语 asû），其对应的治疗术被称为"医术"（阿卡德语 asûtu）；另一类叫作"巫师"（阿卡德语 āšipu），其对应的治疗术被称为"巫术"（阿卡德语 āšipūtu）。医师治疗"自然"原因引起的疾病，被称为"理性的"治疗过程，而巫师治疗的是由"超自然"因素引起的疾病，被称为"巫术"治疗。其标志性的例子就是中巴比伦时期学者埃萨吉尔—金—阿普里所汇编的《诊断手册》。这两类职业治疗师基于不同的疾病原因，采取不同的治疗方式，构成了古代两河流域医学诊断治疗的"二元"体系。②

古代两河流域的医学诊断治疗到了新亚述帝国时期（公元前 934 年—公元前 612 年）逐渐趋于体系化与规范化，并且也是医学文献最丰富的一个时期，尤其是亚述国王阿淑尔巴尼拔统治时期（公元前 668—公元前 627 年），他在首都尼尼微建成的阿淑尔巴尼拔图书馆，收集、汇编了前代数量众多的文献资料，其中有许多是关于两河流域医学的文献资料，它们被汇编成大型医学诊断手册和预兆手册等资料集，同时期除了尼尼微外，另一个收藏医学文献众多的是亚述古都阿淑尔城，这些医学文献多是所谓的"巫术"或占卜预兆文献，被冠以阿淑尔神庙的预言师（巫师）基茨尔—阿淑尔（Kisir-Aššur）及其侄子基茨尔—纳布（Kisir-Nabu）之名。随着公元前 612 年亚述帝国、公元前 539 年新巴比伦王国、公元前 330 年波斯帝国的相继灭亡，两河流域历史进入了希腊人统治时期，公元

---

① M. Civil, " Prescriptions Médicales Sumériennes," *Revue d'Assyriologie et d'archéologie orientale*, Vol. 54, No. 2 (1960), pp. 57 – 72. 中译本参见董为奋、朱承思《世界历史上最早的医学文献》，《世界历史》1988 年第 3 期。

② N. P. Heeβel, "Diagnosis, Divination and Disease: Towards an Understanding of the Rationale behind the Babylonian Diagnostic Handbook," pp. 97 – 116; J. Scurlock, "Ancient Mesopotamian Medicine," in D. C. Snell ed. , *A Companion to the Ancient Near East*, Oxford: Balckwell, 2005, pp. 302 – 315.

前 307 年亚历山大大帝去世之后不久，希腊人的塞琉古王国统治了两河流域地区，但是原先的两河流域医学传统并没有完全消失，而是在巴比伦、波尔西帕、西帕尔和乌鲁克等城市延续了下来，直到公元 3 世纪左右罗马、帕提亚统治时期才最终被遗忘。不过，古代两河流域医学的许多传统成功地被古希腊、古罗马人所继承，这对西方古典医学乃至整个西方医学史发展产生了重要影响。

古代两河流域医学的发展过程也是人们对于疾病起因、疾病特性、疾病诊断、疾病治疗与疾病预防等多方面内容的探究过程。古代两河流域人们虽然知道一些疾病的自然原因，比如因过度暴露在热或冷的环境下而得病，因饮食过度而得病，因食用变质食物而得病，因过度饮酒而得病等，他们认为这些疾病从外部侵入到人身体内部，所以他们发明了通便（泻药）和灌肠等方法来治病。不过，古代两河流域根深蒂固的传统观念认为，疾病是神惩罚人的一种方式，神降罪于人，将病种植于人的体内，导致人得病。比如，古巴比伦时期的一位马瑞官员说："关于西马图姆，她恶言中伤我的主人，关心那些我主人向神控告的人们，所以我主人的神抓住了她，砍断了她的手指，并且降给她癫痫病。"① 对于违反神所制定的社会秩序和道德禁忌行为，神也会降疾病于所犯的人。这些行为包括：偷吃了供给神的供品（禁果）、欺骗撒谎与是非颠倒（应该说"是"却说"不是"，应该说"不是"却说"是"）、兄弟之间不和睦、擅自闯入邻居家里以及与邻居的妻子通奸等行为。对于触犯神旨意的人们，最常见的方式是向神进行忏悔，枚举自己的过错与罪责，期望得到神的宽恕与帮助。不过，向神忏悔也要找对神，不同的疾病对应于不同的神，而古代两河流域的巫师（āšipu）的主要功能就是通过病人的症状来找出是由哪位神降下的病因，从而指示病人向对应的神来忏悔。② 另外，在治疗与康复过程中，不像现在医学那样要观察病人的身体机理，在古代两河流域，治疗师

---

① R. D. Biggs, "Medicine, Surgery, and Public Health in Ancient Mesopotamia," in J. M. Sasson ed., *Civilizations of the Ancient Near East*, Volume 3, New York：Scribner, 1995, p. 1913.

② N. P. Heeβel, "Diagnosis, Divination and Disease：Towards an Understanding of the Rationale behind the Babylonian Diagnostic Handbook," p. 99.

可以通过占卜、释梦、观察水中的油的形状变化，以及观察陆地上发生的自然现象等方式来得到神在人间留下的指示，从而预测病情的变化与恢复情况，协助治疗病人。

总而言之，古代两河流域的医学与宗教神学、天文占星、巫术、相面术等方面紧密相连，甚至它们之间的界限十分模糊，常常可以混为一谈。埃萨吉尔—金—阿普里作为一位编纂者，不仅汇编了散落的大批医学与巫术文献，更重要的是从方法论上建立了两河流域"医巫合一"的医学理论体系，对于后世医学理论的发展做出了重要的贡献。

（刘昌玉，浙江师范大学人文学院历史系副教授，liucy@ zjnu. cn）

（责任编辑：黄薇）

古埃及的医学与巫术：重估两者的关系

［加］托马斯·施耐德（Thomas Schneider）著　庄　奇译

摘　要　本篇文章尝试呈现对古埃及医学和巫术之间的关系进行评估。对比传统的观点，19 世纪和 20 世纪宗教学、人类学影响下对埃及巫术的新理解对本文所关注的议题十分重要。巫术并非古埃及宗教及礼仪活动中一种负面的非理性构成；相反，埃及巫术是一套全面的调节系统，用以稳定现存世界的秩序。这套系统用于人类活动的方方面面，旨在根据理性机制尝试将具有威胁性和混乱的部分整合到正常世界秩序中。在以往的古埃及医学研究中，现代性偏见明确地将文献中的（据称高级的）医学与（据称低级的）巫术区分开来，轻视巫术活动，或是将巫术的使用解释为纯粹心理学上的暗示。能够看到，在医学中使用巫术依赖一套准技术性类比体系，为遭受病痛折磨的患者建立与绝对（神的，或者神秘的）秩序之间的联系，例如，在患者与荷鲁斯之间建立联系。最近的研究同样证明医药处方不仅仅在药剂层面有效。药物的生产复制并反映了疾病本身的特征，这就使药物不仅有药效而且还具有神秘功效。对这一机制更系统化、更为细致的研究将会使我们达到对埃及本位的理解，发展出对古埃及医学和巫术实践更融贯的功能理论。

关键词　医学　巫术　古埃及宗教　咒语

很长一段时间以来，现代学者对古埃及医学和巫术之间关系的阐释都具有偏见。许多这样的偏见是源于采用了不适当的阐释框架，即使用古典和古代基督教中一个本就包含贬义色彩的术语——"巫术"（magic），并运用了 19 世纪和 20 世纪的一种进化论视角。尽管埃及概念有着更广泛和多种不同的意义，但在没有更恰当术语的情况下，古典作家和基督教作家把 heka（巫术）这个埃及的概念译为希腊术语"mageia"。不仅如此，19世纪晚期和 20 世纪的学者如爱德华·博内特·泰勒（Edward Burnett Tylor，1832—1917）和詹姆斯·弗雷泽（James G. Frazer，1854—1941）相信人类文化的进步，自此，"巫术"代表了早期人类的一种原始、幼稚、无知的思维方式。早在 1899 年，欧内斯特·A. W. 巴奇（Ernst A. W. Budge）就带着这样的偏见来研究埃及巫术。[1] 20 世纪早期杰出的德国埃及学家，同时也是埃及语文学"柏林学派"的创始人阿道夫·埃尔曼（Adolf Erman）对此也采取相同的研究进路。[2] 在 1934 年他所写的一本带有否定论调的专著中，他否认埃及宗教具有任何神学体系[3]，甚至，他把埃及巫术理解为一种错误思维意识的典型。[4] 1953 年，汉斯·邦内特（Hans Bonnet）把巫术解读为埃及人精神中的基本结构，（高级）宗教亦要屈服于它。[5] 最后，拉斯洛·卡库施（László Kákosy）就此话题于1989 年著书认为，相对于科学，文化和哲学这些人类思维和行为中的积极方面而言，巫术是埃及文化中的消极方面。[6]

---

① Ernest A. W. Budge, *Egyptian Magic*, New York：Dover, 1899, S. xiii f.

② Thomas Gertzen, *École de Berlin und "Goldenes Zeitalter"* (1882 – 1914) *der Ägyptologie als Wissenschaft. Das Lehrer-Schüler-Verhältnis von Ebers, Erman und Sethe*, Berlin: De Gruyter, 2013.

③ Klaus Koch, *Das Wesen altägyptischer Religion im Spiegel ägyptologischer Forschung*, Hamburg：Verlag Vandenhoeck & Ruprecht, 1989, pp. 45 – 50.

④ Adolf Erman, *Die Religion der Ägypter*：*Ihr Werden und Vergehen in vier Jahrtausenden*, Berlin, Leipzig：de Gruyter, 1934, pp. 295 – 296.

⑤ Hans Bonnet, *Reallexikon der Ägyptischen Religionsgeschichte*, Berlin：De Gruyter, 1952, pp. 435, 439.

⑥ László Kákosy, *Zauberei im alten Ägypten*, Leipzig：Koehler & Amelang, 1989, p. 230.

2000 年，我提出要对埃及的 *heka* （巫术）① 这一概念重新评估，将其作为更综合的、准技术的（quasi-technological），目的在于稳固现有世界秩序的一种体系。这种调节系统的运作是合乎理性的，它运用一些机制来将原本分散和无序的部分整合为一个规范的结构。*heka* 作为一种资源，除了一般固定的程序之外还适用于所有人类活动，例如：除了通常的保护措施（如守卫、宫墙、情报工作）以外还要保障国王或王宫的安全。这样一种理解埃及"巫术"综合的新模型倾向于反对并替代过时的阐释框架。在该视角下，"巫术"（*heka*）根本不是汉斯·基彭贝格（Hans G. Kippenberg）所断言的"由科学家所创的一种残留下来的范畴，用以指称对他们而言无法理解（非理性）的行为"。② 这样一种判断——正如前文所引述的卡库施区分人类活动中的积极和消极方面一样——把巫术和

---

① Thomas Schneider, "Die Waffe der Analogie：Altägyptische Magie als System," in Manuel Bachmann and Karen Gloy eds. , *Das Analogiedenken：Vorstöße in ein neues Gebiet der Rationalitätsforschung*, Freiburg/ München：Alber, 2000, pp. 37 – 85. 关于埃及巫术的概述，参见 Yvan Koenig, *Magie et magiciens dans l'Egypte ancienne*, Paris：Pygmalion, 1994；G. Pinch, *Magic in Ancient Egypt*, London：British Museum Press, 1994；Robert K. Ritner, *The Mechanics of Ancient Egyptian Magical Practice*, SAOC, Bd. 5, Chicago：Oriental Institute of the University of Chicago, 1993 (4th ed. 2008)；Richard H. Wilkinson, *Symbol & Magic in Egyptian Art*, London：Thames & Hudson, 1994。较新的研究，参见 *Altägyptische Zaubersprüche：Eingeleitet, übersetzt und kommentiert von Hans W. Fischer-Elfert, mit Beiträgen von Tonio Sebastian Richter*, Stuttgart：Reclam, 2005；Jan Assmann, "Magie und Religion im Alten Ägypten," in Jan Assmann and H. Strohm eds. , *Magie und Religion*, München：lhelm Fink Verlag, 2010；Geraldine Pinch, *Magic in Ancient Egypt*, Revised Edition, University of Texas Press and British Museum Press, 2010；Maarten J. Raven, *Egyptian Magic：The Quest for Thoth's Book of Secrets*, Cairo：American University in Cairo Press, 2012；Christoffer Theis, *Magie und Raum：Der magische Schutz auserwählter Räume im alten Ägypten nebst einem Vergleich zu angrenzenden Kulturbereichen*, Tübingen：Mohr Siebeck, 2014；Andrea Jördens ed. , *Ägyptische Magie und ihre Umwelt*, Wiesbaden：Harrassowitz, 2015。关于重要巫术文本译文的数字资料库，可参考 http：//research. uni-leipzig. de/digiheka/index. html。

② Hans G. Kippenberg, Artikel *Magie*, in *Handbuchreligionswissenschaftlicher Grundbegriffe*, IV, H. Cancik, B. Gladogow und M. Laubscher (Hrsg.), Stuttgart/Berlin/Köln：Kohlhammer, 1998, pp. 85 – 98：hier S. 95.

埃及文化的其他部分（法律、经济、科学）相互割裂开，并将其贬低为次于其他部分的存在。恰恰相反，埃及文献和宗教图像把 *heka* 呈现为与秩序（*Maat*）相并列的概念，是与世界及社会的每一部分都相关的首要范畴。① 其中一个特别重要的范畴就是医学，接下来本文将探讨这一话题。②

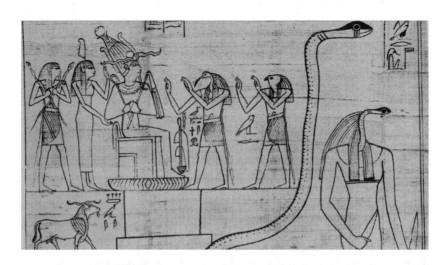

图一 *heka*（左）和秩序（右）保护着奥西里斯神；图片来自格林菲尔德纸草（Greenfield Papyrus）；《亡灵书》（*Book of the Dead of Nestanebetisheru*）

伦敦大英博物馆；编号：BM EA 10554；第21-22王朝

E. A. W. Budge, *The Greenfield Papyrus in the British Museum*, London：BMP, 1912, p. CⅧ.

https：//archive. org/details/greenfieldpapyru00ness

一 医学与巫术：证据和解读

以一个埃及人的观点来看，疾病是对秩序的主要干扰之一，因此

---

① Thomas Schneider, "Die Waffe der Analogie：Altägyptische Magie als System," 2000, pp. 41 -47.

② 另参见 James P. Allen, *The Art of Medicine in Ancient Egypt*, New York, New Haven and London：Yale University Press, 2005。

需要用到医药，也要用到 heka。巫术咒语针对的是个人所受到的一般危险，也包括疾病①，尤其是特殊疾病和魔鬼所造成的疾病。② 例如：发烧③，中蛇蝎之毒④，腹痛，烧伤和头痛⑤，儿童疾病⑥，怀孕及生产时的并发症⑦，做噩梦⑧，被狗咬伤，哽塞危险，痛风⑨，以及视力下降。⑩ 在保存下来的关于医学的纸草记载中，巫术可以和一些医疗程序结合使用，可以同步进行，也可以在医疗之后进行。例如，在史密斯纸草文献的受伤指南中⑪，案例 25 提及一种纯粹的医疗方法（下颚脱臼的治疗说明），而案例 9 的治疗方法（当脑壳破裂时，前额受伤的治疗说明）则还提及一种巫术行为。

　　医疗和巫术过程的并行导致了一些被埃及学学者常常轻视的判断，

---

① E. g. , Papyrus Turin 1995 + 1996；Papyrus Chester-Beatty Ⅷ, ⅩⅤ；Papyrus Brooklyn 47. 218. 156；Papyrus Ramesseum ⅠⅩ.

② E. g. , Papyrus Ramesseum C；Papyrus Turin 1995 + 1996 rto. ；Papyrus Chester-Beatty Ⅷ；Papyrus BM 10731；Papyrus Ramesseum Ⅷ；Magischer Papyrus Leiden I 343 + 345.

③ E. g. , The Papyri Chester-Beatty-Papyri；Papyrus BM 10808.

④ E. g. , Papyrus Turin 54003；Papyrus Ramesseum Ⅹ；Papyrus Turin Cat, 1993；Papyri Chester-Beatty；Magischer Papyrus des Vatikan；Brooklyner Schlangenpapyrus；Papyrus Leiden Ⅰ 349；Papyrus Turin Cat, 1993；auf Horusstelen, dem Socle Béhague, in der Heilkapelle von Karnak［C. Traunecker: *Une chapelle de magie guérisseuse sur le parvis du temple de Mout à Karnak*, in：JARCE, Bd. 20 (1983), S. 65 – 92.］

⑤ E. g. , Pap. Leiden Ⅰ 348.

⑥ E. g. , The Spells for Mother and Child (Papyrus Berlin 3027)；Papyrus Brooklyn 47. 218. 2.

⑦ E. g. , Papyrus Ramesseum Ⅳ, the Spells for Mother and Child (Papyrus Berlin 3027)；Papyrus Leiden Ⅰ 348；The Hieratic Magical Papyrus Cologne.

⑧ E. g. , Papyrus Ramesseum ⅩⅥ；Papyrus Leiden Ⅰ 348, Spruch 36；O. Gardiner 363；Papyrus Chester-Beatty-Papyri Ⅲ. Phenomenologically, nightmares were dealt with like a disease.

⑨ E. g. , The Demotic Magical Papyrus London/Leiden；Papyrus Leiden J 383；Papyrus BM 10070.

⑩ E. g. , Papyrus Turin 54003.

⑪ Gonzalo M. Sanchez and Emund S. Meltzer, The Edwin Smith Papyrus, updated Translation of the Trauma Treatise and Modern Medical Commentaries, Atlanta, Georgia 2012.

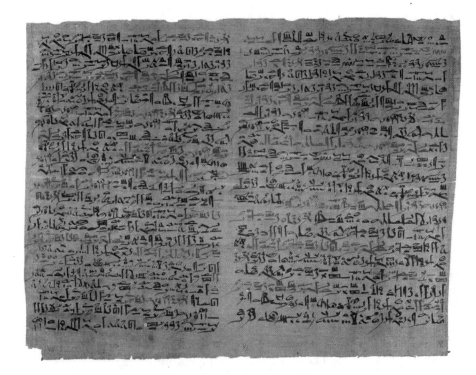

图二　埃德温史密斯纸草（Papyrus Edwin Smith）；军事手术手册
（包含病例 9—12），约公元前 1600 年

纽约医学学会（New York Academy of Medicine）

https：//upload. wikimedia. org/wikipedia/commons/1/13/Cases＿ 9 － 12＿ from＿

J. H.＿ Brested%27s＿ Edwin＿ Smith＿ Surgical＿ Papyrus＿ Wellcome＿ M0009019. jpg

例如埃及的医学尚无法脱离巫术思维的局限等。沃尔夫哈特·韦斯滕多尔夫（Wolfhart Westendorf）是这类偏见的首要代表，他确实把巫术看作解读一切埃及医学的核心。然而，他也把一种进化论的结构附加到埃及的思想史上，令人想起人类学家泰勒和弗雷泽的假说。在他看来，埃及史前史的特征便是相信魔鬼。而古王国（大约公元前 2700—公元前 2200 年）由于沉湎于一种"狂热的傲慢"和全能的概念，从而带来了埃及医学的巅峰，并在埃及（据称）持续千年之久。韦斯滕多尔夫把埃及医学的兴旺描绘成理性的，全无巫术的。反之，在古王国之后，对科学知识的追求一度停滞，埃及于是重返陈旧的巫术思维模式。①反对这种猜测的理由是，没有证据显示存在过任何全然没有巫术的时期，比如韦斯滕多尔夫所假定的古王国时期。而且，韦斯滕多尔夫批评埃及缺乏科学追求方面的影响，断言埃及文化具有认识论意义上的兴趣以及和现代欧洲相似的思维模式。埃及文化中若有不符合他标准的地方，便会遭到贬低。②

这就是为什么他两卷本论述埃及医学的标准著作有意排除了大多数"巫医结合"的段落，而只包含所谓"真正的"医学文献。此观点的支持者提出，在医学文献中，巫术元素所占的比例很低：在第 18 王朝著名的埃伯斯医学纸草的 850 份独立文本中，只有 2% 是真正意义上的巫术。与此类似的是，据称在所有医学文献中保留下来的疗法和人约1200 份处方中，只有 30 条巫术咒语。然而，沃尔夫哈特·韦斯滕多尔夫认识到这些研究从根本上是错误的：③ 事实上，大量医学抄本中的巫术所占比例是 100%。这是因为所有基础的医疗用药行为都伴随着念诵巫咒。由于这些是标准化的咒语，因此在纸草文献中它们只被写在一个地方。正是这个原因使学者错误地只算了一次，而不是在每次它们实际被念诵时都将其算上。

人们已经多次尝试去区分埃及人何时使用医术，何时使用巫术，但没有一种说法可以被确定。例如，有一种假说认为，巫术是在医治无望的情

① 关于这种态度，参见 Wolfhart Westendorf, *Erwachen der Heilkunst*: *Die Medizin im Alten Ägypten*, Zürich: Artemis & Winkler, 1992；他对缺乏科学求知欲的批评，参见 pp.19 - 39；此外，参见 Wolfhart Westendorf, *Handbuch der altägyptischen Medizin* (HdO I/36), Leiden, Boston, Köln: Brill, 1999, Vol. 1, S. pp. 1 - 3。

② 例如，据韦斯滕多尔夫判断："埃及人可能确实相信妖言鬼话（对说话者的类比，例如把巫师等同于一个神）"；他还说到"神人"，"原始可解读能力"，一种"易被欺骗的治愈意愿"。史密斯医学纸草文献中的案例 9 显示出"医学中关于魔鬼的部分没有被完全克服"。

③ Wolfhart Westendorf, *Erwachen der Heilkunst*, 1992, pp. 24 - 25；Wolfhart Westendorf, *Handbuch der altägyptischen Medizin*, 1999, Vol. 1, S. pp. 529 - 535（p. 532 探讨相关巫术出现的增长）。

况下才被使用的，而医术则是用在可以被治愈的疾病或外伤中。① 恰恰相反，证据表明在预诊不良后患者就会被放弃；另外，巫术也被用来治疗小病小恙，比如流鼻涕。② 另一种假说也可以被证伪：说医术是被用在具有外在的无可争议的病因的疾病中，而当判断不了外在原因时，就会被归为魔鬼作祟，于是就改用巫术。③ 同样也有不少例子表明这不是作为区分的要素。④ 最后，埃里克·霍尔农（Erik Hornung）提出的第三种假说也不对：根据他的观点，解释医学和巫术的并行的前提，即巫术可以治疗一种疾病所带来的心理影响，这是医学的"技术工具"无法处理的。"一名埃及的医师同样也是一名术士，这意思是说，他是灵魂的医师，他驱逐疾病中的魔鬼，并且为了理想的治疗而结合药物、护身符和咒语的功效。"⑤ 与此类似，约翰·纳恩（John F. Nunn），作为医生和一本埃及医学专著的作者⑥，他提醒人们不要把巫术当作和治疗过程无关的事情。然而，他并没有看到巫术里真正在技术上有效的手段，而是预设巫术和现代医学中的暗示和期待相类似的治疗效果。他认为，既然只有极少的处方在药理上有效，因此更有理由相信具有暗示性的巫术和念咒带来的是安慰剂效应。只有在少数例子中，纳恩承认巫术过程具有一种理性的基础：比如，用巫术来解释特定植物中吗啡含量的波动（取决于他们采药的日期）。然而，埃及巫术的功能原则并非是对药理上无效治疗的强化暗示。埃及巫术运用无可辩驳的类比逻辑，借此把无序的情况重整到有序世界中，这比任何药物

---

① 参考 Burkhard Meißner, *Die technologische Fachliteratur der Antike*：*Struktur, Überlieferung und Wirkung technischen Wissens in der Antike*（*ca.* 400 *v. Chr.* − 500 *n. Chr.*），Berlin：Akademie Verlag, 1999, pp. 51 − 52（巫术是对"技术类"药物无效的补偿）。

② Serge Sauneron, "Le rhume d'Aninakhte", *Kêmi* Vol. 20（1970），pp. 7 − 18. 注意还有更多信息可关注以下网址：http://research. uni-leipzig. de/digiheka/pDem36 − 1. html。

③ Wolfhart Westendorf, *Handbuch der altägyptischen Medizin*, 1999, Bd. 1, p. 528.

④ Wolfhart Westendorf, *Handbuch der altägyptischen Medizin*, p. 528, cf. n. 25.

⑤ Erik Hornung, "Die Macht des Zaubers," in, Erik Hornung *Geist der Pharaonenzeit*（English：Idea into Image. Essays on Ancient Egyptian Thought, New York 1992）Zürich, München：Artemis Verlag, 1989, pp. 51 − 66：here p. 61.

⑥ John F. Nunn, *Ancient Egyptian Medicine*, London：British Museum Press, 1996, pp. 96 − 112（Magic and Religion in Medicine）.

所能做到的都更具强制性。

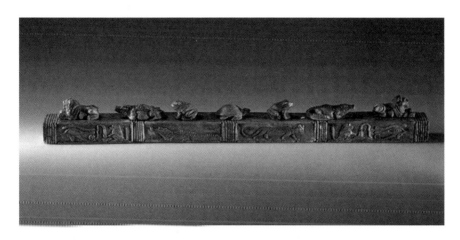

图三　绘有动物主题的法杖，可以起到保护作用（猫科捕食者、鳄鱼、
蟾蜍、乌龟、眼镜蛇的眼睛以及持燃烧火炬的狒狒）

纽约大都会艺术博物馆（Metropolitan Museum of Art, New York）；登记编号：
26. 7. 1275a - j；中王国，森乌塞特三世（Senwosret Ⅲ）统治时期

https：//www. metmuseum. org/art/collection/search/544110

　　纳恩的理解以现代的观点低估了巫术；以埃及人的角度来看，巫术并不比医学缺少技术；它是规范化整体中的重要组成部分。① 在埃伯斯医学纸草中说得很清楚："巫术咒语结合医疗是有效的，医疗结合巫术咒语也是有效的。"出于同样的原因，在方法论上并不适合把现代医学的范畴（例如疾病的命名法）强加给古埃及。埃及医学在体系上和术语上都与现代医学迥然不同。正如所有前现代的医学传统都很难理解病理和生理上的概念；即使是解剖学也和现代，甚至和古希

---

　　① Tanja Pommerening, *Krankheit und Heilung*（*Ägypten*）［2009］, in, Michael Bauks and Klaus Koenen eds. , *Das wissenschaftliche Bibellexikon im Internet*（WiBiLex）http：//www. bibelwissenschaft. de/stichwort/24048/.

腊、罗马有着极大的不同。①

现代的分类也不适用于医师的情况。大英博物馆的一则神谕法令清楚地说到"医师的巫术"。医师实施巫术的过程不能由我们上述的一种假设来解释，即认为埃及医学不能脱离非理性的成分，否则就会退化。而是说，在实践的领域中，巫术也是一种综合性的系统，以其自身方式补充医疗过程。医师的教育和祭祀的受训同在一个地方——"生命之屋"（House of Life），这类似于一间依附于寺庙的大学或藏经室。② 因此，巫术和医学的制度基础是一样的。举一个例子，柏林第 3038 号医学纸草的作者同时是"首席医师"和"圣书书吏"。

在采矿远征中负责对伤员进行紧急治疗（"尤其为了预防和治疗有毒动物的叮咬"③）的医师，带有官方头衔"希尔基斯（Selkis，蝎子女神）之术上"。对中毒采取巫术预防和巫医结合的治疗，其中的相互关联在著名的布鲁克林蛇书等多处文本中被证实。④ 过去对世俗医师和宗教医师的区分显然是错误的，如塞克荷迈特（Sakhmet）祭司的例子所示，他同时

---

① Tanja Pommerening, "Die šs3w-Lehrtexte der Heilkundlichen Literatur des Alten Ägypten. Tradition und Textgeschichte," in Daliah Bawanypeck and Annette Imhausen eds. , *Traditions of Written Knowledge in Ancient Egypt and Mesopotamia*: *Proceedings of Two Workshops Held at Goethe-University*, Frankfurtam Main in December 2011 and May 2012（AOAT 403）, Münster: Ugarit Verlag, 2014, pp. 7 – 46; Robert K. Ritner, "The Cardiovascular System in Ancient Egyptian Thought," *Journal of Near Eastern Studies*, Vol. 65（2006）, pp. 99 – 109. 对比参考 Kamal Sabri Kolta and Doris Schwarzmann-Schafhauser, *Die Heilkunde im alten Ägypten. Magie und Ratio in der Krankheitsvorstellung und therapeutischen Praxis*, Stuttgart: Steiner, 2000。

② Richard L. Jasnow and Karl-Theodor Zauzich, *Conversations in the House of Life*: *A New Translation of the Ancient Egyptian Book of Thoth*, Wiesbaden: Harrassowitz Verlag, 2014, p. 31.

③ Heinz Engelmann and Jochen Hallof, "Zur medizinischen Nothilfe und Unfallversorgung auf staatlichen Arbeitsplätzen im alten Ägypten," *Zeitschrift für ägyptische Sprache*, Vol. 122（1995）, pp. 104 – 136; here pp. 120 – 122.

④ C. Leitz, *Die Schlangennamen in den ägyptischen und griechischen Giftbüchern*（Akademie der Wissenschaften und der Literatur, Abhandlungen der geistes-und sozialwissenschaftlichen Klasse, 1997, Nr. 6）, Stuttgart: F. Steiner Verlag, 1997.

也是一个流行病控制专家医师。① 120 年前，这个人因被加斯顿·马斯佩罗（Gaston Maspero）当作"术士"和"庸医"② 而被忽视，近来也被恩格尔曼（Engelmann）和哈罗夫（Hallof）以进化论和科学视角所误解。③ 正如之前所强调的，如果我们想达到对埃及的巫医系统的真正理解，就不应该把现代的前提和范畴强加于古代的证据之上。

二 巫医中的原理：类比

要举例说明将埃及巫术用作医学目的，让我先开始引用一则针对一种被称为"漏症"（discharge）的疾病的咒语，这则咒语出自一本目的在于保护母亲和孩子的著名咒语集，即中王国时期（大约公元前 2050—公元前 1650 年）的柏林 3027 号纸草（咒语 E）：

[咒语标题]"将漏症驱除儿童四肢之外"

你是荷鲁斯，在你作为荷鲁斯醒来之后，你就是活着的荷鲁斯。

驱除你身体里的疾病，驱除你肢体里的痛楚。

（脓）块——一头冲向河流的鳄鱼，一条毒性猛烈的蛇，一把熟练屠夫手中的刀。别吃啊，他的脸会肿！别扩散到他的脑子！退去吧，（女）侵略者！远离吧，她的污物；避开吧，她的油脓！流走吧，漏症，流到地上去！烂掉的溃疡，血的兄弟，脓的朋友，肿胀的父亲，盛行上埃及的漏症：来吧你可以休息了，来到你美丽女子的住处，给她的头发以没药，给她的腋窝以清新熏香。流走吧，漏症，流到地上去！别扩散到他头上！退去吧，分泌物！

---

① Frédérique von Känel, *Les prêtres-ouâb de Sekhmet et les conjurateurs de Serket*, Paris：Presses universitaires de France, 1984. 塞克荷迈特是掌管瘟疫和疫病的女神。

② Heinz Engelmann and Jochen Hallof, "Der Sachmetpriester, ein früher Repräsentant der Hygiene und des Seuchenschutzes," *Studien zur altägyptischen Kultur*, Vol. 23（1996），pp. 103 – 143：here p. 104.

③ Heinz Engelmann and Jochen Hallof, "Der Sachmetpriester, ein früher Repräsentant der Hygiene und des Seuchenschutzes," p. 127f.

别扩散到他的头顶上！从他的身上退去吧，黏液！别扩散到他的额头！退去吧，皱纹！别扩散到他的眉间！退去吧，秃发！别扩散到他的双眼！退去吧，眼疾！退去吧，白翳！（等等）①

这则咒语的主要部分包含了一系列外观和身体部位被感染后的样子；这里的目的是确保巫术的反击不会漏掉潜在的目标区域。这里为确保患者治愈而应用的主要原理和所有巫术过程一样，就是类比（analogy）。② 实施巫术者在需要处理的病例和秩序世界之间建立各种类比。对于特殊的医学病例，这份类比的清单包括：①需要被治疗的患者；②危害患者的疾病或外伤；③运用巫术的主体（祭司、巫师）；④运用巫术的方式。通过言语，某些流程，一个物件或材料，操作巫术者驱除了影响患者的无序状态；患者被治愈，疾病或受伤的缘由被驱除。患者被重新整合回有秩序的世界。

在引述的咒语中，第一句话将患者等同于荷鲁斯神（你是荷鲁斯，在你作为荷鲁斯醒来之后，你就是活着的荷鲁斯）。尽管也存在将患者与其他神进行等同的情况，但这种将患者等同于荷鲁斯神的仪式是巫医中最广为认可的类比。③

根据埃及神话，塞特神（他杀了荷鲁斯的父亲奥西里斯）想要杀掉新生儿荷鲁斯，以成为埃及王。荷鲁斯的母亲伊西丝是一位具有强大法力的女神，她带着她的孩子逃跑，并把他藏到尼罗河三角洲的沼泽中。然而，年幼的荷鲁斯在这里也有危险，比如会被毒蛇咬，多亏伊西丝的治疗

---

① 最新版本：Naoko Yamazaki, Zaubersprüche für Mutter und Kind：Papyrus Berlin 3027（Achet-Schriften zur Ägyptologie-Philologische Reihe），Berlin，2003. 可参考网上资源：http：//research. uni-leipzig. de/digiheka/MuK – 5. html. 此处英文翻译为本文著者所译（中译根据英译而来）。——译者注。另外，可进一步参考莱布尼兹大学的网上资源：http：//research. uni-leipzig. de/digiheka/。

② Thomas Schneider, "Die Waffe der Analogie：Altägyptische Magie als System," 2000，pp. 60 – 75. 参考概念框架。

③ 同样出现的神明还有：奥西里斯（Osiris）、赛特（Seth）、巴斯特（Bastet）、拉神（Re）、莫神（Month）、库努姆（Chnum）和荷—赦得（Hor-Shed）。有关荷鲁斯（伊西丝的儿子）的情况参考 Annie Forgeau, *Horus-fils-d'Isis：La jeunesse d'un dieu*, Bibliothèque d'étude 150；Cairo：IFAO, 2010。

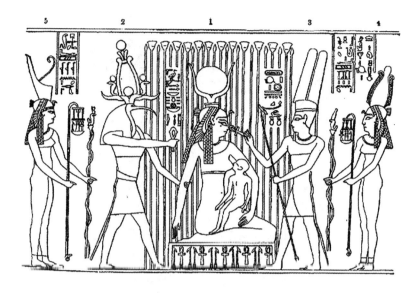

图四　伊西丝和他的孩子荷鲁斯藏在沼泽中

Ernest A. Wallis Budge, *Egyptian Ideas of the Future Life*, Third edition, London, 1908, ill. 2, p. 57.

https：//archive. org/stream/egyptianideasoff00budguoft#page/56

能力和其他众神的保护，他才能健康地长大，并作为"世界的主人"报了杀父之仇。因此，如果患者可以经由正确的流程同化为荷鲁斯，他/她必然就会被治愈，因为神话中已经有过发生在荷鲁斯身上的先例了。巫术文献表明，由于这种同化的缘故，如果患者没有被治愈的话世界便会终结：如果疾病或毒液没有离开患者的身体，那么太阳将不再发光，尼罗河的洪水也将不再发生，植物不再生长，北风不再吹，南方变为北方，天地会崩坏，阿波斐斯（Apophis）（威胁扰乱太阳神夜行的混沌巨蛇）将坐在太阳神的船上。[1] 在著名的伯阿各台石（Socle Béhague）的铭文中说道："伊西丝呼喊，太阳船停了下来，世界转入一片黑暗，直到他母亲伊西丝使荷鲁斯变得健康，病人也将同样变得健康。"[2]

---

[1]　J. Podemann Sørensen, "The Argument in Ancient Egyptian Magical Formulae," *Acta Orientalia*, Bd. 45 (1984), S. pp. 5 – 19: here pp. 14 – 15.

[2]　Adolf Klasens, *A Magical Statue Base (Socle Béhague) in the Museum of Antiquities of Leiden*, OMRO, Vol. 33, Leiden: Brill, 1952.

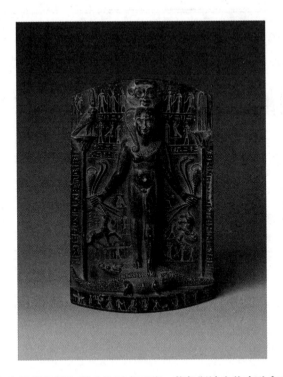

图五　　"鳄鱼上的荷鲁斯"样式的巫术石碑，荷鲁斯被当作击败有害动物的原型

纽约大都会艺术博物馆；登记编号：20.2.23；托勒密早期，约公元前 300 年

http：//www. metmuseum. org/art/collection/search/545766

因此很明显，这些流程试图复制治愈的成功模板。相应地，威胁患者的疾病也被等同为不属于埃及秩序世界的一个异乡人（例如，在上述引用的保护母亲和孩子的咒语 E 中的"亚洲"妇女，ll. 100 - 102），或如试图颠覆太阳神的混沌巨蛇阿波斐斯，或一个敌人、魔鬼，或其他怪物。①由于预料到对神话中先例的处决，杰斯特—比亚提第 8 号纸草的咒语 V 中直接说"你那不存在的冒犯者"。另一种"患者—神"之间的等式是关于患病的身体部位或需要被保护的身体部位，例如病人被攻击的头部等同于太阳神拉（Re）的头，这种攻击将必然带回创造之前的原初黑暗中。在

---

① J. Podemann Sørensen，"The Argument in Ancient Egyptian Magical Formulae"，1984，pp. 13 - 14.

中王国时期的母子之咒中，建立了个人身体部位和神（的相关身体部位）之间的系统联系，给予儿童以众神的全方位保护（柏林纸草 3027 号，咒语 U）：

> 你的部位是拉（的），哦，健康的孩子，你的后脑勺是奥西里斯（的），你的前额是埃勒凡泰尼岛的女主人萨提斯（的），你的太阳穴是奈特（的），你的眉毛是东方之主（的），你的眼睛是宇宙之主（的），你的鼻子是饲神者（的），你的两只耳朵是两条圣蛇乌赖乌斯（的），你肩膀是活着的猎鹰（的），你的一只手臂是荷鲁斯（的），另一只手臂是塞特（的），你一侧的胸膛是索普杜（的），另一侧是诸神之（母）努特（的），神龛 [……] 所有的神都在赫里奥波里斯，你的伊布心（ib-heart）是孟特（的），你的哈谛心（hati-heart）是亚图姆的，你的肺是旻（的），你的胆囊就像是内菲尔特穆的，你的脾是索贝克（的），你的肝是赫拉克雷奥波利斯之主神［赫里沙夫］（的），你的肠子是健康的，你的肚脐是孤星（的），你的一条大腿是伊西丝（的），另一条大腿是奈芙蒂斯（的），你的两只脚是巴斯提—提亚（的）［……］，你的［小腿?］是分开大地的尼罗河所在的两个大瓶（?），你的脚趾是蛇（的）［……］①

把所述的病例重整进有秩序的世界不仅要用到"患者—神"和"疾病—敌人"这两种类比，还有关系到巫术过程中其他元素的类比：操作巫术者（祭司），说话方式，疾病的名称和疗法或术法，以及祭司所用的流程。在其他这些类比中，把祭司和一个强神相互等同的类比很长时间以来一直困扰着学者。有这样一个例子，当祭司宣读下述咒语时（前面提到的伯阿各台石铭文中的咒语 5）："我是伊西丝，凯米斯的女主人［……］我的父亲盖布把他的 *heka* 力量给予了我，让我来保护荷鲁斯，来

---

① 最新版本：Naoko Yamazaki, *Zaubersprüche für Mutter und Kind*：Papyrus Berlin 3027，2003。此处英译为本文作者所译，细节上有所不同。可参考网上资源：http：//research. uni-leipzig. de/digiheka/MuK－20. html。

锁住所有毒蛇的嘴，为他驱散所有沙漠中的狮子，所有河里的鳄鱼，且所有咬人的蛇都由我祛除它们的毒液。"通常，这样的叙述会被理解为是祭司为他们的行为推卸责任，以防治疗失败，或者是他们假装出的一种傲慢表达。但这显然是错误的；恰恰相反，这些叙述临时把祭司等同于一个神，并以此让祭司可以操纵绝对的（因此也是必然有效的）力量。① 同样的，也可以说这些咒语就是由一个神说出来的（说话的类比），因此具有非凡的效力。

其他类比包括在巫术过程中使用的一些手段：护身符或巫术物件放在患者身上可以把神的力量转移给他；或者它们可以被等同于神话先例中用到的材料。例如，在治疗眼疾的咒术中，用于清洗眼睛的水就被等同于荷鲁斯神（成功地）恢复他自己双眼所用到的水。② 在大英博物馆 10059 号纸草（咒语 32）中，一个朱鹭的雕像被放在患者的伤口来止血；这就等同于利用托特神的力量来治伤（他可以化身为朱鹭的样子）。③ 许多这样的过程也用到了词语或语句的相似性：母子之咒中的复杂规则之一就是在发烧的儿童和幼年荷鲁斯之间建立类比。④ 随后再采取一系列类比：一个封印状（*chetem*）的护身符用来锁住热病恶魔（*chetem*）；一个鳄鱼状的护身符（或是索贝克神，他外观如鳄鱼）来攻击热病；一个手掌状的护身符是一只实际上保护儿童身体的手；蓝色紫水晶做成的珍珠（*hemaget*）用来驱散危险（*hemgaut*）。

---

① Thomas Schneider, "Die Waffe der Analogie: Altägyptische Magie als System", 2000, pp. 64 – 66; Alexander Manisali, "Imitate but innovate" oder "Eine Götterbedrohungmit hymnischer Struktur im Papyrus Genf MAH 15274," *Studien zur Altägyptischen Kultur*, Vol. 32 (2004), pp. 301 – 309: here p. 307, n. 31.

② J. Podemann Sørensen, "The Argument in Ancient Egyptian Magical Formulae," 1984, p. 12.

③ Retrieved from: http: //research. uni-leipzig. de/digiheka/pBMEA10059 – 9. html.

④ Peter Eschweiler, *Bildzauber im alten Ägypten*, Die Verwendung von Bildern und Gegenständen inmagischen Handlungen nach den Texten des Mittleren und Neuen Reiches (OBO, Vol. 137), Freiburg/Schweiz: University Press and Göttingen: Vandenhoeck & Ruprecht, 1994, p. 70 (Papyrus Berlin 3027 vso. 2, 2 – 7).

三　事例和结论

最近，埃及科学和医药学专家塔尼娅·帕梅兰宁（Tanja Pommerening）的一份研究显示[①]，处方药是如何在医药以外的层面被使用的。她的主要结论是，药品的生产复制并模仿了疾病的元素；药品不仅有药效，也有巫术效果。

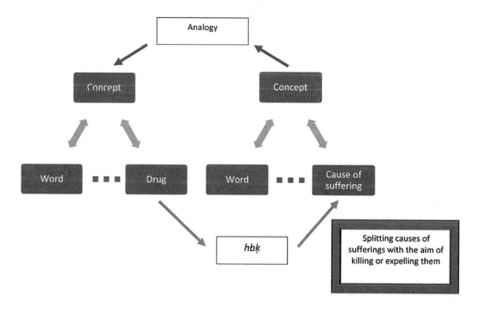

图六　埃伯斯纸草 63 号巫术和医药功能示意

Tanja Pommerening, "Medical Re-enactments：Ancient Egyptian Prescriptions from an Emic View," in *Proceedings of the XI th Congress of Egyptologists*, Florence, Italy, 23 – 30. 08. 2015. G. Rosati / M. C. Guidotti（Hgg.）, Oxford：Archaeopress, 2017, pp. 519 – 526：p. 595 fig. 9.

---

① Tanja Pommerening, "Medical Re-enactments：Ancient Egyptian Prescriptions from an Emic View," in *Proceedings of the XI th Congress of Egyptologists*, Florence, Italy, 23 – 30. 08. 2015. G. Rosati / M. C. Guidotti（Hgg.）, Oxford：Archaeopress, 2017, pp. 519 – 526.

例如，在对寄生虫的治疗中（埃伯斯纸草 63），用到了石榴根。石榴的树皮、树根和树枝确实包含治疗寄生虫的有效成分（鞣质上的某种植物碱基），在劈开（*ḥbḳ*）树根后将其在冷水中泡软的建议也具有很好的药理上的作用。然而，在巫术层面上，石榴的树根同样也具有感染患者的寄生虫的外形；劈开树根等同于杀死寄生虫；使用的词语也唤起神话中的语境。一旦患者喝下药水（用一块布过滤过的），他喝下的就不只是具有药效的药，而是与此同时，用被杀死的寄生虫来替代有害的寄生虫。这份处方因此在两个层面都具有效力：既在医学层面，也在巫术层面。①

更系统和更细致地研究这些原理的复杂体系需要达到"埃及本位理解"（Egyptian-emic-understanding）。去除掉强加于其上的现代考量和范畴，将会使我们发展出对古埃及医学和巫术实践更融贯的功能理论。

［托马斯·施耐德（Thomas Schneider），南方科技大学副校长/国际合作部副部长，英属哥伦比亚大学古典近东及宗教研究系埃及学教授，schneidert@ sustc. edu. cn；庄奇，香港中文大学文化及宗教研究系硕士研究生］

（责任编辑：郭丹彤）

---

① 可参考 Tanja Pommerening, "Überlegungen zur Wirksamkeit altägyptischer Arzne-imittel aus heutiger Sicht," in（Philippika. Marburger altertumskundliche Abhandlungen; 11）"*Von reichlich ägyptischem Verstande*": *Festschrift für Waltraud Guglielmi zum 65 Geburtstag*, Karola Zibelius Chen and Hans-Werner Fischer-Elfert eds. , Wiesbaden：Harras-sowitz, 2006, pp. 103 – 112。

以色列的第一位医生，
还是全世界的第一位医生？

——《禧年书》与《亚萨书》中的挪亚形象

［英］肯特尔·西福克斯（Chontel Syfox）著　王　嘉译

摘　要　将医学知识归结于先祖挪亚是《禧年书》特有的现象。这种传统的另外一个证据是晚期的《挪亚书》（即中世纪《亚萨书》的简介）。本项研究尝试比较和对比两者对挪亚获得医学知识的叙述，突出两者的细微差异，分析两部作品的作者各自的写作意图。本文认为《禧年书》将挪亚描述为以色列第一位医生，为其读者创立了正统的医学范畴；《亚萨书》则将挪亚描述为世界上第一位医生，由此认为源自犹太的医学知识被传播到了不同文化中。

关键词　《禧年书》　《亚萨书》　挪亚　犹太医学　巫术

《禧年书》（*Book of Jubilees*）作为一部重新记述挪亚一生经历的书卷，是首次将族长的形象描述成一位医生，这是一个比较有趣的现象。这部作品描述挪亚从上帝的天使那里得知天然药物的知识，由此他才可把其子孙从恶灵带来的疾病中拯救出来（禧 10:1 - 14）。好几个世纪后，这个关于挪亚的传说又在一本名为《亚萨书》（*Book of Asaph the Physician*）的拜占庭作品中出现了，其措辞与《禧年书》10:1 - 14 中的描述惊人地相似。本文旨在探索有关挪亚与医药的传统，钻研其起源及发展。

本文将从对《禧年书》10:1 - 14 和《亚萨书》的对比阅读开始，比较和对照文本细节，以揭示其各自侧重点。其次，本文将讨论两部作品目的之细微差别，《禧年书》中挪亚医生形象的背后自然是基督教的争辩学与护教学，而《亚萨书》中护教学的基调更浓。《禧年书》将挪亚描绘成"犹太"医学之父，如其所述，挪亚受到启示，获得了医学知识，并将其沿家族谱系保留并传承下去；由此，《禧年书》为犹太读者创设了一种正统的医学范畴。另外，《亚萨书》将挪亚描绘成世界医学之父，其医学知识成为不同文化中智者的源泉。最终，本文将探询挪亚如何能够成为一个医学起源传统的核心人物，辨析该传统的潜在文本和意识形态上的推动力。

一　《禧年书》10:1 – 14

作为一部重写圣经（Rewritten Scripture）① 的文献，学者推测《禧年书》的成书年代在公元前 161 年到公元前 140 年。② 《禧年书》对《创世记》挪亚故事的改写增添了很多族长生活的新记载，特别是大洪水之后的时期。从大洪水结束到挪亚去世，期间大约 350 年，《创世记》惊人地保持沉寂。根据《创世记》记载，挪亚和他的家人离开挪亚方舟之时，他向上帝献祭，上帝与之立约，此后关于这位族长最后的记载是他酩酊大醉以及诅咒其孙迦南。《禧年书》的作者借此机会填补了这一空白，在《禧年书》6:17 – 10:14 中进行续写，对《创世记》8:20 – 9:29 大洪水之后挪亚的生活进行增述。其中新事件之一是记录挪亚身着医生装束；还说莫斯提马（Mastema）的恶魔随从是挪亚子孙犯错以及患病的原因，但挪亚具备了上帝的众天使给予的医学知识，能治愈恶魔造成的疾病。

---

① Moshe J. Bernstein, "'Rewritten Bible': A Generic Category Which Has Outlived Its Usefulness?" *Textus*, Vol. 22 (2005), pp. 169 – 196; Molly Zahn, "Genre and Rewritten Scripture: A Reassessment," *Journal of Biblical Literature*, Vol. 131, No. 2 (2012), p. 286. 莫莉·扎恩（Molly Zahn）将"重写圣经"定义为"一种文学类型，其目的是在解释上更新（修订、纠正）特定的早期传统，重塑这些传统中的实质内容"。我将进一步补充扎恩的定义，包括在对经文进行持续改写过程中涉及合理运用扩展、增加和省略的策略。

② 关于《禧年书》的成书年代，参见 James C. VanderKam, *Textual and Historical Studies in the Book of Jubilees*, Missoula, Mont: Scholars Press, 1977, pp. 214 – 285.

　　这一切都发生在挪亚把大地分给三个儿子的叙述之后（禧8:11－9:15）。正如詹姆斯·万德甘（James VanderKam）指出的，人们希望在挪亚分配土地给后代的故事以后，还可以找到一份关于他各个子孙在各自领地的旅程记录。① 然而，《禧年书》的作者记录了一段前所未有的情节，讲述当挪亚把土地分给儿子们后大约15年，挪亚的儿子回去找挪亚，汇报说他们的儿子备受"不洁恶魔"的折磨（禧10:1）。② 叙事者指控这些恶魔"引诱"挪亚的孙辈，致其"行迹愚钝"（禧10:1）。挪亚的儿子在向父亲的汇报中，指责恶魔不仅"引诱"他们的孩子，而且还"致盲并杀害"了他们（禧10:2）。

　　挪亚听后，祈求上帝保护他的子孙。挪亚首先重提上帝以其仁慈之举拯救族长与其家眷免遭大洪水，而大洪水乃是消灭了"注定被灭之人"（禧10:3）。挪亚祈求上帝再次施以援手，"仁慈"地阻止"邪灵"控制和毁灭他的子孙（禧10:3）。应着上帝的许诺，挪亚祈求上帝保佑他和他的子孙，使他们能"生息繁衍，遍布大地"（禧10:4；对比6:5；创9:1）。接下来，族长还提醒上帝留意守望者（Watchers）的举动。挪亚称，折磨他后代的恶灵正是上帝的守望者的后代，他们在大洪水之前已让人类犯下罪恶（禧10:5）。基于此，挪亚要求囚禁那些"仍然活着的""野蛮的，为了毁灭而被创造"的恶灵（禧10:5），以防其折磨他自己的那些被称为"义人之子"的后代（禧10:6）。

　　挪亚祈祷完，上帝立刻命令他的天使把所有恶灵捆绑起来。然而，出现了一个意料之外的反转：作者描述称，"堕落天使的指挥者"莫斯提马（禧10:8）要求保留一些恶灵在大地四处游荡且听命于他，听其差遣。莫斯提马表示，保留这些堕落天使就是为了进行破坏和引诱，若非他们，将无法惩罚那些"作恶多端"的人类（禧10:8）。上帝对这点表示认同，告诉他的天使们要把1/10的堕落天使交给莫斯提马来统领执勤。为了平衡对莫斯提马的让步，上帝指示天使们传授挪亚"他们的（堕落天使的）医学"（禧10:10）以对抗他们"用欺骗带来的疾病"（禧10:12）。因此，

---

　　① 　James C. VanderKam, *Jubilees Commentary*, Philadelphia: Fortress Press, forthcoming.

　　② 　James C. VanderKam, *The Book of Jubilees*, 2 Vols., CSCO 510－11, Leuven: Peeters, 1989.

挪亚得到了知识，能够"用地球上的植物"（禧 10:12）"治愈"其儿孙（禧 10:12），并把他所学到的"所有种类的医药"都记录在了一本书里（禧 10:13），后来传给了他的爱子——闪（禧 10:14）。

二　《亚萨书》

《亚萨书》是一部出处不详的犹太医学作品。① 它以希伯来语成书，曾一度被认为是公元 7 世纪或更早在黎凡特地区被编纂而成的，但最近研究认为，其出自公元 9 世纪或 10 世纪的意大利。② 该书作者自称"复原族长挪亚自大洪水后受启示获得的医学知识"；这些知识曾湮没失传，而在 630 年后又失而复得了。③ 《亚萨书》序言部分题为《挪亚书》，与《禧年书》10:1–14 惊人地相似，这自然激发了一些学者的兴趣。他们普遍认为这两部作品间必有联系，尽管其性质尚不明确。继查尔斯（R. H. Charles）之后，④ 玛莎·希梅尔法布（Martha Himmelfarb）也坚持认为《亚萨书》的序言部分和《禧年书》10:1–14 拥有共同的源本——已佚失的《挪亚书》（*Book of Noah*）。⑤ 另外，迈克尔·西格尔（Michael Segal）认为，《亚萨书》引用了《禧年书》10:1–14。⑥ 继阿道夫·耶利内克（Adolph Jellinek）之后，⑦ 黛博拉·迪曼特（Deborah Dimant）也推

---

① 希伯来原文可见于 Adolph Jellinek, *Bet ha-Midrasch: Sammlung kleiner Midraschim und vermischter Abhandlungen aus der ältern jüdischen Literatur*, Leipzig: Friedrich Nies, 1853, pp. 155–160; 英译参见 Martha Himmelfarb, "Some Echoes of *Jubilees* in Medieval Jewish Literature", in *Tracing the Threads: Studies in the Vitality of Jewish Pseudepigrapha*, SBLEJL 6, Atlanta GA: Scholars Press, 1994, pp. 129–130。

② Himmelfarb, "Some Echoes," p. 134.

③ Himmelfarb, "Some Echoes," pp. 128–129.

④ Robert H. Charles, *The Ethiopic Version of the Hebrew Book of Jubilees*, Oxford: Clarendon Press, 1895, p. 179.

⑤ Himmelfarb, "Some Echoes," p. 128.

⑥ Michael Segal, *The Book of Jubilees: Rewritten Bible, Redaction, Ideology and Theology*, Leiden: Brill, 2007, p. 171.

⑦ Jellinek, *Bet ha-Midrasch*, p. xxxi.

测《挪亚书》是《禧年书》的希伯来文原本，可惜现已佚失。① 最近，万德甘表明有"充分理由"相信《亚萨书》是由《禧年书》10:1－14 改编而成。② 无论其间到底是何种联系，都存在一个不争的事实，即如果把《亚萨书》中的故事精简到去皮存骨，它本质上就和《禧年书》相同：挪亚子孙饱受恶灵折磨的同时，挪亚也学到了相关的医学知识来抗衡这些灾祸。然而，若细读比较《禧年书》10:1－14 与《亚萨书》，还是会发现两个作品间存在些许显著差异。我们现在就转而来关注这些差异和相似处。

《亚萨书》开头写道："这是古代圣人们从挪亚之子——闪的书中抄写而成的医书。大洪水过后，在亚拉腊山脉的路伯山上，它被交到挪亚手中。"据《禧年书》记载，挪亚的孙辈受到"不洁恶魔"（'agānent rekusān）的攻击，而在《亚萨书》中其子嗣受到"杂种恶灵"（הממזרים）的攻击。《禧年书》中挪亚的祷文显示，他认出这些恶魔——也称"恶灵"（禧 10:13）——乃是守望者与人间女子所生的后代（禧 10:5）。《以诺一书》说守望者贪恋人间女子，诞下巨人族（诺一 7:1；9:9）。③ 后来恶灵就出自被杀巨人的尸体（诺一 15:9）。虽然《以诺一书》描述"恶灵从巨人的尸体中出来"，但《禧年书》认为守望者才是恶灵的"祖先"。④ 尽管这两者抽象描述恶灵初现的情况略有不同，但两个文本共同认可恶灵"不洁"的概念。这源自产生这些恶灵的联姻结合的本质；守望者和人间女子的结合被"亵渎"（诺一 7:1；9:8；10:11）与"不洁"（诺一 10:11）这样的词所描述。⑤

这两个文本共享同一种观念，即认为恶灵继守望者离开之后继续腐化

---

① Devorah Dimant，"The 'Fallen Angels' in the Dead Sea Scrolls and the Apocryphal and Pseudepigraphical Books Related to Them"，Ph. D. diss. ，Hebrew University of Jerusalem，1974［Hebrew］，pp. 128－130.

② James C. VanderKam，*Jubilees*：*Commentary*（forthcoming）；此处万德甘引用西格尔列在其书注 8 的理由：Segal，*The Book of Jubilees*，pp. 171－172。

③ 《以诺一书》的英译参考 Ephraim Isaac in James H. Charlesworth，*The Old Testament Pseudepigrapha*，*Volume 1*：*Apocalyptic Literature and Testaments*，New York：Doubleday Press，1983. 本文所出现的《以诺一书》经文译自本文作者所选英译，《以诺一书》中文译本可参考黄根春编《基督教典外文献——旧约篇》第一册，香港：基督教文艺出版社 2002 年版。——译者注

④ James C. VanderKam，"The Demons in the Book of Jubilees，"p. 349.

⑤ James C. VanderKam，*Jubilees*：*Commentary*（forthcoming）.

人类。《禧年书》记载恶魔或恶灵主要对人进行"引诱"（禧10:1－2；12:20；19:28），促使他们犯罪，特别是流血杀戮和偶像崇拜（禧11:2），正如大洪水来临之前守望者所为（禧5:1－10）。《以诺一书》中的恶魔据说同样会"犯错、腐败、攻击、打斗、破坏，并带来苦恼和忧愁"（诺一15:11），一如大洪水来临之前守望者所为（诺一9:9）。① 这表明《禧年书》讲的恶灵与其原文本《以诺一书》中的恶魔是相同的。《亚萨书》所指似乎也趋同。文中的措辞——"杂种恶灵"暗示了这一点，这也与反复称这些灵魂为"杂种"的《以诺一书》呼应。例如，上帝曾指示他的天使："加百利，快去，去找到那些私生子，那些杂种……那些守望者之子"（诺一10:9；参见9:9；10:15）。②

据《禧年书》记载，在第三十三个禧年（1582—1589），挪亚的孙辈受到"引诱、蒙蔽和杀害"（禧10:1）。万德甘指出，根据《禧年书》7:27所记，早在第二十八个禧年（1324—1372），不洁的恶魔就开始引诱挪亚的子孙。挪亚在那时获得医学知识，似乎由于"恶魔活动的升级"促使"挪亚孙辈行迹愚钝招致毁灭"。③ 《亚萨书》里说，恶灵"令他们（挪亚的后代）误入歧途，犯错……用各种各样致命和招致灭顶之灾的疾病、痛苦来杀害和毁灭人类。"《禧年书》和《亚萨书》中，守望者后代带来的痛苦"尽管所使用的动词顺序并非全然相同，但内容极其相似"。④ 只有关于"致盲"的指控仅在《禧年书》中出现，在《亚萨书》中则完全没有。然而，根据希梅尔法布的说法，《禧年书》中所说的"致盲"暗示的是精神上的蒙蔽，而非肉体上的失明，这样两份文本的描述几乎一样——挪亚的儿孙，都被守望者的后代引诱而误入歧途。

然而，尽管《亚萨书》中恶灵造成的后果"自始至终都被认定为疾病"，但在《禧年书》中，"从未表明这些疾病是指身体上的病痛"。⑤ 直到《禧年书》10:12，"疾病"一词才首次出现，守望者致挪亚的后代患

---

① James C. VanderKam, *Jubilees：Commentary*（forthcoming）.

② James C. VanderKam, *Jubilees：Commentary*.

③ James C. VanderKam, *Jubilees：Commentary*.

④ James C. VanderKam, *Jubilees：Commentary*.

⑤ Himmelfarb, "Some Echoes," p. 130.

病一事才足够明朗。在《禧年书》中，恶魔导致的疾病性质模糊不清、模棱两可，但《亚萨书》一开始就指明是身体上的疾病，此处是这两部作品较显著的区别之一。关于这两本书此处的区别，万德甘和希梅尔法布观点一致，都认为《亚萨书》的特殊兴趣在于"故事的医学方面"，编撰者考虑要让挪亚及其医学知识"恰到好处地成为整部作品的导引"。① 希梅尔法布还论证说《禧年书》中有"一种倾向，试图抹除圣经叙事中英雄的部分巫术活动"（禧28:25 – 50；48:4），或者说是在弱化故事中的医学角度，毕竟医学与巫术曾有过久远的联系。② 关于《禧年书》并未对身体疾病和精神病痛作出区分一事的另外一种解释是，这是由此卷书从其经学传统所继承下来的神学世界观导致的。在《希伯来圣经》③ 中，疾病和治愈同属于一个更宏大的神学"赏罚"体系。④ 一方面，疾病被认为是对悖逆者的神罚（申28:58 – 61），通常由上帝以及他的天使和圣灵实施。⑤

---

① Himmelfarb，"Some Echoes," pp. 130 – 131；James C. VanderKam，*Jubilees*：*Commentary*（forthcoming）.

② Himmelfarb，"Some Echoes," p. 131.

③ 我使用"希伯来圣经"这一术语，并没有假设在《禧年书》编撰完成之时，已经形成一套固定的收录完整的，被统称为"圣经"的权威著作。我使用该词是因为我们有理由相信，该词指的是《禧年书》作者和他同时代人认同的那些神圣且权威的文本。

④ Samuel Kottek，"Medicine in Ancient Hebrew and Jewish Cultures," in *Medicine Across Cultures*：*History and Practice of Medicine in Non-Western Cultures*，Secaucus，NJ.：Kluwer Academic，2003，p. 309。

⑤ 例如：创12:17；民25:1 – 9；撒上5:6；16:14；18:10；王上22:21 – 22；王下15:1 – 7；代上21:12；代下16:12；26:16 – 21。关于疾病在古代世界的宗教文化价值，参见 Hector Avalos，*Illness and Health Care in the Ancient Near East*：*The Role of the Temple in Greece，Mesopotamia，and Israel*，HSM 54，Atlanta：Scholars Press，1995；idem，*Health Care and the Rise of Christianity*，Peabody，Mass.：Hendrickson，1999；Hector Avalos，Sarah J. Melcher，and Jeremy Schipper eds.，*This Abled Body*，Semeia Studies 55，Leiden：Brill，2007；Rebecca Raphael，*Biblical Corpora*：*Representations of Disability in Hebrew Biblical Literature*，New York：T & T Clark，2009；Sarah J. Melcher，"Visualizing the Perfect Cult：The Priestly Rationale for Exclusion," in ，Nancy L. Eiseland and Don S. Saliers eds.，*Human Disability and the Service of God*：*Reassessing Religious Practice*Nashville：Abingdon，1998，pp. 55 – 71；Saul Olyan，*Disability in the Hebrew Bible*：*Interpreting Mental and Physical Differences*，Cambridge：Cambridge University Press，2008。

另一方面，上帝许诺给予顺服者健康作为一种奖励（申 7:15；出 15:26，23:25），由上帝的天使和先知代表授以治病之方。① 《禧年书》的神学框架也有一定的二元论特点——莫斯提马和恶魔将疾病作为惩罚施加于注定毁灭的人，上帝和他面前的使者又施以援手将医学知识教授给正直的挪亚和他的子孙，因为挪亚及其子孙是上帝挑选的子民。② 考虑到《禧年书》中人性、行为以及医学观等内在联系，本书中身心疾病的界限模糊，就不足为奇了。

和《禧年书》中所述一致，在《亚萨书》中，挪亚的儿子们前去禀告说他们的孩子深受恶灵折磨，挪亚迅速采取了治疗措施。《禧年书》中挪亚只做了一个冗长的祷告，祈求上帝宽恕他的孩子们（禧 10:3 - 6）。《亚萨书》中，挪亚"净化"了他的孩子和全家，并献上祭品，同时进行祷告，但完全没有提及祷词。很奇怪的是，《禧年书》完全没有挪亚献祭的部分。尤为奇怪的是，《禧年书》的一个倾向就是要通过描述族长的类似行为将祭司制追溯回以色列历史上的前西奈时期③，文本确实"始终强调挪亚一生都具有的祭司角色"④。如果《亚萨书》与《禧年书》10:1 - 14 同源，或者《亚萨书》保留了一个更早期的原始版本，有关挪亚献祭的细节很可能是《亚萨书》在传抄时缺失或遗漏了，很难想象《禧年书》会删除挪亚献祭的过程。在祷词中挪亚解释说，创造恶魔的目的是"毁灭"（禧 10:5）。然而，"注定毁灭"的人已经被大洪水消灭了（禧 10:3），恶魔反而追杀挪亚的子孙——被称为"义人之子"的后代（禧 10:6）。因此，挪亚就祈求上帝因禁这些魔鬼（禧 10:6），上帝照他正直仆人所说的去做了。从他祷词中可以清楚地看出，挪亚心里认为，他的儿子们正直公义，理应免予疾病之苦，暗示了将虔诚视为预防医学的一种形式。

正如《禧年书》所说，大多数致病的恶灵被囚于"审判之地"，但其中十分之一获准继续在地上游荡（禧 10:11）。《禧年书》中出现这种情

---

① 例如：出 15:22 - 25；王下 2:19；4:32 - 34；赛 38:21；比 2:10；3:8。

② 参见禧 1:29；48:9 - 11。

③ James C. VanderKam, *The Book of Jubilees*, Sheffield：Sheffield Academic，2001，p. 12.

④ Himmelfarb, "Some Echoes," p. 132.

况，因为莫斯提马请求留下一些魔鬼协助他惩罚那些注定被毁灭者（禧10:8）。上帝同意了莫斯提马的请求，告诉面前的使者为此留下十分之一的魔鬼（禧10:9）。在《以诺一书》里，拉斐尔（Raphael）和米迦勒（Michael）捆绑了那些天国的生灵（诺一10:4-8），可能到了《禧年书》里这两位天使就融合到"上帝面前的天使"这个概念中。为了弱化这种"非常奇怪"①的让步，上帝吩咐面前的天使传授给挪亚必需的医学知识以抵御魔鬼带来的痛苦。对于这一点，万德甘说，这是"限制莫斯提马及其同伙影响"②的一种方式。

《亚萨书》没有提及《禧年书》中上帝与莫斯提马的那段对话。虽然《亚萨书》没有直接引述莫斯提马的话，但通过解释恶灵在惩罚计划中的作用来看，事实上疾病和神罚间的关系非常明确，挪亚意识到由杂种恶灵带来的疾病的起因是"人的过犯与罪恶"。希梅尔法布在评论《亚萨书》时指出："如果罪恶会导致易感疾病，人们就会认为'心虔志诚'是一种比医生所能提供的更有效的预防医学手段。"但在这本书中并没有这样的观点。③然而，值得注意的是，挪亚进行祈祷、净化家宅及献祭等行为，意味着在某种程度上虔诚也是医疗保健的组成要素，即使疾病伊始医疗手段就开始介入了。在《亚萨书》中，天使拉斐尔绑缚了恶魔，似乎是他首先决定让部分恶魔继续留在地上。虽然此举之因和《禧年书》所述相似——"他留下了十分之一的部众在邪恶之王面前巡视大地，镇压恶人，并以各样疾病和痛苦折磨他们"——但拉斐尔此举动机不明。

《亚萨书》未出现莫斯提马的请求，可以解释作本书更关注的是医学而非神学，因此未包括大洪水以及挪亚与上帝立约等背景故事。继《以诺一书》后，《禧年书》也描绘了受恶魔影响，大洪水后的世界罪恶肆虐的场景。正如万德甘强调的，恶魔行径的破坏性影响，跟上帝让挪亚及其子孙生息繁衍、遍布大地的指令截然相反（禧6:5,9；创9:1,7）。④因此，《禧年书》的叙事试图要讲述的是仍然存在的恶灵毁灭性的力量与挪

---

① VanderKam, *Jubilees*：*Commentary*（forthcoming）.

② VanderKam, *Jubilees*：*Commentary*.

③ VanderKam, *Jubilees*：*Commentary*.

④ VanderKam, *Jubilees*：*Commentary*.

亚世系扩散增加之间的张力。莫斯提马的请求、上帝的让步，以及教给挪亚的医学知识缓解了这种张力；邪恶是"巨人族灵魂异动的一种表现"，人类"在某种程度上能突破这些影响，甚至可以运用天使授以挪亚的草药方来疗愈他们的痛苦"。① 此外，《禧年书》的作者似乎还转向其他的圣经互文文本寻求灵感，以解决他叙述中的这项难题。莫斯提马祈求上帝允许一些幽灵留驻人间的场景，让人联想到《约伯传》1—2，撒旦暗示，应该考验约伯对上帝的忠诚，上帝也应允了。诗篇末尾确认了莫斯提马就是撒旦（*sayṭān*）（禧 10:12）。《禧年书》作者在编撰上帝与莫斯提马的对话时，很有可能脑海中就是以《约伯传》为蓝本的。②

　　《禧年书》中医学的正面价值在于讲明是上帝面前的使者将医学知识传授给挪亚的。上帝的天使声称上帝"吩咐我们当中的一个，让我们把所有的医学知识都教给挪亚"（禧 10:10）。"一位天使一定已经把这个消息传达给这个群体了"。③ 天使后来报告说："因欺骗而致病的事，关于治愈的医学知识，我们告诉了挪亚"（禧 10:12）。这样，《禧年书》就与《以诺一书》形成了鲜明的对比，后者把医学当作负面的非法知识。在《以诺一书》里，医学与巫术紧密相关；包括"巫术（חרשׁא, φαρμακείας）和咒语"及"削剪植物及其根部"（诺一 7:1；8:3），这是守望者对他们妻子的教导。④《亚萨书》中讲到，拉斐尔被委以教导挪亚医学知识的重任，似乎他就是《禧年书》中提到的"我们当中的一个"。拉斐尔被委以该重任并不奇怪；拉斐尔的神名的希伯来语词根

---

① Loren T. Stuckenbruck, "The Book of *Jubilees* and the Origin of Evil," in Gabriele Boccaccini and Giovanni Ibba eds., *Enoch and the Mosaic Torah: The Evidence of Jubilees*, Grand Rapids, M. I.: Eerdmans, p. 303.

② James C. VanderKam, *Jubilees: Commentary* (forthcoming); Segal, *Jubilees*, p. 179; Kugel, *A Walk through Jubilees*, p. 83.

③ James C. VanderKam, *Jubilees: Commentary* (forthcoming).

④ 关于《以诺一书》中性别化的巫术，参见 Annette Yoshiko Reed, "Gendering Heavenly Secrets? Women, Angels, and the Problem of Misogyny and 'Magic'," in Kimberley B. Stratton and Dayna S. Kalleres eds., *Daughters of Hecate: Women and Magic in the Ancient World*, Oxford: Oxford University Press, 2014; Annette Yoshiko Reed, "Gendering Heavenly Secrets? Women, Angels, and the Problem of Misogyny and 'Magic'," pp. 109 – 151。

是אפר，可译为"上帝治愈了"。[1] 在上帝面前的使者之中，他具有治愈疾病的力量。因此，《以诺一书》讲到拉斐尔对"人类所受的每一种疾病和创伤"都有治愈之力（诺一40：9）。[2] 此外，之前提到过，《以诺一书》10：4－8 中，拉斐尔被指派去绑缚恶灵。然而，《亚萨书》出现一个奇怪之举，那些被称作"残存的幽灵之子"也被告知要教挪亚"用于治病和生活中的药用树木……及其药用价值"。希梅尔法布认为，《亚萨书》此处揭示了医学源自恶魔，但《禧年书》却对这点补过饰非。[3] 然而，正如万德甘指出的，既然恶灵的目的一定是负面的，却反而把医学知识告诉了挪亚，如此一来说不通，所以很可能我们现有的《亚萨书》文本是损坏的。[4]

此外，《禧年书》里上帝的天使只提及传授给挪亚如何"用地上的植物"来医治他的后代（禧10：12）。《亚萨书》更为详尽地讲述了教给挪亚的医疗方法，讲到拉斐尔向他展示如何"用地上的树木、土壤中的植物以及它们的根做药材的所有治病疗法"。然后，留存于世的幽灵之子告诉挪亚"药用树木的各个部分，包括它们的芽、叶、茎、根和种子"，并告知"它们用于治病和生活的药用价值"。万德甘和希梅尔法布都将《亚萨书》不吝笔墨描写这些可以治病的树木的结构成分归因于本书对医学的浓厚兴趣。[5] 如上文所指，直到《禧年书》10：12 讲明其所讨论的是身体上的疾病，该推断才能得以被证实。恶灵造成的疾病性质模棱两可、含混不清，再加上药材疗法等细节缺失，导致人们认为《禧年书》更关注的是"灵性"的疾病，而不是生理上的病痛。[6]

和《禧年书》一样，《亚萨书》也提到挪亚把他学到的所有疗法都写在了一本书里，并传给了他最爱的儿子——闪（禧10：14）。然而《亚萨

---

[1]　Karel van der Toorn, Bob Becking and Peter W. van der Horst eds., *Dictionary of Deities and Demons in the Bible*, Leiden：Brill, 1999, p. 688.

[2]　参见比 11：7；12：15。

[3]　Himmelfarb, "Some Echoes," p. 131.

[4]　James C. VanderKam, *Jubilees：Commentary* (forthcoming).

[5]　Himmelfarb, "Some Echoes," p. 130；James C. Vanderkam, *Jubilees：Commentary* (forthcoming).

[6]　Himmelfarb, "Some Echoes," p. 130；Dimant, "The Fallen Angels," pp. 128－130.

书》还说："古代的智者们抄写转录了该书，据此又用各自的语言编写了很多书。"这个观点却是独一无二的。通过描述挪亚如何透过神的命令接受医学知识，《禧年书》和《亚萨书》都被认为是"尊贵的古典"医学。① 不过，《禧年书》把挪亚描绘成犹太医学之父，因为他把医学知识只传给了自己的后代。相反，《亚萨书》宣称挪亚是世界医学之父，因为他的医学知识为许多智者所用。接下来，本文将更详细地探讨对挪亚进行描述的这些细微差别。

三　从犹太医学向世界医学的转向

第二圣殿时期的犹太文献里有大量"（犹太人）参与或主导的对星星、宇宙和人体的跨文化研究"。② 例如，在《天文书》（*Astronomical Book*）和《守望者书》（*Book of the Watchers*）中，占星学被认为源自以诺（诺一17-36，72-82）。安妮特·芳子·雷德（Annette Yoshiko Reed）提出这可能是出于辩护目的，为了"确立犹太民族在世界历史中的地位"③，要强调"源于古代犹太民族的思想和学科在不同的文化中广为流传"，并且/或者关系到对其他文化学说的不信任，因此要宣示"真知"是"仅为犹太民族特有的"。④

因此，《禧年书》的作者出于辩护目的，把正直的族长挪亚描绘成习得医学知识的第一人，这是可能且可信的。洛伦·斯图克布吕克（Loren Stuckenbruck）曾强调"在公元前3世纪晚期到公元前1世纪期间，一些犹太人试图为医学巫术类的疗法寻求神学辩护"⑤，受希腊影响，这种观

① Himmelfarb, "Some Echoes," p. 131.

② Annette Yoshiko Reed, "Ancient Jewish Sciences and the Historiography of Judaism," in Seth L. Sanders ed. , *Ancient Jewish Sciences and the History of Knowledge in Second Temple Literature*, New York: New York University Press, 2014, p. 204.

③ Annette Yoshiko Reed, "Ancient Jewish Sciences and the Historiography of Judaism," p. 205.

④ Annette Yoshiko Reed, "Ancient Jewish Sciences and the Historiography of Judaism," p. 205.

⑤ Loren T. Stuckenbruck, *The Myth of Rebellious Angels: Studies in Second Temple Judaism and New Testament Texts*, Tübingen: Mohr Siebeck, 2014, p. 123.

点逐渐浸淫犹太社区。鉴于《禧年书》中挪亚的医学知识历史悠远、起源神圣，医学被给予了最高形式的认同。因为后来挪亚把他的医书交给了他的儿子闪，闪很有可能把这本书和其他书卷一起又传给了亚伯拉罕（禧21：10）。从《禧年书》来看，医学知识沿着家族谱系代代相传，以色列人由此诞生。因此，医学知识被认作完全是"犹太民族的"——仅由上帝的选民所拥有、留存及传承，因此又与犹太神学密不可分。这就创立了一类正统药物，供犹太民族专用。在《所罗门智训》中，医学也拥有相似的正统性，所罗门王称，上帝赐予他关于"不同种类的植物及其根部的药用价值"（智7：20）的知识。通过对医生及其合乎上帝创世秩序的技能的描写，便西拉更进一步声称上帝"创造了"（ἔκτισε）医生（便38：1，12）并赋予了他们医学知识（ἐπιστήμην；便38：6）。在该文本中，后来医生的医学知识与"治病解痛"（ἐθεράπευσε καὶ ἦρε τὸν πόνον；便38：7）的能力被认作"主赐的"。① 便西拉还强调，尽管人们"需要"医生、药师，以及药物，但并非否定祈祷的必要性。根据作者的说法，病人有必要向上帝祈祷，请求治愈，同时医生也需要向上帝祈祷，以确保其诊断准确无误、治疗方案行之有效（便38：9－14）。② 这些文本所涉及的医学知识是作为神启传达给上帝所拣选的人的，因而可以保证医学是源于犹太民族的世界历史及神学的。

　　《禧年书》的作者也有可能曾自我辩论，也许是为了避免读者去向以色列人以外的医疗人员寻求帮助，尤其是那些利用巫术的人。万德甘假设在耶路撒冷曾进行过一次"希腊化改革"，即"一群犹太人希望与外邦人的联系更紧密"，在这样的生活场景（Sitz im Leben）下，《禧年书》由此诞生。③ 他说："似乎《禧年书》的作者重新讲述最早的圣经故事去反对"那些坚信"各国各民族大一统的黄金时代"的人，还有他们的信仰，

① Patrick Skehan, *The Wisdom of Ben Sira：A New Translation with Notes*, The Anchor Yale Bible, New Haven：Yale University Press, 2010, 441.

② 关于便西拉医学正统化的详细讨论，请参见 Maria Chrysovergi, "Attitudes towardsthe Use of Medicine in Jewish Literature," Ph. D. diss., Durham University, 2011, pp. 167－198。

③ James C. VanderKam, *The Book of Jubilees*, p. 139.

认为"自从与外邦人分离后犹太人就遭灾受难"。① 这就不难想象《禧年书》的作者要慎重确保让读者明白，并非所有的医药都是可接受的；"正确的"适合犹太民族的药物是挪亚曾用过的。当《禧年书》10:1 – 14 跟它的源文本文献《以诺书》对照时，这种可能性更为明确清晰。在《以诺一书》中，所有的医学似乎都是不正当的巫术知识，是由在人间作恶犯乱的守望者传授给他们的妻子的。毋庸置疑，巫术医学为《禧年书》的作者所不齿②，但该作者可能也看到了那些以偏概全地把医学全部谴责为巫术的问题。这会"让人决定拒斥许多当时被认为很有益的治疗方案"。③ 因此，《禧年书》的作者通过让特定类型的医学正统化使之成为上帝自己创造并认可的秩序的一部分。具体地说，在《禧年书》作者看来，由上帝的天使传授挪亚使用草药来预防疾病，提出了"完全能接受的""正统的……一类医学范畴"，这一范畴也是完全犹太民族的。④

显然，《亚萨书》秉持着更普世和更强的辩护基调。追溯医学起源至以色列的过去，并将之归功于挪亚的作用之一是使犹太医学优于其他文化的医学，尤其是讲到其他文化的智者从挪亚记录的知识中学习医学时，更是力证。智者用不同的语言抄录挪亚的医书一事把挪亚描绘成世界医学之父。这也暗示，世界各地各种文化及语言中的医学知识，都源于挪亚学到并记录的神启。这种更为普世的论调使其带有一种辩护意图。同样，犹太历史学家约瑟夫斯（Josephus）也相信亚伯拉罕教导了埃及人天文学和数学知识（*Ant.* 1. 167）。在他改写的关于第一个谎称妻子为妹妹的故事中（创 12:10 – 20），约瑟夫斯称亚伯拉罕去埃及有两个理由：一方面，这位族长希望从那片富庶之地"有所获"（*Ant.* 1. 161）；另一方面，他希望了解埃及人理解的上帝概念（*Ant.* 1. 161）。约瑟夫斯解释说，如果证明埃及人的神学优于亚伯拉罕自己对上帝的理解，亚伯拉罕就打算择善而从，但如果证明埃及人的神学相对逊色（*Ant.* 1. 161），他则试图使其皈依。《创

---

① James C. VanderKam, *The Book of Jubilees*, p. 140.

② Himmelfarb, "Some Echoes," p. 131.

③ Gideon Bohak, *Ancient Jewish Magic*: *A History*, New York: Cambridge University Press, 2008, p. 81.

④ Bohak, *Ancient Jewish Magic*, p. 82.

世记》12∶20 告诉我们，谎称妻子为妹妹的事件解决后，亚伯拉罕被逐出埃及，但在约瑟夫斯看来，亚伯拉罕将时间用在与埃及的各种思想流派的"交流"上（*Ant.* 1. 165）。在此期间，亚伯拉罕让他们意识到自身观念有误（*Ant.* 1. 166），还教会了他们算术和占星术（*Ant.* 1. 167）。因此，埃及人视亚伯拉罕为"才智卓越、天赋异禀之人，不仅聪明绝顶，还能言善辩，能让听众对其他所讲授的任何学科都深信不疑"（*Ant.* 1. 167）。正如路易斯·费尔德曼（Louis Feldman）所说，约瑟夫斯把亚伯拉罕比作像阿波罗尼奥斯（Apollonius of Tyanna）那样的哲学家（*Life of Apollonius of Tyanna* 1. 19），以游学于海外四方、求索于能人志士而闻名于世。① 此外，亚伯拉罕还是一位有踔厉骏发的辩才，一位论议风生的族长，颇具希腊哲学家风范（Aristotle, *Rhet.* 1. 2）。约瑟夫斯对亚伯拉罕的总体评价是集科学家和演说家于一身，高度赞扬他是一位卓尔不群、出类拔萃的哲学家，一位古希腊人举世闻名之技艺的集大成者。同样，对于挪亚，《亚萨书》传授了医学知识，后来许多其他文明基于此继续创新发展而闻名于世。这两个例子，都通过宣示族长处于科学发现前沿而确立了"犹太民族在世界历史上的地位"。②

四　挪亚与医学传统的溯源

最后，我们来解答为何《禧年书》和《亚萨书》认为医学知识传授给了挪亚这个问题。鉴于人们普遍认为，《亚萨书》以这样或那样的方式借用了《禧年书》中的材料，这就让关于挪亚与医学的传说起源的讨论被限定在了第二圣殿时期。③

将挪亚和医学联系在一起的传统，很难从文本中找到明确动因，但存

————————

① Louis H. Feldman, *Josephus' Interpretation of the Bible*, Berkeley∶ University of California Press, 1998, p. 230.

② Reed, "Ancient Jewish Sciences and the Historiography of Judaism," p. 205.

③ 关于第二圣殿时期犹太医学的探讨，可参考本辑收录的多篇文章。例如∶安娜·安杰利尼《第二圣殿时期的疾病、魔鬼附身与治疗》；林塞·A. 阿斯金《第二圣殿时期犹太人对医药的态度——来自便西拉、昆兰和经济贸易的证据》；埃胡德·本兹维《古代医学及世界建构∶波斯晚期/希腊化早期犹大地区知识分子的视野》。

在一些暗示其可能动因的蛛丝马迹。首先，《创世记》对挪亚出生时的描述，他的父亲拉麦对挪亚的名字做了词源上的解释——"给他起名叫挪亚，说：'这个儿子必为我们的操作和手中的劳苦安慰（ינחמנו）我们'"（创 5:29）。劳埃德·贝利（Lloyd Bailey）解释说，这个有双关含义的名字"挪亚"，向后回溯指的是"上帝的诅咒与由此产生的人类辛劳（创 3:17 - 19），向前指的是挪亚在葡萄种植产业的开创之举（创 9:20）"。① 《禧年书》的作者有可能从挪亚名字中汲取了灵感，因而把挪亚描绘成拥有带来抚慰和疗愈知识之人，但是是助人摆脱病痛，而非劳作。

　　当然，《以诺书信》（*Epistle of Enoch*）的作者采用了他所能想到的关于挪亚名字的"各种各样的含义"。② 在《书信》中，关于挪亚的出生和起名，有这样的文字表述："给他起名叫挪亚，因为他是你的血脉。在他此生，地上一切的罪恶与不公，会招来灭顶之灾，但他及其子孙，将会幸免于难（诺一 106:18）。梅立克（J. T. Milik）将《以诺一书》中提到的救赎与《创世记》5:29 所讲到的挪亚名字的双关联系起来。虽然《以诺一书》中"拯救"这个词是יפלט，源于阿拉米语词根פלט，梅立克认为其源于作者对《创世记》5:29 中希伯来语动词ינחמנו的理解，他认为《以诺一书》的作者把词根נחם理解为东部阿拉米亚语中"恢复、提高"之意，而非希伯来语里"抚慰、慰藉"之意。③ 如果梅立克的解读正确，那么《禧年书》的作者可能推断，挪亚作为大洪水之前的族长，他的名字与他的儿子获得拯救存在某种联系，挪亚获得了医学知识从而使其子免受恶灵

---

　　① Lloyd R. Bailey, *Noah: The Person and the Story in History and Tradition*, South Carolina: University of South Carolina Press, 1989, pp. 169 - 70. 我们希望从词源学上把动词נחם解释为"此人将会抚慰、疗愈我们"。贝利解释说："我们不应囿于动词与圣经中名字解释的僵化关联。由于故事起源于口头形式，所以这种联系更像是一种发音相似，而不是词源学上的正确意指，后者需要在阅读中观察到书面形式……按照古代以色列文学的标准，目前两者（名字נח和动词נחם之间）发音的相似性足以说明问题。"

　　② James C. VanderKam, "The Birth of Noah," in *From Revelation to Canon: Studies in the Hebrew Bible and Second Temple Literature*, Boston: Brill, 2000, p. 404.

　　③ J. T. Milik, *The Books of Enoch: Aramaic Fragments of Qumran Cave 4*, Oxford: Clarendon, 1976, p. 214.

导致的疾病折磨。①

此外，在圣经文本中，挪亚与大地相关。大洪水过后，上帝与挪亚立约，他把所有的植物和牲畜给挪亚作食物，对这位族长说："凡活着的动物，都可以作你们的食物。这一切我都赐给你们，如同菜蔬一样。"（创9：3）。然而，挪亚特别与农业明确关联起来，成了"农夫"（איש האדמה，创9：20），他是种植葡萄树并开辟葡萄园的第一人。②《创世记》中把挪亚描述成"农夫"，这可能让《禧年书》的作者自然而然就把挪亚描绘成掌握"地上植物"的疗效知识的第一人（禧10：12）。

挪亚医学传统的另一种解释可能是《禧年书》作者的意图，他想说明"以色列的远古祖先敬拜上帝的方式和他们到西奈半岛后的敬拜方式一样"。③ 例如，在《创世记》中，我们经常会发现一些关于族长们建造祭坛，供奉祭品的描写。《禧年书》则以此为出发点，并在圣经文本外展开叙述，以显示族长甚至在利未人建立祭司神职制度前就担任起祭司的职责了。在《禧年书》的改写中，还详述了族长们的献祭形式与内容等细节。此外，改写时还增加了这些事件的日期以说明族长们曾庆祝在托拉中首次创设的神圣节日。因此，《禧年书》回溯至族长时代，从亚当、以诺、挪亚、亚伯拉罕、以撒，一直到利未，描绘了一幅"祭司链"图景。

《禧年书》不仅不吝笔墨描写挪亚身穿祭司服，而且将其描绘成一种摩西的原型形象（proto-Moses），挪亚模仿了最初由摩西开创，后由祭司执行的仪式。这样，在《创世记》中，挪亚一出方舟就向上帝献祭，随后上帝与族长立约（创8：20 – 9：17）。《禧年书》对圣经的叙述做了些更改。首先，给立约加上了日期——在第三个月（禧6：1）。詹姆斯·库格

---

① Loren T. Stuckenbruck, *1 Enoch 91 – 108*, New York：De Gruyter, 2007, p. 676：斯图克布吕克反对梅立克的假设，他认为"没有证据证明词根 מחם 的早期阿拉米亚语含义"。因此，斯图克布吕克认为"把该词 מלכם 理解为挪亚在大洪水中幸存更为简单"。

② C. J. S. Thompson, *The Mystery and Art of the Apothecary*, Philadelphia：J. B. Lippincott Company, 1929, p. 7：古代近东文化中，葡萄酒经常与医用草药混合使用。

③ James L. Kugel, *A Walk through Jubilees：Studies in the Book of Jubilees and the World of Creation*, Leiden：Brill, 2012, p. 6.

尔（James Kugel）指出择此日"绝非偶然"。① 《禧年书》作者从《创世记》8：14 推断出三月是上帝与挪亚立约之时。又根据《出埃及记》19：1 推断与摩西立约也在三月。此外，《禧年书》还补充，挪亚和他的儿子发誓不吃血，这是在圣经原文上增加的内容（禧 6：10）。所有这些细节将挪亚和这几周的节日相关联。然后《禧年书》还写到——"因他告诉你的这个缘故，要与犹太人立约，并且起誓，在这个月，在山上，将血洒在身上，因为要永远遵循上帝与他们立约时的所有话"（禧 6：10）。因此，通过分别详述上帝与他们二人立约的时间和内容，《禧年书》将挪亚和摩西也联系到了一起。

立约后，挪亚首先栽种了棵葡萄树（创 9：20）。对这一事件，《禧年书》比圣经中的描述增加了不少具体细节。首先，它给出了种树的日期，"在第一年的第七周，在五十年节（1317）"（禧 7：1）。其次，《禧年书》增加了挪亚所种植的葡萄园的位置，是位于亚拉腊山脉的路伯山，就是挪亚方舟停歇之处（禧 7：1）。书中还讲到，葡萄树在第四年结果，挪亚一直看守至第四年的第七月，然后以葡萄酿酒，并窖藏至第五年。一直到第五年第一个月第一天，即尼散月（Nisan）第一日。那天他庆祝了这个节日，行了燔祭，往火里洒了一些酒，又和他的儿子们喝了一些酒（禧 7：3－6）。《禧年书》作者在此处添加日期，表明在西奈半岛（摩西受上帝）启示前，族长们就谨遵摩西律法，因为挪亚等到第四年才收获葡萄，第五年才喝葡萄酒，这些都符合《利未记》19：23－25 中进入圣地后关于作物种植和享用的时间规定。《禧年书》中增加这些内容的综合效应证明了挪亚是一位"完全合格的祭司"。②

将挪亚看作医生的这一观念给这位族长的形象增添了祭司角色，如同托拉的祭司们扮演"卫生官员"的角色一样。③ 洁净是他们主要关心的问题，他们并不提供治疗，其职责在于明确生病的患者是否洁净，以防止不洁净的传播。同样，挪亚的儿子们也直接向父亲报告"污秽的灵魂"在迷惑他们的子孙（禧 10：1），而他们是否洁净正是挪亚关心的问题。

---

① James L. Kugel, *A Walk Through Jubilees*, p. 59.

② James L. Kugel, *A Walk Through Jubilees*, p. 70.

③ Samuel Kottek, "Medicine in Ancient Hebrew and Jewish Cultures", p. 307.

通过《禧年书》将挪亚描写成医生，可进一步反思摩西的形象。正如摩西能够通过祈祷促使米利暗康复，挪亚为其子孙的祈祷也是"非常有效的"。① 事实上，挪亚甚至说话都很像摩西。库格尔指出，通过尊称上帝为"一切生命体之灵"（禧 10:3），该作者"巧妙地借"挪亚之口道出《圣经》文本其他章节中摩西使用过的措辞（民 16:22；27:16）。②

《圣经》中的摩西是第一位药剂师或"制香师"③（出 30:25，35），他将各种香料混合制成用于祭祀仪式的神圣的膏油，还采用天然材料治病。在《禧年书》中，摩西的这些技能传给挪亚，后者得知"地上植物"（禧 10:12）的疗效。万德甘将《禧年书》10:12 中的埃塞俄比亚词əḍ译为"植物"，但只有当其呈复数形式（əḍaw）时才具有"草药"的含义。④ 文本中我们看到的是单数形式，如同类似的希伯来语词עץ，应译作"树、灌木、灌木林、木头"。⑤ 万德甘选用了复数含义的"草药"之意，因为在第 25 号抄本中出现过该词的复数形式，这份抄本被认为是《禧年书》研究"最具权威性的"抄本。⑥ 此外，他提出"在该语境下应当指的是（对植物）的泛指（而不是特定某种树）"。⑦ 然而，在最古老的抄本中该词依然是单数形式əḍ。如果按照这些抄本，认为是单数的əḍ而不是复数的əḍaw，我们会发现挪亚和摩西间还有另一层语言学上的联系；摩西用一根"树枝"（עץ）治理好了玛拉的苦水：出埃及后，以色列人在旷野游荡三天，没有水喝。最后他们终于抵达玛拉河畔，但苦水无法饮用。听到他们的抱怨，摩西向上帝呼救。然后，上帝指点他将一根树枝投

---

① James C. VanderKam, *Jubilees Commentary*（forthcoming）.

② James L. Kugel, *A Walk Through Jubilees*, p. 82.

③ R. J. Forbes, *Studies in Ancient Technology*, Vol Ⅲ, Leiden：Brill, 1965, p. 14：这是埃及人和美索不达米亚人的一种著名职业，与医生和药剂师角色密切相关，但又有区别。

④ Wolf Leslau, *Comparative Dictionary of Ge'ez（Classical Ethiopic）：Ge'ez-English, English-Ge'ez with an Index of Semitic Roots*, Wiesbaden：Harrossowitz Verlag, 2006, p. 57.

⑤ Wolf Leslau, *Comparative Dictionary of Ge'ez*, p. 57.

⑥ James C. VanderKam, *The Book of Jubilees*, p. xxi.

⑦ James C. VanderKam, *The Book of Jubilees*, p. 60.

入水中，将水变甜，则可饮用（出 15：22 – 25）。同样地，挪亚也曾向上帝请求，并学会了用地上的"树"来医治他的子孙。① 所以，读到这里我们会发现挪亚治病的能力与摩西非常相似。

转向便西拉的作品也能够支持用这种方式理解文本，便西拉也认为摩西是医生的原型。在此卷智慧文本中，是上帝"创造了"（ἔκτισε）医生（便 38：1，12），并赋予他们医学知识（ἐπιστήμην；便 38：6），还让土地生长出药材（φάρμακα；便 38：4）。为证明这一点，作者提到摩西把玛拉苦水变甜的事（便 38：5）。帕特里克·W. 斯基汉（Patrick W. Skehan）说，援引此例暗示了树枝"本身按照上帝的设计，具有净水的能力"。② 的确，在便西拉看来，地上植物的疗效正是上帝创造世界的一部分；因此，以地上的植物制药及使用这些药物就是上帝创世的延续。这是"药师"或"制香师"（μυρεψός）的职责所在。不过，同医生一样，用植物制"药"（μεῖγμα）的能力也是上帝赋予的（便 38：6 – 8）。

结　　论

《禧年书》和《亚萨书》中关于挪亚与医学的传统极其相似，长久以来这一点都备受瞩目。本文主要以早期学者研究为基础，力图阐明并论证这两部作品的异同，从而揭示其各自的侧重点。本文提出《禧年书》的神学世界观导致身体和灵性疾病之间界限模糊，未曾关注过挪亚所获医学知识的确切性质。另外，作为医学文本的《亚萨书》则指明挪亚后代所遭受的是身体上的疾病，并且详细描述了挪亚所知的树木的药用成分。本研究还探究了两部作品在用意上的细微差别，《禧年书》关注挪亚的医生形象背后也存在一些辩教味道，《亚萨书》则具有一种强烈的辩教基调。《禧年书》将挪亚描述为"犹太"医学之父，并为其犹太读者创立了正统的医学范畴，而《亚萨书》则将挪亚描绘为世界医学之父，因为其医学

---

① 上帝也指示挪亚用"歌斐木"（עצי־גפר）建造方舟，在这里该词也是以单数形式作集合名词使用。

② Patrick W. Skehan, *The Wisdom of Ben Sira: A New Translation with Notes*, The Anchor Yale Bible, New Haven: Yale University Press, 2008, p. 442.

知识成为不同文化中智者的智慧之源。最后本文提出，文本和观念的驱动促成了第二圣殿时期挪亚与医学的传统的形成。

［肯特尔·西福克斯（Chontel Syfox），圣母大学神学系博士候选人，Chontel. Syfox. 1@ nd. edu；王嘉，南京大学犹太和以色列研究所］

（责任编辑：黄薇）

学术书评

人心、世相、"天意"：古代晚期地中海世界社会转型的三个研究维度
——兼评《古代晚期地中海地区自然灾害研究》[*]

董晓佳　著

　　"古代晚期"（Late Antiquity）这一术语最先于 20 世纪初由维也纳著名艺术史家里格尔（Alois Riegl）在《在奥匈发现的罗马晚期的工艺美术》（*Die spätrömische Kunstindustrie nach den Funden in Österreich-Ungarn*）一书中所使用，随即被德国学术界所接纳（"古代晚期"一词的德语名称为"Spätantike"）。法国历史学家马罗（Henri-Irénée Marrou）在其著作《圣奥古斯丁与古典文化的终结》（*Saint Augustin et la fin de la culture antique*）中则明确提出了这一概念。[①] 1962 年，普林斯顿大学出版社出版了耶路撒冷希伯来大学的萨缪尔·萨姆博斯基（Samuel Sambursky）的《古代晚期的物理世界》[②]，这是一部科技史著作，是同一作者的另两部作品

　　* 本文系国家社科基金西部项目"古代晚期地中海世界贵族女性权力研究"（项目号：18XSS003）的阶段性成果。

　　① 刘林海：《史学界关于西罗马帝国衰亡问题研究的述评》，《史学史研究》2010 年第 4 期；李隆国：《从"罗马帝国衰亡"到"罗马世界转型"——晚期罗马史研究范式的转变》，《世界历史》2012 年第 3 期；陈志强：《古代晚期研究：早期拜占庭研究的超越》，《世界历史》2014 年第 4 期。

　　② Samuel Sambursky, *The Physical World of Late Antiquity*, Princeton, New Jersey：Princeton University Press, 1962.

《希腊人的物理世界》① 与《斯多葛派的物理学》② 的续作，分析了 2 世纪至 6 世纪中叶科技理论、技术与假设的发展。③ 美籍爱尔兰裔学者彼得·布朗（Peter Brown）于 1971 年出版的专著《公元 150 至 750 年的古代晚期世界》（*The World of Late Antiquity*，*AD 150—750*）则标志着"古代晚期"成为一个专门的学术研究领域。④ 2008 年，美国约翰·霍普金斯大学出版社发行了《古代晚期杂志》（*The Journal of Late Antiquity*）第一卷，该卷主编拉尔夫·马提森（Ralph Mathisen）在"编者语"中宣布："从编年属性来讲，我们本来属于'古代罗马'、'早期拜占庭'、'中世纪早期'、'晚期拉丁'、'教父学'等，但是现在都属于'古代晚期'。"⑤ 2011 年，牛津大学出版社将"古代晚期"纳入其"通识读本"系列，出版了《古代晚期（通识读本）》（*Late Antiquity*：*A Very Short Introduction*），标志着"古代晚期"作为一个独立的学术领域被学者广泛接纳。⑥ 就时空范围而言，广义的"古代晚期"研究所关注的是自公元 150年（或更早，推至公元 50 年）至公元 800 年（或更晚，延至公元 1100年）的地中海世界，核心区域是地中海沿岸地区，边缘地区则包括了受到罗马文化影响的区域。⑦

　　"古代晚期"这一概念的提出和研究领域的形成，在欧美学界均以史学界为核心，与此相较，国内史学界对"古代晚期"这一研究领域的探讨与研究相对较晚，在学术作品中最初注意并在研究中运用这

---

　　① Samuel Sambursky, *The Physical World of the Greeks*, translated from the Hebrew by Merton Dagut, Princeton, New Jersey：Princeton University Press, 1956.

　　② Samuel Sambursky, *Physics of the Stoics*, New Jersey：Princeton University Press, 1959.

　　③ Samuel Sambursky, *The Physical World of Late Antiquity*, "Introduction", p. ix.

　　④ 陈志强：《古代晚期研究：早期拜占庭研究的超越》。

　　⑤ 李隆国：《从"罗马帝国衰亡"到"罗马世界转型"——晚期罗马史研究范式的转变》，第 121 页。

　　⑥ 李隆国：《从"罗马帝国衰亡"到"罗马世界转型"——晚期罗马史研究范式的转变》，第 121 页。

　　⑦ 李隆国：《从"罗马帝国衰亡"到"罗马世界转型"——晚期罗马史研究范式的转变》，第 119 页。

一概念的多为国内法学与哲学领域的研究者。① 就笔者目前所见，在国内世界古代中世纪史领域的学者中，较早较为系统地介绍古代晚期研究相关发展的可能是任教于南开大学历史学院的叶民。② 不过直至2010 年，国内史学界相关从业人员才将更多的关注投入这一领域。根据在中国知网上以"古代晚期""晚期古代""后古典""晚期古典""古典晚期"等同义译名作为主题所进行的初步检索，最先在国内历史学论文（学位论文与期刊论文）中专门介绍这一概念的，可能是刘林海教授。③ 以此为分界线，国内史学界在 2010 年之后对"古代晚期"的关注逐渐增加。根据笔者的不完全统计，2010 年后不仅出现了至少 9 篇以"古代晚期"为主题或涉及这一研究领域的历史学博

---

① 出版于 2002 年的《罗马法词典》中有多处提及"后古典"时期，应为"古代晚期"的另一译名，参见黄风编著《罗马法词典》，法律出版社 2002 年版。经过笔者以"古代晚期""晚期古代""后古典""晚期古典""古典晚期"这几个常见相关译名作为主题词进行检索，2006 年浙江大学哲学专业的石敏敏博士的毕业论文可以在中国知网（CNKI）上找到，其为首篇以"古代晚期"为题的博士学位论文，见石敏敏《普罗提诺的哲学和古代晚期基督教的人论》，博士学位论文，浙江大学，2006年。2007 年，石敏敏的《古代晚期西方哲学的人论》可能是国内第一部以"古代晚期"为题的学术专著，见石敏敏《古代晚期西方哲学的人论》，中国社会科学出版社2007 年版。同样，在 2007 年，章雪富教授发表了论述古代晚期西方哲学本体论转变的学术论文，这可能是国内第一篇以"古代晚期"为题的期刊论文，见章雪富《从Ousiology 到 Physiology——古代晚期基督教哲学论 Being、Physis 和 Koinonia 的关系》，《复旦学报》2007 年第 1 期。

② 叶民：《最后的古典：阿米安和他笔下的晚期罗马帝国》，天津：天津人民出版社 2004 年版，第 12—18 页。东北师范大学徐家玲教授在其 2006 年的著作中也曾提及这一概念，见徐家玲《拜占庭文明》，北京：人民出版社 2006 年版，第65 页。

③ 刘林海：《史学界关于西罗马帝国衰亡问题研究的述评》，《史学史研究》2010 年第 4 期。此外，2010 年后，国内哲学界对"古代晚期"这一概念仍保持着关注，艺术学、宗教学等研究领域等也不断出现相关研究成果，并发表于《中国社会科学》《世界哲学》等各类期刊，由于这些研究与本文主旨无甚关联，故略。

硕士论文①，在期刊论文中还出现了专门介绍或涉及这一研究领域的史学理论研究成果②，同时也逐渐出现了自觉将历史发展置于"古代晚期"这一视域下加以考察的历史学期刊论文。③ 此外，在 2014 年出版的《罗马史研究入门》中，也有学者对这一研究领域的形成与发展进行了简要介绍。④ 值此国内古代晚期研究或正渐入佳境之际，国内历史学界首部以"古代晚期"为题的环境史著作——刘榕榕博士的《古代晚期地中海地区自然灾害研究》⑤ 也已面世。作为十余年来始终关注并从事相关领域研究的从业者，笔者自然应当予以点评。然欲品评该书，则必先对古代晚期研

① 焦汉丰：《古代晚期的宗教暴力、殉道与政治合法性》，硕士学位论文，上海师范大学，2013 年；赵月：《拜占庭宦官的角色类型和地位分析》，硕士学位论文，东北师范大学，2013 年；王聪：《晚期古代的非基督教史学家及其对纳伊苏斯战役的争议》，硕士学位论文，东北师范大学，2015 年；汪纯阳：《希帕提娅之死与亚历山大城的基督教与世俗权力冲突（公元 4—5 世纪）》，硕士学位论文，辽宁大学，2017 年；张日元：《公元 4 至 9 世纪拜占庭帝国基督教化研究》，博士学位论文，南开大学历史学院，2010 年；董晓佳：《帝国秩序的重建——苏格拉底〈教会史〉中的拜占庭世界》，博士论文，南开大学，2010 年；康凯：《罗马帝国在西部的延续：东哥特政权研究》，博士学位论文，复旦大学，2014 年；郑秀艳：《古代晚期的科林斯城市研究》，博士学位论文，上海师范大学，2015 年；焦汉丰：《古代晚期异教的衰弱探迹——基于神庙视角的研究》，博士学位论文，上海师范大学，2017 年。

② 李隆国：《从"罗马帝国衰亡"到"罗马世界转型"——晚期罗马史研究范式的转变》；侯树栋：《断裂，还是连续：中世纪早期文明与罗马文明之关系研究的新动向》，《史学月刊》2011 年第 1 期；陈志强：《古代晚期研究：早期拜占庭研究的超越》；康凯：《"蛮族"与罗马帝国关系研究述论》，《历史研究》2014 年第 4 期；陈志强：《英美拜占庭学发展及其启示》，《史学理论研究》2015 年第 2 期；吴晓群：《基督教史学传统下的希罗多德解读模式》，《北京师范大学学报》（社会科学版）2017 年第 4 期；刘寅：《传承与革新：西方学界关于欧洲早期中世纪史研究的新进展》，《世界历史》2018 年第 1 期。

③ 刘榕榕、董晓佳：《古代晚期地中海地区"尘幕事件"述论——兼论南北朝时期建康"雨黄尘"事件》，《安徽史学》2016 年第 2 期；刘衍刚：《晚期古典的伊苏里人及其身份认同》，《古代文明》2017 年第 4 期。

④ 刘津瑜：《罗马史研究入门》，北京：北京大学出版社 2014 年版，第 218—221 页。

⑤ 刘榕榕：《古代晚期地中海地区自然灾害研究》，北京：中国社会科学出版社 2018 年版。

究领域的主要研究进路加以总结，否则恐终不免隔靴之叹。

"古代晚期"这一研究领域的兴起最初起始于对相较于政治、军事等因素在历史发展中更具有延续性的宗教、文化等方面的研究兴趣，关注宗教、文化等方面的变与不变，而古代晚期研究的核心则是通过上述研究探讨这一时期地中海世界的社会转型问题。随着研究的推进与深入，古代晚期研究的参与者的视野日益扩大，将经济、政治、军事等各方面的问题逐渐纳入其研究范围，同时也开始注意到自然环境的变化与古代晚期地中海世界社会变迁之间的联系。刘榕榕博士的新著则兼具上述三个维度的特征，从对古代晚期地中海地区自然灾害的梳理入手，分析了自然灾害对古代晚期地中海世界社会转型的影响，同时探析了自然灾害与基督教发展之间的联系。

一　省思人心：古代晚期研究之始

所谓"人心"，这里所指的是宗教、文化、心态、思想等属于形而上方面的研究维度。古代晚期研究最初关注的核心是宗教史与文化史，这是源于这一研究领域的开创者彼得·布朗所使用的史料与学术兴趣。长期执教于欧美名校的彼得·布朗认真利用了之前曾被以英国著名罗马史学者琼斯（A. H. M. Jones）为代表的史家们视为"稗子"的宗教史料，认为这些史料中虽然关于经济、政治、军事、制度等方面的"客观史实"较少，但是却反映了文献作者和当时人的认识。由此出发，彼得·布朗开始了他延续至今的对宗教史与文化史的探索。①

但是，在此需要注意的是，彼得·布朗之所以能够注意到过去受到忽视的史料，最根本的原因在于他个人的学术兴趣。国内介绍分析这一研究领域的几篇史学理论与史学史论文大都指出了他用以开创古代晚期研究的

① 李隆国：《从"罗马帝国衰亡"到"罗马世界转型"——晚期罗马史研究范式的转变》。也可参见刘林海《史学界关于西罗马帝国衰亡问题研究的述评》；陈志强《古代晚期研究：早期拜占庭研究的超越》；康凯《"蛮族"与罗马帝国关系研究述论》。

奠基作品①，但除刘寅的文章之外，彼得·布朗的第一部专著《希波的奥古斯丁：一部传记》②似乎被忽视了。这位古代晚期研究的开创者在该书序言中明确指出，他所想要描述的最重要的一个方面，是奥古斯丁的思想变化与外在环境变化之间的互动关系。③同时，他也宣称，"每年为数不多的牛津现代史学院的本科生们怀着极大的热情和好奇心，经由他们的课表冲过连接古代史和中世纪史，连接历史学家的领域、神学家的领域和哲学家的领域之间的桥梁。这些桥梁既渺无人烟，又充满变数。这种热情和好奇心又强化了我自己对奥古斯丁及其时代的迷恋"。④从彼得·布朗的自述中可以看出，正是在教学与研究中培养出的对于宗教史、思想史与文化史的学术兴趣，导致他注意到了不受他人重视的宗教史料的价值，而非由于他发现了宗教史料的价值，才形成了对宗教与文化的关注。从这一角度而言，在某种程度上，古代晚期研究学派的形成体现了史家个人的主体性与自觉性，以及这种主体性和自觉性所能导致的学术突破；而这种主体性与自觉性在很大程度上可能并非出于史家本人所预先具有的某种振衰起敝、开拓求新的研究路径，并非出自一种创立新的研究流派、摆脱既定模式和树立或争取学术话语权的宏图大愿，而仅仅是为了钻研自己深感兴趣的问题；而最终是否能够开山立派或产生重大学术影响，则一方面要基于史学界对既有解释模式的不满或不足之感，另一方面则要基于史家个人的学术功底与造诣、学术敏感性和持久的、较少或没有受到学术之外的干预、打扰的真正学术兴趣。

　　古代晚期研究最初关注宗教、文化、思想、心态等研究角度的特征一直延续至今。关于其初创者的重要著作，前述国内相关论著已有评介，在

---

　　① Peter Brown, *The World of Late Antiquity*, *A. D. 150 – 750*, London：Thames and Hudson Ltd. ，1971.

　　② Peter Brown, *Augustine of Hippo*：*A Biography*, Berkeley and Los Angeles：University of California Press，1967. 该书的中译本于 2013 年出版；［美］彼得·布朗：《希波的奥古斯丁》，钱金飞、沈小龙译，北京：中国社会科学出版社 2013 年版。

　　③ Peter Brown, *Augustine of Hippo*：*A Biography*, p. 9；彼得·布朗：《希波的奥古斯丁》，第 1 页。

　　④ Peter Brown, *Augustine of Hippo*：*A Biography*, p. 11. 译文大部分参考彼得·布朗《希波的奥古斯丁》，第 3 页，略有改动。

此不再赘述。这里主要简要介绍笔者所见的其他学者在这一研究维度中所作的贡献。① 理查德·A.雷顿（Richard A. Layton）在 2004 年出版的《古代晚期亚历山大里亚的盲眼迪底穆斯及其同路人：圣经学术中的美德与叙事》② 与安托尼奥·多纳托（Antonio Donato）于 2013 年出版的《作为古代晚期产物的波埃修斯的〈哲学的慰藉〉》③ 及《希波的奥古斯丁》存在一定的相似之处——两位学者均将神学家（迪底穆斯）或哲学家（波埃修斯）及其思想置于"古代晚期"的时代背景之下加以考察。雷顿探究了在 4 世纪的亚历山大里亚，盲眼迪底穆斯（Didymus the Blind，生卒年约 313—398 年）指导下的一个基督徒禁欲主义学者团体所留存的圣经评注中体现的伦理思想，与圣经研究之间到底有什么样的联系。④ 在多纳托的著作导言中，作者开宗明义地表明：这部书是为填补 50 年来古代晚期研究中对该时代最重要的作品之一——波埃修斯的《哲学的慰藉一书》所留下的空白而写的，并且不只是简单地将《哲学的慰藉》与其历史和文化背景相结合，而是要进一步超越文本，探讨形成波埃修斯最后的这部著作的古代晚期文化、哲学与社会环境。也就是说，《哲学的慰藉》不仅仅只是受到古代晚期的背景的影响，它本身就是古代晚期的"产物"（product）：所谓"产物"，是指它不仅包含与一个特殊时代的知识阶层所共享的个人观点与特性，还呈现出一种元素，这种元素特别指向它在其中得以写成的时代观念模式。⑤

---

① 由于古代晚期研究横跨数个领域，因此有太多的论著虽未冠以"古代晚期"之名，但其研究却实际属于或部分涉及古代晚期研究领域。对于这样的著作，鉴于笔者能力有限，在"人心"与"世相"这两个部分将尽量不予收录。

② Richard A. Layton, *Didymus the Blind and His Circle in Late-Antique Alexandria：Virtue and Narrative in Biblical Scholarship*, Urbana and Chicago：University of Illinois Press, 2004.

③ Antonio Donato, *Boethius' Consolation of Philosophy as a Product of Late Antiquity*, London, New Delhi, New York, Sydney：Bloomsbury, 2013.

④ Richard A. Layton, *Didymus the Blind and His Circle in Late-Antique Alexandria：Virtue and Narrative in Biblical Scholarship*, p. 1.

⑤ Antonio Donato, *Boethius' Consolation of Philosophy as a Product of Late Antiquity*, p. 1.

在 1990 年出版的《古代晚期的希腊主义》① 中，博尔索克认为与"希腊化"（Hellenization）这个名词相比，"希腊主义"（Hellenism）并不会威胁当地文化，也不具有帝国主义性质，并力图以这种认识作为分析希腊文化在基督教帝国中存留的新路径。② 安德鲁·史密斯（Andrew Smith）的《古代晚期的哲学》③ 出版于 2004 年，作者以对新柏拉图主义（Neo-platonism）的奠基者普罗提诺（Plotinus，生卒年约 205—270 年）的研究为重心，分析了新柏拉图主义这一"古代晚期占据统治地位的知识运动"。④ 2005 年，克劳迪亚·拉普（Claudia Rapp）的《古代晚期的神圣主教们：转型时代中基督徒领导权的本质》⑤ 出版，踵继彼得·布朗的《古代晚期的权力与说服：通向基督教帝国》⑥，探讨了古代晚期主教权威的来源及其职务的影响与功能。它认为主教的权威来自三个方面：出自上帝恩赐的精神权威（spiritual authority）、任何人均可通过压制自己的身体欲望并由此获得他人承认而得到的禁欲权威（ascetic authority），以及通过运用个人的社会地位与财富达成利他目的而获得的实用权威（pragmatic authority）。⑦ 在此基础上，作者分析了主教职务在古代晚期的理论与实践。⑧ 2014 年，埃弗里尔·卡梅伦（Averil Cameron）出版了《古代晚期

---

① G. W. Bowersock, *Hellenism in Late Antiquity*, Cambridge：Cambridge University Press，1990.

② G. W. Bowersock, *Hellenism in Late Antiquity*, "Prologue"，p. xi.

③ Andrew Smith, *Philosophy in Late Antiquity*, London and New York：Routledge，2004.

④ Andrew Smith, *Philosophy in Late Antiquity*, Preface，p. ix.

⑤ Claudia Rapp, *Holy Bishops in Late Antiquity：The Nature of Christian Leadership in an Age of Transition*, Berkeley · Los Angeles · London：University of California Press，2005.

⑥ Peter Brown, *Power and Persuasion in Late Antiquity：Towards a Christian Empire*, Madison：University of Wisconsin Press，1992.

⑦ Claudia Rapp, *Holy Bishops in Late Antiquity：The Nature of Christian Leadership in an Age of Transition*, pp. 16 – 18.

⑧ Claudia Rapp, *Holy Bishops in Late Antiquity：The Nature of Christian Leadership in an Age of Transition*, p. 290.

的对话录》①，该书在主题上与卡梅伦在 1991 年出版的《基督教与帝国的修辞学》② 相关，认为"哲学对话"（the philosophical dialogue）是基督徒用于争辩的一种特殊的写作方式。③ 1983 年出版的《古代晚期的传记：对圣徒的探寻》分析了古代晚期的传记写作模式及其中所体现的圣徒形象，兼具文学史与宗教史的特征。④《135—700 年的古代晚期犹太人文献手册》⑤ 是作者鉴于古代晚期研究所用的原始资料被拉丁语与希腊语文献所主导，希望通过此书引起对非拉丁语和非希腊语的原始文献的注意而作的，⑥ 也可算是古代晚期文学史或文化史著作。

　　1999 年由詹姆斯·霍华德—约翰斯顿（James Howard-Johnston）与保罗·安东尼·海沃德（Paul Antony Hayward）主编的《古代晚期与中世纪早期的圣徒崇拜》⑦ 一书的出版，是古代晚期研究中的一桩盛事，这部献给彼得·布朗的论文集会聚了 12 位古代晚期研究领域的重量级学者（其中 6 人是彼得·布朗的弟子）⑧，围绕从基督教世界到伊斯兰教世界、从地中海到波斯湾的圣徒崇拜展开研究，所会聚的作者中还包括了《新编

---

　　① Averil Cameron, *Dialoguing in Late Antiquity*, Cambridge and London：Harvard University Press，2014.

　　② Averil Cameron, *Christianity and the Rhetoric of Empire：The Development of Christian Discourse*, Berkeley：University of California Press，1991.

　　③ Averil Cameron, *Dialoguing in Late Antiquity*, p. 1.

　　④ Patricia Cox, *Biography in Late Antiquity*, Berkeley，Los Angeles，London：University of California Press，1983.

　　⑤ Eyal Ben-Eliyahu，Yehudah Cohn，Fergus Millar，*Handbook of Jewish Literature from Late Antiquity，135－700 C. E.*，Oxford：Oxford University Press，2012.

　　⑥ Philip Alexander，"Foreword," in Eyal Ben-Eliyahu，Yehudah Cohn，Fergus Millar，*Handbook of Jewish Literature from Late Antiquity，135－700 C. E.*，p. x.

　　⑦ James Howard-Johnston and Paul Antony Hayward eds. , *The Cult of Saints in Late Antiquity and the Early Middle Ages：Essays on the Contribution of Peter Brown*, Oxford：Oxford University Press，1999.

　　⑧ James Howard-Johnston, " Introduction," in James Howard-Johnston and Paul Antony Hayward eds. , *The Cult of Saints in Late Antiquity and the Early Middle Ages：Essays on the Contribution of Peter Brown*, p. 5.

剑桥古代史》第 13 卷①与第 14 卷②主编之一埃弗里尔·卡梅伦。同样在
1999 年面世的《古代晚期的多神教一神论》③，源于 1996 年在牛津大学
举行的研讨班"古代晚期的一神论的多神教形式"（"pagan forms of mono-
theism in late antiquity"）讨论，收录了 6 篇分析古代晚期多神教徒宗教信
仰的论文，用以挑战基督教的一神论取代了旧有宗教的多神论这一传统观
点。④ 出版于 2000 年的论文集《古代晚期的族裔特点与文化》⑤ 同样会
聚了包括约翰·马修斯（John Matthews）、斯蒂芬·米歇尔（Stephen
Mitchell）等在内的知名学者的论文，是 1998 年举行的以"古代晚期的种
族、宗教与文化"（"Race, Religion and Culture in Late Antiquity"）为主
题的学术会议中的论文合集，论文作者探讨了个人与团体在公元 300 年至
600 年以族裔特点、宗教忠诚与文化传统寻求确立其身份的各种方式，以
及这些身份得到认知的途径。⑥ 2005 年出版的论文集《古代晚期的哲学
家与社会》⑦ 则集中了安德鲁·史密斯、罗宾·莱恩·福克斯（Robin
Lane Fox）等学者的 14 篇论文，探讨了古代晚期哲学家的理论与实践活
动之间的互动关系。2010 年出版的两卷本《剑桥古代晚期哲学史》⑧ 与
其同类一样，是集合相关知名学者的大部头著作，其中所包含的相关信息

---

① Averil Cameron, Peter Garnsey ed. , *The Cambridge Ancient History*, *Volume* ⅩⅢ, *The Late Empire*, *A. D. 337 – 425*, Cambridge：Cambridge University Press, 1998.

② Averil Cameron, Bryan Ward-Perkings, Michael Whitby eds. , *The Cambridge Ancient History*, *Volume* ⅩⅣ *Late Antiquity*：*Empire and Successors*, *A. D. 425 – 600*, Cambridge：Cambridge University Press, 2000.

③ Polymnia Athanassiadi and Michael Frede eds. , *Pagan Monotheism in Late Antiquity*, Oxford：Clarendon Press, 1999.

④ Polymnia Athanassiadi and Michael Frede, "Introduction", in Polymnia Athanassiadi and Michael Frede eds. , *Pagan Monotheism in Late Antiquity*, pp. 1 – 2.

⑤ Stephen Mitchell and Geoffrey Greatrex eds. , *Ethnicity and Culture in Late Antiquity*, London：Duckworth and the Classical Press of Wales, 2000.

⑥ Stephen Mitchell and Geoffrey Greatrex, "Introduction", in Stephen Mitchell and Geoffrey Greatrex eds. , *Ethnicity and Culture in Late Antiquity*, p. xi.

⑦ Andrew Smith ed. , *The Philosopher and Society in Late Antiquity*：*Essays in Honour of Peter Brown*, Swansea：Classical Press of Wales, 2005.

⑧ Lloyd P. Gerson ed. , *The Cambridge History of Philosophy in Late Antiquity*, Cambridge：Cambridge University Press, 2010.

十分丰富。

　　除了上述与宗教史、文化史、思想史等有关的成果之外, 随着古代晚期研究的发展, 也出现了史学史方面的论著。因为史学史与思想密切相关, 这里暂且将之归入"人心"这一研究维度。1983 年出版的《古代晚期的历史与历史学家》① 中收录了 15 篇探讨古代晚期的历史学发展特征与分析具体的历史学家的论文。两位主编指出, 3—7 世纪 (约公元250—650 年), 是希腊罗马古典史学关于过去的分析与书写方式发生转变的时期。② 戴维·罗尔巴克 (David Rohrbacher) 的《古代晚期的历史学家》③则聚焦于作为古代晚期核心阶段的 4—5 世纪, 试图通过生活在这两个世纪之中的历史学家及其著述来认识这一时代。④ 为达此目的, 作者对从多神教徒阿米安努斯·马塞林努斯 (Ammianus Marcellinus) 全基督徒史家奥罗修斯 (Orosius) 在内的 12 位古代晚期历史学家进行了分析。2003 年出版的《4 至 6 世纪古代晚期的希腊罗马历史学》⑤ 会聚了加布里埃尔·马拉斯科 (Gabriele Marasco)、R. 布罗克利 (R. Blockley) 和 M. 怀特比 (M. Whitby) 等知名学者参加撰写, 目的是分析古代晚期的史学发展并为研究者提供指南⑥, 其中就分析了自称"教会史之父"的凯撒里亚的尤西比乌斯 (Eusebius of Caesarea) 直至 6 世纪拜占庭编年史家约翰·马拉拉斯 (John Malalas) 为止的数十位以希腊语或拉丁语写作的史家及其作品。

---

　　① Brian Croke and Alanna M. Emmett, *History and Historians in Late Antiquity*, Sydney, Oxford, New York, Toronto, Paris, Frankfurt: Pergamon, 1983.

　　② Brian Croke and Alanna M. Emmett, "Historiography in Late Antiquity: An Overview," in Brian Croke and Alanna M. Emmett, *History and Historians in Late Antiquity*, p. 1.

　　③ David Rohrbacher, *The Historians of Late Antiquity*, London and New York: Routledge, 2002.

　　④ David Rohrbacher, *The Historians of Late Antiquity*, p. 1.

　　⑤ Gabriele Marasco ed, *Greek and Roman Historiography in Late Antiquity: Fourth to Sixth Century A. D.*, Leiden, Boston: Brill, 2003.

　　⑥ Gabriele Marasco, "Preface," in Gabriele Marasco ed. , *Greek and Roman Historiography in Late Antiquity: Fourth to Sixth Century A. D.*, p. vii.

《古代晚期的历史与地理》① 一书则通过对奥罗修斯、约达尼斯（Jordanes）、塞维利亚的伊西多尔（Isidore of Seville）和比德（Bede）作品中的地理描写，分析了古代晚期的基督教史家是如何使他们的描述适用于自己的史学写作的。②

二　描摹世相：古代晚期研究之本

如果说对"人心"的研究是古代晚期研究的开始以及延续至今的重心所在，那么，这一时期地中海世界的社会转型则是古代晚期研究的重中之重。《古代晚期（通识读本）》中曾这样描述古代晚期的地中海世界："新的族群集团与罗马帝国的居民融合或冲突，罗马帝国的权威受到威胁。新的宗教运动与传统宗教互动或竞争，同时基督教会的领袖们在社区中承担了新的角色。献身于上帝的新的生活理念向为家庭、城市、国家服务的旧观念发起挑战。权力转移至新地点，以致在公元 410 年，一个以拉文纳为基地的罗马皇帝没有采取行动以从蛮族手中拯救罗马城，同时另一位以君士坦丁堡为都的共治皇帝也对此无动于衷。在军事与民政机构中，在公共演说与教会中，有才能者拥有了新的机会，但是世家贵族以及传统教育及价值观也仍然保持着他们的威望。"③ 这段话表明了古代晚期研究所关注的核心问题以及大部分研究内容。正如学者所言，古代晚期研究是通过对宗教与文化的研究探讨地中海古典世界的社会转型④，而不是仅仅就宗教谈宗教、就文化谈文化。对于这一核心的研究维度，笔者姑且称之

---

① A. H. Merrills, *History and Geography in Late Antiquity*, Cambridge：Cambridge University Press, 2005.

② A. H. Merrills, *History and Geography in Late Antiquity*, pp. 310 – 311.

③ Gillian Clark, *Late Antiquity：A Very Short Introduction*, Oxford：Oxford University Press, 2011, p. 3.

④ 刘林海：《史学界关于西罗马帝国衰亡问题研究的述评》，第 85—86 页；李隆国：《从"罗马帝国衰亡"到"罗马世界转型"——晚期罗马史研究范式的转变》，第 120—121 页；陈志强：《古代晚期研究：早期拜占庭研究的超越》，第 18 页；康凯：《"蛮族"与罗马帝国关系研究述论》，第 172 页；刘津瑜：《罗马史研究入门》，第 219—220 页。

为“世相”，其研究范围涵盖城市史、地区史、社会史、女性史、家庭史、法律史、教育史、对外关系史、建筑史等各个角度，为我们日益生动地描绘出了处于社会转型中的地中海世界的人间百态，甚至涉及经济史、政治史与军事史等方面的内容，从而突破了古代晚期研究开始时的宗教史、文化史、思想史的范畴，而呈现出与晚期罗马帝国研究相结合的趋势。

古代晚期城市史的研究成果相当丰硕，近年来出现了不少针对单个城市的个案研究，典型的如《古代晚期的罗马：公元312—609年的日常生活与城市变化》①《古代晚期的亚历山大里亚：地貌与社会冲突》②《古代晚期的拉文纳》③《古代晚期的奥斯提亚》④，均是根据文本与考古材料分析城市在古代晚期所发生的建筑与地貌的变化、居民日常生活与行为的延续与改变，从而为我们提供了一幅幅动态的画面。由于君士坦丁堡正是在这一时期兴起，并逐渐在实际上取代了罗马的政治中心地位的，因此，关于古代晚期罗马与君士坦丁堡发展的比较研究也是该时期城市史研究的一个重点。专著《罗马与君士坦丁堡：重新书写古代晚期的罗马史》⑤ 与论文集《两个罗马：古代晚期的罗马与君士坦丁堡》⑥ 是近年具有代表性的作品。前者试图将罗马与君士坦丁堡的后勤供应与政治上的意识形态结合起来加以考察⑦；后者的论文作者包括约翰·马修斯、布里恩·沃德－柏金斯（Bryan Ward-Perkins）等知名学者，对古代晚期的罗马与君士坦丁

---

① Bertrand Lançon, *Rome in Late Antiquity*：*Everyday Life and Urban Change*, *A. D. 312 – 609*, translated by Antonia Nevill, Edinburgh：Edinburgh University Press, 1995.

② Christopher Haas, *Alexandria in Late Antiquity*：*Topography and Social Conflict*, Baltimore and London：The Johns Hopkins University Press, 1997.

③ Deborah Mauskopf Deliyannis, *Ravenna in Late Antiquity*, Cambridge：Cambridge University Press, 2010.

④ Douglas Boin, *Ostia in Late Antiquity*, Cambridge：Cambridge University Press, 2013.

⑤ Raymond Van Dam, *Rome and Constantinople*：*Rewirting Roman History during Late Antiquity*, Waco, Texas：Baylor University Press, 2010.

⑥ Lucy Grig and Gavin Kelly eds. , *Two Romes*：*Rome and Constantinople in Late Antiquity*, Oxford：Oxford University Press, 2012.

⑦ Raymond Van Dam, *Rome and Constantinople*：*Rewirting Roman History during Late Antiquity*, pp. 2 – 3.

堡从城市空间与发展、其与皇帝的关系、其文学形象与基督教化进行了全方位的比较，其中尤为重要的是，约翰·马修斯对皇帝塞奥多西二世（Theodosius Ⅱ，408—450 年在位）时期的史料《君士坦丁堡城市志》进行了全文翻译与评注。① 关于君士坦丁堡本身的发展，由于这座城市的特殊性质，与它有关或以其为主角的论著可谓汗牛充栋，在一定程度上，凡是涉及或是以其早期发展为核心的论著，都可归为古代晚期研究的组成部分，其中，《古代晚期君士坦丁堡的都市形象》② 颇具特色。该书结合文字材料、考古发掘与现有遗存对 4—6 世纪君士坦丁堡的建筑物、雕像、建筑装饰物等进行了较为全面的研究与总结。除此之外，论文集《古代晚期的城市》③《古代晚期与早期拜占庭的都市与宗教空间》④《古代晚期的都市中心与农村背景》⑤ 也均具参考价值，其中既有对古典城市衰亡或转型的理论探讨，也有对从不列颠到小亚细亚、从北非到多瑙河沿岸的各个地区城市发展的个案分析，同时也探究了从城市基督教化到城乡关系等城市内部与外部环境变化的相关问题。2012 年出版的论文集《小亚细亚的古迹与古代晚期的城市》⑥ 中收录了 14 篇论文，利用考古发现与地面遗存考察了小亚细亚地区城市的发展轨迹。

地区史或区域史在古代晚期研究中也占有相当重要的地位，《古代晚期的埃及》⑦《古代晚期的巴勒斯坦》⑧《公元 300—700 年的古代晚期多

---

① John Matthews, "The Notitia Urbis Constantinopolitanae," in Lucy Grig and Gavin Kelly eds., *Two Romes: Rome and Constantinople in Late Antiquity*, pp. 81 – 115.

② Sarah Bassett, *The Urban Image of Late Antique Constantinople*, Cambridge: Cambridge University Press, 2004.

③ John Rich ed., *The City in Late Antiquity*, London and New York: Routledge, 1992.

④ Jean-Michel Spieser, *Urban and Religious Space in Late Antiquity and Early Byzantium*, Aldershot: Ashgate, 2001.

⑤ Thomas S. Burns and John W. Eadie eds., *Urban Centers and Rural Contexts in Late Antiquity*, East Lansing: Michigan State University Press, 2001.

⑥ Ortwin Dally and Christopher Ratte, *Archaeology and the Cities of Late Antiquity in Asia Minor*, Ann Arbor: Kelsey Museum of Archaeology, 2011.

⑦ Roger S. Bagnall, *Egypt in Late Antiquity*, Princeton: Princeton University Press, 1993.

⑧ Hagith Sivan, *Palestine in Late Antiquity*, Oxford: Oxford University Press, 2008.

德卡尼斯群岛和东爱琴海岛屿》①《古代晚期的纳尔榜及其区域：从西哥特人至阿拉伯人》②《古代晚期的加利利》③《古代晚期的西班牙：当前观点》④，这6部专著或论文集的共同特征是分析某一个地区在古代晚期的发展历程，涉及经济、政治、宗教、日常生活、社会发展等各个方面，所使用的材料同样既包括文字史料，也包括考古发现。《使埃及基督教化：古代晚期的融合与多重地方世界》⑤ 则是通过对多种史料（文字的与物质的）的综合考察，探讨了基督教信仰是如何与存在于埃及地区的多种传统融为一体的。当然，如果将整个地中海世界视为一个区域的话，则这方面的扛鼎之作则非埃弗里尔·卡梅伦的《公元395—600年的古代晚期地中海世界》⑥ 与《公元395—700年的古代晚期地中海世界》⑦ 莫属。后者是前者的修订版，增补了关于7世纪地中海世界历史发展的两章内容，最重要的是将伊斯兰教的兴起包含在内。⑧ 在1993年出版的第一版中，卡梅伦教授明确表示题目中的"古代晚期"指的是构成古典文明基础的某些部分仍然存在，虽然是在西部是以碎片化的形式存在的；而书中所涉及时期是一个转型时期，既能够看到巨大的改变又能够发现众多方面的传承，希望读者能够无论在地理上还是年代上，都能以更广阔的视野观察这

---

① Georgios Deligiannakis, *The Dodecanese and East Aegean Islands in Late Antiquity*, *A. D. 300 – 700*, Oxford：Oxford University Press, 2016.

② Frank Riess, *Narbonne and its Territory in Late Antiquity：From the Visigoths to the Arabs*, Farnham, Burlington：Ashgate, 2013.

③ Lee I. Levine ed. , *The Galilee in Late Antiquity*, New York and Jerusalem：The Jewish Theological Seminary of America, 1992.

④ Kim Bowes and Michael Kulikowski eds. and translated, *Hispania in Late Antiquity：Current Perspectives*, Leiden, Boston：Brill, 2005.

⑤ David Frankfurter, *Christianizing Egypt：Syncretism and Local Worlds in Late Antiquity*, Princeton：Princeton University Press, 2017.

⑥ Averil Cameron, *The Mediterranean World in Late Antiquity A. D. 395 – 600*, London and New York：Routledge, 1993.

⑦ Averil Cameron, *The Mediterranean World in Late Antiquity A. D. 395 – 700*, *Second Edition*, London and New York：Routledge, 2012.

⑧ Averil Cameron, "Preface to the Second Edition," in Averil Cameron, *The Mediterranean World in Late Antiquity A. D. 395 – 700*, *Second Edition*, p. xi.

一时代。① 在 2012 年出版的第二版中，作者则进一步指出，"古代晚期"
这个表述并不仅仅标明了一个历史时期，而且还提出了一种解释模式，她
将之称为"古代晚期模式"（the late antiquity model）或"布朗模式"
（the Brownian model）。②

古代晚期领域的社会史研究往往与宗教史、文化史、经济史等其他
研究角度相结合，在之前所述的城市史与地区史论著也大都具有社会史
研究的特征，就某种程度而言，绝大多数古代晚期研究均可纳入社会史
研究范畴，或是具有社会史研究的某些特征，毕竟，地中海世界的社会
转型正是古代晚期研究的核心所在。与此同时，不同研究角度的交叉融
合也正是古代晚期研究的一个鲜明特征。虽然如此，这里仍然要简要介
绍一些相关论著。1995 年出版的《古代晚期的公共辩论、权力与社会
秩序》③ 是一部聚焦于各个哲学与宗教派别内部和彼此之间的公共辩论的
社会史著作。2003 年出版的《古代晚期的民众、个人表达与社会关系》④
兼具资料汇编与研究性著作的特点，一方面翻译了大量拉丁文史料，另一
方面根据这些史料对其中所反映的社会各阶层的生活进行了分析。⑤ 2008
年出版的《古代晚期的私人崇拜、公共价值观与宗教转型》⑥ 利用文本与
实物证据，从调查生活在 4 世纪至 5 世纪前半叶的古代晚期的民众的私人
宗教仪式入手，探究这些活动及与此相关的公共/私人争议所反映或推动
的更为广泛的社会变化。⑦ 马克·威廉姆斯的《古代晚期与中世纪的基督

---

① Averil Cameron, *The Mediterranean World in Late Antiquity A. D. 395 – 600*, p. 8.

② Averil Cameron, *The Mediterranean World in Late Antiquity A. D. 395 – 700*, Second Edition, p. 7.

③ Richard Lim, *Public Disputation, Power, and Social Order in Late Antiquity*, Berkeley, Los Angeles, London: University of California Press, 1995.

④ Ralph W. Mathisen, *People, Personal Expression, and Social Relations in Late Antiquity*, Volume Ⅰ, Ann Arbor: The University of Michigan Press, 2003.

⑤ 该书共有两卷，但笔者手中只有第一卷，未能得窥全貌，不免遗憾。

⑥ Kim Bowes, *Private Worship, Public Values, and Religious Change in Late Antiquity*, Cambridge: Cambridge University Press, 2008.

⑦ Kim Bowes, "Introduction," in Kim Bowes, *Private Worship, Public Values, and Religious Change in Late Antiquity*, pp. 2 – 3.

徒团体的缔造》① 则探讨了基督徒在这一时期是如何结合为一个紧密的信仰者团体的。

女性史也常年受到古代晚期研究者的关注。霍努姆的《塞奥多西家族的皇后们：古代晚期的女性与帝国统治》② 结合宗教史、政治史的角度，详细研究了拜占庭帝国塞奥多西王朝皇后与公主们在帝国事务中的活动。克拉克的《古代晚期的女性：多神教徒与基督徒的生活方式》③ 则试图解答下述问题：古代晚期的女性在何种程度上能够左右自己的选择；何种社会的、实际的或法律的约束限制了她们的选择；女性除了婚姻与持家之外，还有哪些可能的选项；持家意味着什么；女性可能具有何种程度的教育或健康水平；女性被要求尊重何种行为与观念。④ 阿尔加瓦于 1996年出版了《古代晚期与中世纪早期的女性与法律》⑤，对直至 7 世纪的古代晚期女性的法律地位进行了考察，认为大多数女性的地位在古代晚期并未发生太大改变，该书于 1998 年再次出版，更名为《古代晚期的女性与法律》⑥，更加突出了"古代晚期"这一概念。凯特·库珀于 1999 年出版了《贞女与新娘：古代晚期理想化的女性特质》⑦，探讨了罗马人的理想女性形象的基督教化过程。在 2008 年出版的《圣塞克拉崇拜：古代晚期的女性虔敬传统》⑧ 中，作者结合文字与考古材料，探究了古代晚期地中

---

① Mark Williams, *The Making of Christian Communities in Late Antiquity and the Middle Ages*, London: Anthem Press, 2005.

② Kenneth G. Holum, *Theodosian Empresses: Women and Imperial Dominion in Late Antiquity*, Berkeley, Los Angeles, London: University of California Press, 1982.

③ Gillian Clark, *Women in Late Antiquity: Pagan and Christian Life-styles*, Oxford: Clarendon Press, 1993.

④ Gillian Clark, "Introduction," in Gillian Clark, *Women in Late Antiquity: Pagan and Christian Life-styles*, p. 1.

⑤ Antti Arjava, *Women and Law in Late Antiquity and the Early Middle Ages*, Oxford: Clarendon Press, 1996.

⑥ Antti Arjava, *Women and Law in Late Antiquity*, Oxford: Clarendon Press, 1998.

⑦ Kate Cooper, *The Virgin and the Bride: Idealized Womanhood in Late Antiquity*, Cambridge, Mass.: Harvard University Press, 1999.

⑧ Stephen J. Davis, *The Cult of Saint Thecla: A Tradition of Women's Piety in Late Antiquity*, Oxford: Oxford University Press, 2008.

海世界导致对女殉道者塞克拉崇拜的社会环境及这种崇拜对女性地位的影响。2015 年出版的《古代晚期的女性与端庄》① 则深入探析了古代晚期文献中对女性的端庄这一特质的描述，探究古代晚期女性的身份构建与所处的社会环境。

　　与宗教、文化、社会、经济等均有关联的家庭史近年来也逐渐受到关注。《古代晚期的家庭：基督教的崛起与传统的持久》② 讨论的时空范围是公元 350 年至 550 年受到罗马家庭理念与习惯影响最大的地区③，该书认为基督教信仰与罗马人的家庭传统理念实际上是互相影响的，男性的绝对优势地位从未受到真正的挑战，基督教并未在家庭生活领域全面影响古代晚期的社会，但是它撒下了有待成长、盛放的种子。④ 2015 年出版的《古代晚期的儿童与禁欲主义：持续性、家庭活力与基督教的崛起》⑤ 一书从 4—5 世纪的基督教作家的文本出发，就基督教禁欲主义对家庭生活的影响进行了分析，探讨了儿童在基督教教义中的地位，并认为旧日的传统仍然顽强地留存了下来。

　　古代晚期是罗马法的整理时期，塞奥多西二世统治时期颁布的《塞奥多西法典》（Codex Theodosianus）与 6 世纪的《罗马民法大全》均出自这个时代，法律史的研究自然也成为古代晚期研究的重要组成部分。吉尔·哈里埃斯与伊安·伍德主编的《〈塞奥多西法典〉：古代晚期的皇帝法律研究》⑥ 共收录 10 篇论文，主题包括《塞奥多西法典》的文本构成、法律来源、编辑方式与过程、基督教对帝国法律的影响、《塞奥多西法

---

① Kate Wilkinson, *Women and Modesty in Late Antiquity*, Cambridge：Cambridge University Press, 2015.

② Geoffrey S. Nathan, *The Family in Late Antiquity*：*The Rise of Christianity and the Endurance of Tradition*, London and New York：Routledge, 2000.

③ Geoffrey S. Nathan, *The Family in Late Antiquity*：*The Rise of Christianity and the Endurance of Tradition*, pp. 4 – 6.

④ Geoffrey S. Nathan, *The Family in Late Antiquity*：*The Rise of Christianity and the Endurance of Tradition*, pp. 186 – 189.

⑤ Ville Vuolanto, *Children and Asceticism in Late Antiquity*：*Continuity, Family Dynamics and the Rise of Christianity*, London and New York：Routledge, 2015.

⑥ Jill Harries and Ian Wood eds. , *The Theodosian Code*：*Studies in the Imperial Law of Late Antiquity*, London：Duckworth, 1993.

典》对后世蛮族王国法典以及《教会法》的影响等，其中最令人感兴趣
的是由克罗克（Brian Croke）撰写的文章，其详细考察了著名罗马史家特
奥多尔·蒙森（Theodor Mommsen）编辑法典的拉丁文本的过程。1999 年
出版的《古代晚期的法律与帝国》① 一书探究了古代晚期帝国所颁布法律
的形式与种类、颁布的过程、法律权威的来源、法律的执行与效力、法庭
程序、犯罪与惩罚的形式以及司法腐败等问题，可谓了解晚期罗马帝国司
法体系的基本书目之一。2015 年出版的《古代晚期的监禁、惩罚与苦
修》② 颇有特色，其将晚期罗马帝国司法体系中的监禁与基督教理念中的
苦修赎罪加以联系，属于见仁见智之作。

拉法埃拉·克里比奥雷（Raffaella Cribiore）的《古代晚期安条克的
利巴尼乌斯的学校》③ 以 4 世纪安条克著名多神教徒哲学家利巴尼乌斯
（Libanius，生卒年约 314—393 年）的信件为核心，不仅探讨了修辞学
（rhetoric）在古代晚期所处的状态与地位，更重要的是，通过对利巴尼乌
斯的学校的细致分析，全方位呈现出了当时的整个教育体系，对于古代晚
期教育史的深入研究作出了贡献。

古代晚期地中海世界周边存在众多族群或政治实体，它们与罗马—拜
占庭帝国的互动关系也是古代晚期研究中的热点之一，而对外关系史的研
究往往又与军事史存在密切联系。A. D. 李（A. D. Lee）于 1993 年出版了
《情报与边疆：古代晚期的罗马对外关系》④，该书主要探讨情报在 3 世纪
早期至 7 世纪早期的罗马帝国的东部边疆（与萨珊波斯接壤）与北部边
防（与日耳曼人和来自中亚的部族相邻）的对外关系中的角色，并将军

---

① Jill Harries, *Law and Empire in Late Antiquity*, Cambridge：Cambridge University Press，1999.

② Julia Hillner, *Prison*, *Punishment and Penance in Late Antiquity*, Cambridge：Cambridge University Press，2015.

③ Raffaella Cribiore , *The School of Libanius in Late Antique Antioch*, Princeton and Oxford：Princeton University Press，2007.

④ A. D. Lee, *Information and Frontiers*：*Roman Foreign Relations in Late Antiquity*, Cambridge：Cambridge University Press，1993.

事与外交事务置于边疆的社会文化特征之中加以考察。① 2007 年出版的
《古代晚期的罗马与波斯：邻人与敌人》② 同样不可避免地涉及大量军事
史内容，作者认为，双方对立的要求导致了两大强权之间长达数个世纪的
持续战争。③ 费舍尔的《帝国之间：古代晚期的阿拉伯人、罗马人与萨珊
人》④ 分析了罗马与萨珊波斯两大强权彼此之间及其与彼此的阿拉伯人盟
友之间的联系，尤其聚焦于 6 世纪罗马帝国与阿拉伯人之间的互动。⑤

　　古代晚期研究中的建筑史相关成果同样具有多方位的视角，同时，其
跨学科研究的特征也更为明显。2009 年出版的《古代晚期的罗马皇帝陵
墓》⑥ 一书结合文献与考古材料，全面研究了 3 世纪中期至 5 世纪中期的
晚期罗马帝国皇帝陵墓，审视了陵墓的象征与功能，认为这些陵墓是为皇
帝的神圣化而服务的神殿与神庙。2013 年出版的《古代晚期的波斯皇权：
戈尔甘长城与萨珊伊朗的边疆地形》⑦ 则结合考古学与现代科技手段为我
们详细描述了现代伊朗北部定年为 5—6 世纪的大型防御设施戈尔甘长城
的面貌。

　　国学论者常谓，经济史、政治史、军事史以及缺乏对西地中海世界的
研究是古代晚期研究的重大"软肋"，但从近年来笔者所接触到的相关著
作与论文来看，虽然上述方面与宗教史、文化史、思想史等方面的研究相

---

① A. D. Lee, *Information and Frontiers*：*Roman Foreign Relations in Late Antiquity*,
p. 1.

② Beate Dignas and Engelbert Winter, *Rome and Persia in Late Antiquity*：*Neighbours
and Rivals*, Cambridge：Cambridge University Press, 2007.

③ Beate Dignas and Engelbert Winter, *Rome and Persia in Late Antiquity*：*Neighbours
and Rivals*, p. 1.

④ Greg Fisher, *Between Empires*：*Arabs*, *Romans*, *and Sasanians in Late Antiquity*,
Oxford：Oxford University Press, 2011.

⑤ Greg Fisher, *Between Empires*：*Arabs*, *Romans*, *and Sasanians in Late Antiquity*,
p. vi.

⑥ Mark J. Johnson, *The Roman Imperial Mausoleum in Late Antiquity*, Cambridge：
Cambridge University Press, 2009.

⑦ H. Omrani Rekavandi, T. J. Wilkinson, J. Nokandeh, Eberhard Sauer, *Persia's
Imperial Power in Late Antiquity*：*The Great Wall of Gorgan and the Frontier Landscapes of
Sasanian Iran*, Oxford：Oxbow Books, 2013.

比确实需要加强，却也很难再将之视为古代晚期研究的缺陷了，而关于西地中海世界发展的研究也甚多。实际上，在行文至今所提及的论著之中，就已经存在大量涉及上述方面的成果了。最典型的莫过于《新编剑桥中世纪史》第 14 卷。这部以"古代晚期"为副标题的大部头著作，其中第二部分"政府与机构"（Part Ⅱ Government and Institutions）① 共 6 章，分别题为"皇帝与宫廷"（Emperor and court）、"政府与行政部门"（Government and administration）、"5 世纪至 7 世纪中期城市的行政部门与政治：425—640 年"（Administration and politics in the cities of the fifth to the mid seventh century：425 – 640）、"罗马法"（Roman law）、"5 世纪与 7 世纪之间西部诸王国的法律"（Law in the western kingdoms between the fifth and the seventh century）、"420—602 年的军队"（The army，c. 420—602），很明显是属于政治史、制度史、法律史与军事史的内容。第三部分"东部与西部：经济与社会"（Part Ⅲ East and West：Economy and Society）② 也是 6 章，其中探讨了人口、农业、手工业与商业问题，显然属于经济史或经济社会史范畴。第四部分"行省与非罗马世界"（Part Ⅳ The Provinces and the Non-Roman World）③ 则涉及东哥特人（the Ostrogoths）、汪达尔人（the Vandals）、匈人（the Huns）、阿瓦尔人（the Avars）、萨珊波斯与阿拉伯人（the Arabs）之间的关系。由博尔索克、彼得·布朗、奥列格·格拉巴联合担任主编的《古代晚期：后古典世界指南》一书的"蛮族与族裔特质"（"Barbarians and Ethnicity"）④ 一章中，作者显然是将罗马人与

---

① Averil Cameron，Bryan Ward-Perkings，Michael Whitby eds.，*The Cambridge Ancient History*，*Volume* ⅩⅣ *Late Antiquity*：*Empire and Successors*，*A. D. 425—600*，pp. 135 – 314.

② Averil Cameron，Bryan Ward-Perkings，Michael Whitby eds.，*The Cambridge Ancient History*，*Volume* ⅩⅣ *Late Antiquity*：*Empire and Successors*，*A. D. 425—600*，pp. 315 – 496.

③ Averil Cameron，Bryan Ward-Perkings，Michael Whitby eds.，*The Cambridge Ancient History*，*Volume* ⅩⅣ *Late Antiquity*：*Empire and Successors*，*A. D. 425—600*，pp. 497 – 730.

④ G. W. Bowersock，Peter Brown，Oleg Grabar eds.，*Late Antiquity*：*A Guide to the Postclassical World*，Cambridge，Massachusetts，and London，England：The Belknap Press of Harvard University Press，1999，pp. 107 – 129.

蛮族之间的关系作为重点之一加以论述的；"战争与暴力"（War and Vio-
lence）① 一章则是一篇典型的军事史论文。2004 年出版的论文集《接近
古代晚期：从早期至晚期帝国的转型》② 中，理查德·杜坎—琼斯撰写了
《至古代晚期的经济变迁与转型》③，迈克尔·怀特比撰写了《公元 235—
395 年的皇帝与军队》④，分别属于古代晚期经济史与军事史论文。在由
菲利普·鲁索主编的《古代晚期指南》中，"信息与政治权力"（"Infor-
mation and Political Power"）一文分析了信息对于皇帝权力的重要性以及
获取信息的方法⑤，自然属于政治史范畴。在第四部分"帝国、王国及其
他"（Part Ⅳ Empire，Kingdom，and Beyond）中，对于罗马帝国与周边蛮
族的关系⑥、帝国西部地区逐渐为蛮族王国所占据⑦、罗马—拜占庭帝国
与萨珊波斯⑧和阿拉伯人⑨的关系，均有专章叙述。2004 年出版的论文集

①   G. W. Bowersock, Peter Brown, Oleg Grabar eds. , *Late Antiquity：A Guide to the
Postclassical World*, pp. 130 – 169.

②   Simon Swain and Mark Edwards eds. , *Approaching Late Antiquity：The Transfor-
mation from Early to Late Empire*, Oxford：Oxford University Press, 2004.

③   Richard Duncan-Jones, "Economic Change and the Transition to Late Antiquity,"
in Simon Swain and Mark Edwards eds. , *Approaching Late Antiquity：The Transformation
from Early to Late Empire*, pp. 20 – 52.

④   Michael Whitby, "Emperors and Armies, A. D. 235 – 395," in Simon Swain and
Mark Edwards eds. , *Approaching Late Antiquity：The Transformation from Early to Late Em-
pire*, pp. 156 – 186.

⑤   Claire Sotinel, "Information and Political Power," in Philip Rousseau ed. , *A
Companion to Late Antiquity*, Oxford：Wiley-Blackwell, 2012, pp. 125 – 138.

⑥   Guy Halsall, "Beyond the Northern Frontiers," in Philip Rousseau ed. , *A Com-
panion to Late Antiquity*, pp. 409 – 425.

⑦   John Vanderspoel, "From Empire to Kingdoms in the Late Antique West," in
Philip Rousseau ed. , *A Companion to Late Antiquity*, pp. 426 – 440.

⑧   Jan Willem Drijvers, "Rome and the Sasanid Empire：Confrontation and Coexis-
tence," in Philip Rousseau ed. , *A Companion to Late Antiquity*, pp. 441 – 454.

⑨   David Cook, "Syria and the Arabs," in Philip Rousseau ed. , *A Companion to Late
Antiquity*, pp. 467 – 478.

《汪达尔人、罗马人与柏柏尔人：关于古代晚期北非的新视角》① 包括导言（introduction）在内的 15 篇论文，均是关于地中海世界西部的北非地区在古代晚期的发展的论述。

除此之外，雅努斯·巴纳吉对古代晚期经济史的探讨也值得一提：他的著作《古代晚期的农业变迁：黄金、劳动力与贵族的统治》② 于 2001 年由牛津大学出版社出版。根据作者本人的说法，该书的写作最初源于 20 世纪 70 年代阅读古纳尔·密克维兹（Gunnar Mickwitz）关于 4 世纪的著作，其后又读到德·圣克罗阿的《古代希腊世界的阶级斗争》（*The Class Struggle in the Ancient Greek World*），作者深受感动，但又隐隐感觉对其中的古代晚期的传统的描述有所不满。作者 20 世纪 80 年代后期在牛津大学攻读博士学位时由此出发进行研究，并于 1992 年呈交了博士论文，本书即为这篇博士论文的修订版本。③ 该书从分析马克斯·韦伯（Max Weber）与密克维兹关于古代世界经济的理论出发，对他们的模型加以修正或扬弃，以农业为中心，探讨了古代晚期人口、货币、物价、地方精英的沉浮以及乡村与农民阶层在这一时期发生的变化等问题。2016 年，剑桥大学出版社出版了论文集《探索古代晚期的经济：论文选集》④，该书是巴纳吉个人的论文文选，其中既包括对古代晚期经济发展的理论探究，也包括对农民、贵族、不同金属货币之间兑换率、通货膨胀等具体问题的分析。

与经济史相比，古代晚期研究者对政治史的关注更早，成果也更为丰富。麦考马克的《古代晚期的艺术与仪式》⑤ 一书分析了典礼仪式、各种

---

① A. H. Merrills ed. , *Vandals*, *Romans and Berbers*：*New Perspectives on Late Antique North Africa*, Aldershot：Ashgate；2004.

② Jairus Banaji, *Agrarian Change in Late Antiquity*：*Gold*, *Labour*, *and Aristocratic Dominance*, Oxford：Oxford University Press, 2001.

③ Jairus Banaji, "Preface," in Jairus Banaji, *Agrarian Change in Late Antiquity*：*Gold*, *Labour*, *and Aristocratic Dominance*, p. viii.

④ Jarius Banaji , *Exploring the Economy of Late Antiquity*, Cambridge：Cambridge University Press, 2016.

⑤ Sabine G. MacCormack, *Art and Ceremony in Late Antiquity*, Berkeley, Los Angeles, London：University of California Press, 1981.

雕像画像等在树立罗马—拜占庭帝国皇帝与西部蛮族国王的公共形象与政治权威方面的作用。麦考米克的《永恒的胜利：古代晚期、拜占庭与中世纪早期西欧的凯旋的统治者地位》① 与麦考马克的著作有相似之处，麦考米克考察了罗马—拜占庭帝国皇帝以及中世纪早期西地中海世界的继承国家（汪达尔王国、勃艮第王国、东哥特王国、伦巴第王国、西哥特王国、法兰克王国）的国王们的凯旋式或是庆祝胜利的仪式，分析这些仪式的政治功能与影响。论文集《古代晚期的社会与政治生活》② 的编排较具创意，除"教会与权力"（Church and Power）这一主题下有 3 篇论文之外，其余 8 个主题下同时放置 2 篇论文，分别从社会史与政治史角度出发对同一个主题进行探讨。2010 年出版的论文集《古代晚期的权力修辞学：拜占庭、欧洲与早期伊斯兰教世界的宗教与政治》③ 收录的论文则覆盖了政治形象、教会权力、传统权威来源、社会精英地位等与政治史相关的问题。

　　古代晚期研究者也并未将军事史弃之不顾，而往往在研究军事史时，将其与其他领域如社会史、宗教史等相结合。A. D. 李于 2007 年出版的《古代晚期的战争：一部社会史》④ 正是这种结合之下的产物。李在该书前言中曾经对古代晚期军事史的发展加以总结，指出"古代晚期军事史已经在过去的 10 年明显得到了关注，尤其是在休·埃尔顿（Hugh Elton）、戈弗雷·格雷特里克斯（Geoffrey Greatrex）、马昕·尼卡赛（Martijn Nicasie）与约翰·哈尔顿（John Haldon）的著作中以及同样在如彼得·布朗、詹姆斯·霍华德—约翰斯顿（James Howard-Johnston）、菲利普·朗斯（Philip Rance）、弗兰卡·特罗姆比里（Frank Trombley）、迈克

---

①　Michael MacCormick, *Eternal Victory: Triumphal Rulership in Late Antiquity, Byzantium and the Early Medieval West*, Cambridge: Cambridge University Press, 1986.

②　William Bowden, Adam Gutteridge and Carlos Machado eds. , *Social and Political Life in Late Antiquity*, Leiden, Boston: Brill, 2006.

③　Robert M. Frakes, Elizabeth DePalma Digeser & Justin Stephens eds. , *The Rhetoric of Power in Late Antiquity: Religion and Politics in Byzantium, Europe and the Early Islamic World*, London, New York: I. B. Tauris Publishers, 2010.

④　A. D. Lee, *War in Late Antiquity: A Social History*, Oxford: Blackwell Publishing, 2007.

尔·怀特比和君士坦丁·扎克曼（Constantine Zuckerman）这样的学者的重要的系列论文中"。① 该书主要关注的是战略、战术与军队结构等传统的军事史主题，同时也探讨了战争对古代晚期地中海世界社会的影响、军人家庭、军事精英与非军事精英间的互动、普通士兵与普通居民间的互动、军队、战争与宗教等社会史、宗教史等方面的问题。沃尔夫·利贝舒尔茨的《古代晚期的东部与西部：入侵、定居、族群生成与宗教冲突》② 同样也是结合了军事史、社会史与宗教史的作品。博尔索克的《古代晚期中诸帝国的碰撞》③ 本是作者应以色列历史学会（Historical Society of Israel）邀请于 2011 年在耶路撒冷举行讲座的讲稿，可谓军事史与外交史的结合，简要叙述了古代晚期拜占庭帝国、埃塞俄比亚的阿克苏姆王国、阿拉伯半岛南部的王国、萨珊波斯与阿拉伯帝国之间的互动。2013 年出版的两卷本论文集《古代晚期的战争与战事：当前的视角》④ 中所收录的论文涉及军事战略与战术、军队组织与装备、防御设施、蛮族入侵、莱茵河以及西部、东部与巴尔干半岛的边疆防卫等问题，论文作者包括如休·埃尔顿、詹姆斯·霍华德—约翰斯顿、约翰·哈尔顿、迈克尔·怀特比等名家。

除上述研究角度之外，古代晚期研究者的触角实际上已经伸向了各个方向，这个时代地中海世界社会生活的一切几乎都已经被纳入研究范围。例如，有研究葬礼与死亡的《古代晚期的死者关怀》⑤，有研究体育史的《古代晚期希腊田径运动的消亡》⑥，有研究数学史的《亚历山大里亚的

① A. D. Lee, *War in Late Antiquity：A Social History*, "Preface", p. xii.

② Wolf Liebeschuetz, *East and West in Late Antiquity：Invasion, Settlement, Ethnogenesis and Conflicts of Religion*, Leiden, Boston：Brill, 2015.

③ G. W. Bowersock, *Empires in Collision in Late Antiquity*, Waltham, Massachusetts：Brandeis University Press, 2012.

④ Alexander Sarantis and Neil Christie eds. , *War and Warfare in Late Antiquity：Current Perspectives*, Leiden, Boston：Brill, 2013.

⑤ Éric Rebillard, *The Care of the Dead in Late Antiquity*, translated by Elizabeth Trapnell Rawlings and Jeanine Routier-Pucii, Ithaca and London：Cornell University Press, 2003.

⑥ Sofie Remijsen, *The End of Greek Athletics in Late Antiquity*, Cambridge：Cambridge University Press, 2015.

帕普斯与古代晚期的数学》①，有研究性道德的《从羞耻到罪恶：古代晚期性道德的基督教转型》② 等。

综上所述，经过数十年的发展，就所使用的材料而言，古代晚期研究早已从侧重于宗教史料完成了向所有文字材料与考古材料、实物材料并重的过程。就研究角度而言，也早已突破了宗教史、文化史、思想史的局限。正如巴纳吉在其论文集的前言中所指出的："在过去的 30 年中，从钱币学与财政史到陶器研究、拜占庭纸草学、古代晚期/中世纪考古学以及宗教史形成的学科与子学科的巨浪，已经致力于将 4—7 世纪的历史更新为一幅被布里恩·沃德—珀金斯称之为'新古代晚期'的全相。"③ 在这样一股浪潮中，甚至晚期罗马帝国研究与古代晚期研究之间的界限现在也变得日益模糊，出现了将晚期罗马帝国置于古代晚期这一研究模式下加以考察的学术思考，例如论文集《塞奥多西二世：重新思考古代晚期的罗马帝国》④ 即是如此。实际上，"罗马帝国衰亡"与"罗马帝国转型"两种模式本无分高下，均是从不同角度出发对过去历史给出的阐释，只要立论有据、逻辑自洽，任何一种解释模式均可给人以启发，而只要注意避免非此即彼的思维方式，通过学术思想的自由交流与思考，则两种模式的结合也未必不可能做到。

三　体察"天意"：古代晚期研究之用

与"人心""世相"这两个研究维度的数量巨大的成果相较，对"天意"，也就是对自然灾害、自然环境的变化的专门研究处于弱势地位。虽然在前述论著（以及虽没有提及的，但却与这个时期有关的通史类、专

---

① Serafina Cuomo, *Pappus of Alexandria and the Mathematics of Late Antiquity*, Cambridge: Cambridge University Press, 2007.

② Kyle Harper, *From Shame to Sin: The Christian Transformation of Sexual Morality in Late Antiquity*, Cambridge, Massachusetts: Harvard University Press, 2013.

③ Jarius Banaji, "Preface," in Jarius Banaji, *Exploring the Economy of Late Antiquity*, p. ix.

④ Christopher Kelly ed., *Theodosius Ⅱ: Rethinking the Roman Empire in Late Antiquity*, Cambridge: Cambridge University Press, 2013.

题类著作或论文）中，有不少学者会提及古代晚期的自然灾害及其在某
一方面的影响，但根据笔者的阅读经验，专门从这一角度出发探讨地中海
世界社会转型的著作为数甚少，以下将简要介绍两部专著、一部论文集与
一篇论文作为代表。

首先，迪奥尼修斯·Ch. 斯塔萨科普洛斯（Dionysios Ch. Stath ako-
poulos）的《晚期罗马与早期拜占庭帝国的饥荒与瘟疫：生存危机与流行
病的全面考察》收录了大量原始文献，较为系统地整理了晚期罗马帝国
与早期拜占庭帝国暴发瘟疫与饥荒的记录。作者本人是这样定位这部书
的："这是第一部从发生在这段时间内的生存危机与流行性疾病的观点出
发检视古代晚期的著作。"① 该书分为两个大部分，第一部分是作者对古
代晚期居民的生存危机的原因（分为自然原因与人为原因）、发生的地
点、持续时间、范围、社会对生存危机的回应（包括市场的回应、当局
的回应与普通人的回应），以及流行性疾病暴发与影响，包括社会回应的
全面分析，6 世纪著名的"查士丁尼瘟疫"（Justinianic Plague）则专辟一
章对比加以讨论，并探析了这些生存危机与疾病所导致的社会后果。② 至
于第二部分的价值，如果不说超过了第一部分的话，那么至少也不在第一
部分之下，因为第二部分从原始文献中摘出了自公元 284 年至公元 750 年
间所有与疾病及饥荒相关的史料，对于古代晚期疾病史的研究具有难以替
代的价值。③

其次，威廉·罗森的《查士丁尼的跳蚤：瘟疫、帝国与欧洲的诞
生》④ 对拜占庭帝国皇帝查士丁尼一世（Justinian Ⅰ，527—565 年在位）
统治时期发生的瘟疫的起源、传播路径与影响进行了全面分析。作者认

---

① Dionysios Ch. Stathakopoulos, *Famine and Pestilence in the Late Roman and Early Byzantine Empire: A Systematic Survey of Subsistence Crises and Epidemics*, Aldershot: Ashgate, 2004, p. 2.

② Dionysios Ch. Stathakopoulos, *Famine and Pestilence in the Late Roman and Early Byzantine Empire: A Systematic Survey of Subsistence Crises and Epidemics*, pp. 1 – 173.

③ Dionysios Ch. Stathakopoulos, *Famine and Pestilence in the Late Roman and Early Byzantine Empire: A Systematic Survey of Subsistence Crises and Epidemics*, pp. 177 – 394.

④ William Rosen, *Justinian's Flea: Plague, Empire, and the Birth of Europe*, New York: Viking Penguin, 2007.

为，古代晚期的地中海世界向中世纪欧洲的转型是多种巨大力量互动的结果，一方面不能简单地将罗马的衰亡或欧洲的诞生看成是由瘟疫造成的，但想要说明现代欧洲的出现而忽视了查士丁尼以及瘟疫的存在也是极为困难的，因为恰好在瘟疫暴发之时，查士丁尼的军队已经将地中海西部地区的大部分重新纳入帝国统治之下了，而以查士丁尼命名的瘟疫则至少致两千五百万人丧命，令诸多城市人口剧减，并导致几代人的出生率下降，并且瘟疫正是在穆罕默德的追随们自阿拉伯半岛崛起并征服埃及、巴勒斯坦、叙利亚、利比亚、波斯、美索不达米亚之前的数十年里暴发的。①

再次，莱斯特·K. 利特（Lester K. Little）主编的论文集《瘟疫与古代的终结：541—750 年的流行病》② 共收录了 12 位学者的论文，分别从历史学、考古学、流行病学（epidemiology）、分子生物学（molecular biology）等角度出发，对流行病的起源、扩散、死亡率、经济影响、社会影响、政治影响和宗教影响进行了探索。在研究中所使用的文献包括阿拉伯语文献、叙利亚语文献、希腊语文献、拉丁语文献与古爱尔兰语文献，而在研究中所使用的考古材料则包括墓葬、村庄与建筑遗址、人体残骸等。③

最后，2016 年 2 月在《自然》子刊《地球科学》上发表了名为《从公元 536 年至约 660 年的古代晚期小冰期时代的严寒与社会变迁》④ 的论文，这篇由多个学科的多位学者共同完成的重量级论文利用从阿尔泰山脉（Altai）至阿尔卑斯山脉（Alps）的树木年轮重建了超过两百年的夏季气

---

① William Rosen, *Justinian's Flea*: *Plague*, *Empire*, *and the Birth of Europe*, pp. 1 – 3.

② Lester K. Little ed. , *Plague and the End of Antiquity*: *The Pandemic of 541 – 750*, Cambridge: Cambridge University Press, 2007.

③ Lester K. Little, "Preface," in Lester K. Little ed. , *Plague and the End of Antiquity*: *The Pandemic of 541 – 750*, p. xi.

④ Ulf Büntgen, Vladimir S. Myglan, Fredrik Charpentier Ljungqvist, Michael McCormick, Nicola Di Cosmo, Michael Sigl, Johann Jungclaus, Sebastian Wagner, Paul J. Krusic, Jan Esper, Jed O. Kaplan, Michiel A. C. de Vaan, Jürg Luterbacher, Lukas Wacker, Willy Tegel & Alexander V. Kirdyanov, "Cooling and Societal Change during the Late Antique Little Ice Age from 536 to around 660 A. D. ," in *Nature Geoscience*, 8. February 2016.

温数据，结果发现在 536 年、540 年与 547 年的一系列大型火山爆发后，出现了前所未有的、持久而同时存在的严寒，因此认为公元 536 年至约 660 年是古代晚期的小冰期时代。因为这一现象在北半球的大多数地区同时出现，因此作者认为这一寒冷阶段可以被认为是一种额外的环境因素，这一因素有助于解释查士丁尼瘟疫暴发、罗马帝国东部地区的转型、萨珊波斯帝国的崩溃、中亚草原与阿拉伯半岛居民的向外迁徙、斯拉夫语民族（Slavic-speaking peoples）的扩散与同时期中国的政局动荡。[1]

总体而言，对自然环境与自然灾害的研究在古代晚期研究领域的地位不及"人心"与"世相"这两个维度，如果说前两者一为古代晚期研究的起源，二为古代晚期研究最为关注的问题，那么"天意"则是用来研究"人心"与"世相"的变或不变的辅助，最后仍然需要落实到对前两个研究维度所关注问题的影响上。此外，"天意从来高难测"，在讨论"天意"对"人心"与"世相"的影响时，需要时刻铭记的，或许是"谨慎"这一美德。

四 《古代晚期地中海地区自然灾害研究》中的人心、世相与"天意"

广西师范大学历史文化与旅游学院刘榕榕副教授近日在中国社会科学出版社出版的《古代晚期地中海地区自然灾害研究》（以下简称《研究》）一书，不仅是国内学术界第一部古代晚期自然灾害史与环境史专著，在国外古代晚期研究领域似乎也并不多见。正如南开大学历史学院陈志强教授在该书序言中所言，作者为国内世界古代史领域生态环境史的研究作出了贡献。[2] 除"绪论"与"结语"之外，《研究》主体总共分为四编，依次为"古代晚期自然灾害概况""古代晚期自然灾害的影响""政府、教会及民众的灾后救助""自然灾害与古代晚期地中海地区社会转

---

[1] 无独有偶，国内有研究者几乎在同时关注到了这一问题，参见刘榕榕、董晓佳《古代晚期地中海地区"尘幕事件"述论——兼论南北朝时期建康"雨黄尘"事件》，《安徽史学》2016 年第 2 期。

[2] 陈志强：《序》，载刘榕榕《古代晚期地中海地区自然灾害研究》，第 1 页。

型"。如果将这部著作纳入整个古代晚期研究的大框架审视的话，可以看出，该书的目的并不仅仅是就自然灾害研究自然灾害，就生态环境研究生态环境，而是从"天意"入手，考察"世相"，探析"人心"，力图将三个研究维度融于一书，探讨古代晚期地中海世界的历史发展，以下将就此逐一评析。

就书中所涉及的"古代晚期"这一历史阶段，作者将"古代晚期"的上下限分别划定在284年与602年，认为作为地中海世界各地区、各民族发展的重要阶段，在这一时间段中，"见到周边蛮族对拜占庭帝国治下的地中海世界施加的不断增大的压力以及帝国内部经济、政治等方面的重重困境，见到拜占庭帝国东部地区与西部地区政府面对压力与困境所进行的政策调整，见到了这些政策调整所带来的后续影响，见到地中海地区城市的发展与变迁，也见到了基督教在地中海世界及其周边地区的传布与发展，以及其与7世纪前期在西亚地区迅速崛起的伊斯兰教在地中海地区的对峙"。[①] 根据笔者之前在本书写作过程中的参与和了解，这一时间段的划分是化用了英国著名罗马史学者琼斯对晚期罗马帝国史的时间断限，他的名著《284—602年的晚期罗马帝国：社会、经济与行政管理研究》[②]也是《研究》的参考书目之一，颇为有趣的是，琼斯实际上对古代晚期研究的开创者彼得·布朗所重视的宗教史料是持轻视态度的，这一细节或许也从侧面反映了晚期罗马帝国史的研究与古代晚期研究这两个研究领域之间的日益交叉重合，研究者在有意无意之间正在搭建两者之间的桥梁，以便对这段时期的地中海世界的历史形成更为全面立体的认知。与此相关，"古代晚期"的起点是否应当或可以放在284年，也是值得商榷的，因为从晚期罗马帝国史的角度看，284年可以看作3世纪危机最终结束以及帝国从元首制（Principate）向多米纳特制（Dominate，也可称为"君主专制"）帝国转变的时代，晚期罗马帝国史研究中对该日期的强调是否能构成作者在"古代晚期"这一概念中使用这一日期的充足理由，也是令人关心的。进一步而言，602年是拜占庭帝国皇帝莫里斯（Maurice，

---

① 刘榕榕：《古代晚期地中海地区自然灾害研究》，第2—3页。

② A. H. M. Jones, *The Later Roman Empire 284 – 602：A Social, Economic, and Administration Survey*, Oxford：Basil Blackwell, 1964.

582—602 年在位）兵变被推翻之年，但是为何以这一年作为《研究》中"古代晚期"这一历史阶段的结束之时，似乎也并未得到充分的论述。此外，在此不得不指出的是，就史实而论，伊斯兰教并未于 602 年之前崛起，由于笔者在帮助修改文稿时的疏忽，以致未能及时发现，这一问题看来需要留待日后有机会出修订本时才能处理了。

第一编"古代晚期自然灾害概况"属于对"天意"的白描，共分三章，分别叙述古代晚期这一历史阶段中所发生的流行性疾病、地震，以及包括火山爆发、水患、极端天气现象等在内的其他自然灾害。作者指出，地中海世界是人类文明发展的中心地区之一，由于地中海地区受到其所处的地理位置与气候特点的影响，历史上就极易发生瘟疫、地震、水灾等自然灾害；而就现有资料来看，古代晚期自然灾害的发生频率较之历史上其他时期更高。在这一时期，地中海世界东部与西部地区不仅多次出现影响范围广大的天花与鼠疫，同时还时常发生大规模的地震、海啸、旱灾、水灾等自然灾害，而这些自然灾害彼此之间还时常具有关联性。[①] 通过对史料与前人研究成果较为充分的把握与细致的梳理，作者较为全面系统地为我们描绘出了 3—6 世纪地中海世界自然灾害的全景图，不仅包括受学界关注的"查士丁尼瘟疫"、地震等自然灾害，也包括由火山爆发引起的"降灰"与"尘幕事件"等之前在国内学界缺乏关注的问题。在这个部分尤其令人感兴趣的三个方面分别是："查士丁尼瘟疫"在 6 世纪的四次复发、"尘幕事件"的广泛影响以及东西史料之间的对照比较以及对其他学科的知识和理论的借鉴。之前国内学者普遍关注的是"查士丁尼瘟疫"的首次暴发，但作者指出"在鼠疫于 6 世纪在地中海世界复发时，其影响的程度及范围并未减弱和缩小"[②]，因此其破坏性不可低估，令人想起1347 年暴发的黑死病也曾不断复发的相似性。"尘幕事件"是本编的另一亮点，应当是国内拜占庭学者首次关注到这一现象。作者认为，这一事件的起因可能是来自一次大型火山喷发，这次火山爆发的规模甚至可能大于1815 年坦博拉火山的喷发，而这一事件除地中海地区外，可能还影响到

---

① 刘榕榕：《古代晚期地中海地区自然灾害研究》，第 53—54 页。

② 刘榕榕：《古代晚期地中海地区自然灾害研究》，第 101 页。

了中国和美洲。① 作者不仅以"竭泽而渔"式的勤勉爬梳拜占庭帝国官方文献、地中海西部地区与东部地区的史家著述、埃及纸草文献等地中海世界的史料，还引用中国史书如《魏书》《梁书》《南史》《隋书》等，与前者互相对照，而且作者更进一步借鉴了疾病学、地理学、气候学、地质学等方面的理论、知识与成果，从而形成本编的第三个亮点。

第二编"古代晚期自然灾害的影响"探讨了自然灾害发生后"世相"和"人心"的变化，分析了自然灾害对经济、政局、帝国防御与民众心理的影响。作者认为，"从 3 世纪末期直至 6 世纪，地中海地区频繁发生鼠疫、天花、地震、水灾、海啸等自然灾害，且鼠疫、地震等灾害的危害往往会突破一个城市或地区的界限，影响地中海周边大部分地区。频繁发生的自然灾害对统治这一区域的罗马—拜占庭帝国的社会经济、政治局势、军事实力以及民众精神状态方面自然会造成不良影响"②，"拜占庭帝国所面临的经济、政治、军事问题由于瘟疫、地震、干旱、水灾等灾害的频繁发生而进一步加剧"，"鼠疫及地震等灾害的频发不仅打乱了查士丁尼一世征服西地中海地区的计划，而且导致人口大幅下降、农业凋敝、城市衰败、经济衰落，进而影响到帝国的政治局势、军事实力和民众心理状态"，"正是从 6 世纪中期开始，希望恢复对地中海地区统治的拜占庭帝国进入其历史发展中的衰落阶段之一"。③ 在本编第一章中，作者以大量篇幅探讨了自然灾害所造成的人口的大量减少以及对城市发展、商贸活动、农业经济、政府财政收入等的破坏性影响，引用的史料也极为丰富，较为令人信服地描摹出自然灾害影响下的东地中海世界的"世相"，可谓本编亮点之一，但是问题在于大部分篇幅集中于探讨东部地中海世界的状况，地中海西部地区的相应损失提及的不是很多，至少可以说所受关注难以与地中海世界东部地区平分秋色。之所以如此，就笔者的了解，应当是与作者所收集的史料以地中海东部地区为主有关，这显然为作者将来修订本书提供了进一步加以补充的空间。本编的亮点之二在于对"查士丁尼瘟疫"中查士丁尼一世染病事件的政治分析，通过这一巧妙的切入点，

---

① 刘榕榕：《古代晚期地中海地区自然灾害研究》，第 133—134 页。

② 刘榕榕：《古代晚期地中海地区自然灾害研究》，第 164 页。

③ 刘榕榕：《古代晚期地中海地区自然灾害研究》，第 168 页。

将瘟疫与帝国政局相联系，较为深入地剖析了皇权专制的拜占庭帝国政治制度内生的根本性矛盾。本编也分析了"天意"对"人心"的影响，也就是民众在面对自然灾害打击时所产生的恐惧与绝望心理，以及由此导致的社会道德的败坏与非理性行为。"天意"之变引起"人心"之变，本是可以着重加以论述的问题，也是极令人感兴趣的问题，但是就目前所见，相关论述略显单薄，当亦为日后修订时加以发挥之处。此外，本编第二章第二节"体制性腐败与政治秩序的混乱"也有类似的问题，读来深有意犹未尽之感。

第三编"政府、教会及民众的灾后救助"仍然是在探讨"天意"的影响，所提及的帝国政府的灾后救助、基督教会的灾后救助、民众的灾后自救以及医疗救助事业的发展均是对自然灾害及其影响的回应。作者认为，面对自然灾害造成的物质损失与社会危机，"帝国政府、基督教教会以及普通民众在灾难发生之后采取了方式不同、程度不一的救助措施。客观地说，这些灾后救助举措在一定程度上缓解了灾情。与此同时，在灾后伤患人数增加的压力之下，拜占庭帝国的医疗救助也取得了一定的进展"。① 在本编中，作者继续娴熟运用丰富的史料与前人研究成果，对上述问题进行了系统性分析。但是，文中提及的"增建宗教建筑"的主因究竟应当是政府的灾后救助工作还是帝国基督教化进程的反映，似乎有进一步厘清的空间。第三章"灾后医疗救助的进展"可算本编的亮点，尤其是对 6 世纪拜占庭帝国医疗救助事业发展概括的叙述具有启发性。但是，本章与之前两章"帝国政府的灾后救助""基督教会的灾后救助与民众的灾后自救"之间似乎存在重合之处，三者之间的逻辑关系也有必要在进一步的探讨中予以澄清。

第四编"自然灾害与古代晚期地中海世界地区社会转型"则正式进入对古代晚期研究的核心研究维度的探讨，第一章"自然灾害影响之下地中海地区城市的转型"描摹"世相"，第二章"自然灾害与帝国的基督教化"则省思"人心"。作者在此对古代晚期地中海世界的社会转型做了如下论述：

---

① 刘榕榕：《古代晚期地中海地区自然灾害研究》，第 292 页。

"3 世纪危机"之后，地中海东部与西部地区的发展趋势明显不同。帝国人口数量在地中海东部与西部地区的发展趋势明显不同。在帝国人口数量经历了"安东尼瘟疫"与"西普里安瘟疫"的轮番打击开始逐渐恢复之际，地中海周边地区的天花、水灾、地震等灾害仍然是帝国不得不面对的头疼问题。为了缓解 2—3 世纪瘟疫引起的人口急剧减少所带来的人力资源短缺的困境，皇帝采取的允许蛮族定居和征召蛮族士兵入伍等措施所造成的后果，成为罗马—拜占庭帝国需要面对的各类问题的重要诱因。4—5 世纪，地中海地区的外部环境较为恶劣，多次遭遇到周边蛮族的侵扰。395 年，塞奥多西一世去世，其两子阿尔卡迪乌斯与霍诺留分别成为东部与西部皇帝。这一东西分治并不代表着帝国东西部的分裂，事实上，帝国东西部仍然保持着紧密的联系。与此同时，天花、水灾、地震、海啸等自然灾害的不断发生令帝国的发展形势进一步恶化，自然灾害的发生不仅直接造成人口损失、城市萧条等物质方面的恶劣影响，同时也扰乱了普通民众的心理状态，不利于地中海周边地区的发展。由于内部经济发展状况持续性恶化、外部面临蛮族更大的压力，帝国西部末帝于 476 年为蛮族将领奥多亚克废黜……从历史发展趋势看，地中海东部地区一直拥有着更强大的经济基础和更深厚的文化底蕴。地中海东部地区相对繁荣的经济是其在"3 世纪危机"后迅速恢复的重要原因。从 4 世纪前期至 5 世纪后期在原罗马帝国的东部地区，拜占庭帝国逐渐形成……5 世纪后期，作为罗马帝国的继承者，拜占庭帝国基本失去了对地中海西部地区的控制，而原罗马帝国的文化逐渐与东地中海地区的古希腊文化相结合。帝国东部政权在 5 世纪后期直至 6 世纪前期赢得了一个较长的稳定发展时期，直至查士丁尼一世统治时期，拜占庭帝国进入了黄金时代。查士丁尼一世上台后，迅速开始其征服西地中海地区的军事行动。6 世纪 30 年代对北非汪达尔人的征服取得轻易胜利刺激了查士丁尼一世的征服欲望，从 6 世纪 30 年代后期起，查士丁尼一世开始了西征东哥特王国……与帝国进入黄金时代几乎同时，从 6 世纪前期开始，地震、水灾、海啸等灾害似乎较 5 世纪更为频发。6 世纪 40 年代初，具有高度传染性的鼠疫于帝国境内首次暴发，并于 6 世纪后期 4 度复发，导致地中海地区——尤其是东地中海地区——人口与经济长期难以恢复……6 世纪自然灾害的频繁发生导致帝国损失大量人口、扰乱社会秩序、破坏城市商业贸易及农业发展，严重影响到帝国的财政收入。不断发生的自然灾害使地中海地区原本十分繁荣的城市发展及商贸活动受到严重损害。多种自然灾害的叠加极易令受灾地区进入到"受损—修复—受损"这一恶性循环之中……从 6 世纪中期开始，由于帝国财政紧缩，除君士坦丁堡外，其他多次发生自然灾害的城市均未得到充足救助，使这些城市无法从瘟疫、地震、水灾等灾害的打击下得到较快恢复。原本作为地中海地区经济中心的城市不同程度地出现人口减少、商贸凋敝、大型公共建筑废弃、防御力下降的颓败景象。①

至于"人心"，作者则认为，"当地中海地区的民众不断因为各种自然灾害而饱受痛苦之时、当多神教和希腊哲学无法为屡次发生的瘟疫、地震等灾害提供合理解释之时、当世俗政权未能有效应对自然灾害之时，能够为死亡和恐惧提供一种在当时民众看来更为合理解释的基督教成为地中海周边地区民众治疗伤痛的良药。除为受灾民众提供心理治疗外，基督教会中的主教及基督徒们在多次自然灾害中对灾民进行救助与照料。由此，在理论上和实践中均有践行的基督教吸引了大批教众，古代晚期地中海地区的基督教化程度进一步加深。为了进一步控制与管理民众，帝国统治阶级也纷纷采取各种手段来增强基督教的疗效，于是，古代晚期地中海地区的基督教化程度进一步加深。同时，由于政治因素的介入，也令基督教内部事务以及信仰变得更为复杂"。②

从以上对作者论点的长篇引用可以看出，就生态环境史的角度而言，作者是将古代晚期的自然灾害视为一个整体加以综合研究，而并未局限于某一自然灾害的个别影响，其目的并不局限于探讨某一自然灾害暴发及其

---

① 刘榕榕：《古代晚期地中海地区自然灾害研究》，第 326—329 页。
② 刘榕榕：《古代晚期地中海地区自然灾害研究》，第 329 页。

产生的影响这样的孤立事件，而是旨在从对整个这个时代的自然灾害的总体把握出发来探讨人类社会演变与历史发展之间的联系。就古代晚期研究的角度而言，作者试图找到历史中非人力可控的因素及其对地中海世界的社会发展与宗教文化的影响，从而整合"天意""世相"与"人心"这三个研究维度，解释地中海世界东部地区与西部地区在古代晚期走上不同发展道路的原因。就此而言，《研究》在国内世界古代史研究领域、古代晚期研究领域或是罗马—拜占庭史研究领域中的开创性毋庸置疑。结合之前所言，和作者对中国史料的掌握与使用来看，《研究》也体现了世界性的视野——并非从地中海看世界，而是从世界看地中海。

与此同时，需要注意的是，自然灾害——尤其是如"查士丁尼瘟疫"这样的流行性疾病——确实会对整个社会造成相当大的危害，但是，自然灾害是否一定会导致某个区域衰落则是需要具体问题具体分析的。最典型的例子莫过于14世纪中期之后欧洲的情况，14世纪中期暴发的黑死病曾经肆虐于从埃及到斯堪的纳维亚国家、从俄罗斯到英格兰的广大区域，黑死病虽然造成西欧的巨大损失，但到15世纪末西欧却迅速崛起于世界舞台，那么我们能否将西欧的崛起主要归功于黑死病呢？即使在3世纪之前的罗马共和国与罗马帝国的历史中，自然灾害也是史不绝书的，公元79年维苏威火山的爆发曾经毁灭庞贝等城市，但罗马帝国在几十年后却进入了帝国盛期。再如，同样经历着小冰期的中国明清时代与西欧相比，在发展轨迹上明显走向了不同的结局：西欧国家正是在小冰期之中逐渐确立了其世界优势地位的。因此，自然灾害在社会转型中究竟具有何种地位、发挥着何种程度的功能、是否起到主导作用，都是需要通过对一个个地区、一个个时代、一个个案例的具体分析才能逐渐明晰的。此外，作者认为，自然灾害促进了帝国的基督教化、导致民众宗教信仰加深，这是否能视为一种规律性的认识似乎也是可以进一步进行讨论的。仍以14世纪的黑死病为例，学者在研究中既发现了民众在此期间出现了宗教狂热情绪，但也发现明显存在"今朝有酒今朝醉，哪管他朝是与非"的享乐主义情绪，因此，有关自然灾害与"人心"之变的关系仍有待进一步的探析。

无论如何，总体而言，《研究》是中国青年史学工作者的一部具有开拓意义并深具启示性的生态环境史著作，引证丰富、论证严谨，具有鲜明的跨学科、跨领域研究特点，行文老到，文笔流畅平实，当属佳作无疑。至于之前所提及的一些缺憾之处，可能在于笔者本身向来关注《研究》所探讨的问题，所以或有吹毛求疵之切。总之，《研究》中的问题自然还需从进一步的研究中得到解决，生命不息，钻研不止。此为毕生事业，作者可明读者之心。

（董晓佳，广西师范大学历史文化与旅游学院拜占庭史副教授）

（责任编辑：刘招静）

另辟蹊径，以待来者
——评麦克尼尔著《瘟疫与人》

刘招静　著

　　人不仅有思维、情感和言行，还有身体。拥有身体这一点提醒我们，人一直以来都没有脱离大自然的怀抱，或更确切地说，人一直以来都置身于大自然的规律之中。与此同时，人又是社会的因子，故而在人身上，我们可以看到生物、物理、地理、化学、医学和社会等各种力量竞相交织作用的情形，这使人的身体俨然成了各方力量的作用场。而从另一角度，即人的"能动性"来看，人的身体又充当了人类自身借以探索和认识这种"作用"机制的标本、入口和透镜。人、人类社会与自然的关系之广、之深，毋庸赘言。然而，与这种广泛而密切的人类—自然关系的历史与现实不相匹配的是，在很长一段时期内，人们对这种关系的学术意识远没有达到它应有的广度和深度。除去其他相关学科的研究不论，仅就重在探索人类过往的历史研究而言，这种学术意识着实有待提升。若让我们放眼整个人类历史（或曰整个"世界历史"），那么提升这种意识的要求将显得格外迫切。这种迫切性并不因前人有过一些相关思考而减弱，甚或改变。①

---

① 严格来说，前人在此方向上有过相关思考，不过这种思考在时空视域或具体切入点上与后来的皆有不同，关于前人的思考，见 Frederick F. Cartwright and Michael D. Biddiss, *Disease and History*, New York：Dorset, 1972；Alfred W. Crosby, *The Columbian Exchange：Biological and Cultural Consequences of 1492*, Westport, Conn. : Greenwood, 1972, Praeger, 2003。其中，关于克罗斯比的这一著作的问世情形，美国著名历史学家 J. R. 麦克尼尔的说明颇具意味，他指出，克罗斯比的这一著作的出版并不

正是基于对此情状的意识，后来成为世界著名历史学家的麦克尼尔（William H. McNeill）推出了他的经典之作，亦即他那部着眼于瘟疫，同时（在关注人的"社会性"维度之外）着眼于人的"生物体"维度的《瘟疫与人》（*Plagues and Peoples*）。①

麦克尼尔的《瘟疫与人》一书初版于 1976 年，几经再版，如今已逾40 个年头。经历了 40 多年光阴的作品已然不"新"，既然不"新"，那为何我们还要再次提起它呢？换言之，40 多年过去了，在该领域新著不断问世的今天，我们为何还要阅读它？如果说它对于今天的我们仍然重要，那么它的重要性究竟在哪里？在该著年岁又进入一个纪念性的时刻——刚过 40 周年的当下，又适逢它的最新修订版（2018 年版）中文译本问世②，笔者接下来便就该著详细回答这些问题。为了更好地回答这些问题，笔者拟从历史写作所涉及的基本问题，如作者的问题意识、解释框架与内在逻辑、材料与方法等方面入手，一一进行解析。所谓问题意识，笔者主要指麦克尼尔所提出的问题有何独到之处，有何重要性（包括学术层面与现实维度），他的问题主要关注什么，不关注什么，以及在他的这种问题意识中"世界历史"呈现出何种特点，有何显性或隐性的趋向（如果说存在某种趋向的话）。所谓解释框架与内在逻辑，即指该著的整个历史叙事和逻辑论证是在何种框架下展开的，以及它的叙事和论证又

（接上页）顺利，其书稿屡遭拒绝或推诿，由此投射出一种新型的研究路数一时难以被学界接受的现实。关于 J. R. 麦克尼尔的说明，见 J. R. McNeill, "Foreword," in Alfred W. Crosby ed., The Columbian Exchange: Biological and Cultural Consequences of *1492*, 30ᵗʰ Anniversary Edition, Santa Barbara, C. A.: Praeger, 2003；亦可见该版次英文原作的中文译本前言. J. R. 麦克尼尔：《前言：以生态观点重新解读历史》，载艾尔弗雷德·W. 克罗斯比著《哥伦布大交换：1492 年以后的生物影响和文化冲击》，郑明萱译，北京：中信出版集团 2018 年版，第 i—ii 页。关于克罗斯比等的研究与后人相关研究的相类与相异问题，笔者将在后文详细说明。

① William H. McNeill, *Plagues and Peoples*, New York: Anchor Books, 1976, 1977, 1989, 1998；中文译本见威廉·H. 麦克尼尔《瘟疫与人》，余新忠、毕会成译，北京：中信出版集团 2018 年版。

② ［美］威廉·H. 麦克尼尔：《瘟疫与人》，余新忠、毕会成译，"译者序"，第 xix 页。

是通过何种逻辑被整合为一个有机整体的。叙事框架关系到作者的学术视野，而核心逻辑则关系到叙事和论证（或曰作者所讲述的一个故事）是否成其为一个完整、有机且逻辑上自洽的叙事，特别是其中的核心概念能否用来有效解释各种相关的问题。所谓材料与方法，此处重在指作者的资料基础如何，其方法论意识与方法应用是否适应整个叙事目标，以及作者在这种材料和方法的基础上，对各种具体历史现象的解释情况如何。麦克尼尔如何提出自己的问题？或者说，他如何阐明自己撰写《瘟疫与人》一书的必要性？我们先来看他的核心问题意识。

一　《瘟疫与人》的问题意识

关于麦克尼尔为何会想到要撰写一部"瘟疫与人"的历史，以及此种历史与前人著述到底有何关系，人们可能会首先想到两部在出版时间上颇为接近的作品，一部是麦克尼尔自己于1976年初版的《瘟疫与人》，另一部则是先于它4年初版的克罗斯比的《哥伦布大交换：1492年以后的生物影响和文化冲击》（以下简称《哥伦布大交换》）。同时想到这两部著作大概意味着它们之间存在某种相似性。毫无疑问，后续诞生的《瘟疫与人》在写作过程中对早先出版的《哥伦布大交换》的确有所引用和借鉴，[①] 可见麦克尼尔是注意到并阅读了克罗斯比的作品的。而且，麦克尼尔也的确视克罗斯比为自己领域的研究专家，并且就《瘟疫与人》的写作曾和他有过学术上的交流。[②] 但由此断定麦克尼尔的写作特别是其学术工作的根基——关于"瘟疫与人"这一问题的学术意识的诞生与成型，也都借鉴自克罗斯比，那就不符合事实了。因为通过细读两者的著作，我们既不能排除麦克尼尔在构思的过程中，特别是在思考自己的问题时曾从克罗斯比那里受到某种启发，也不能就此认为麦克尼尔的整体问题意识、

---

① ［美］威廉·H. 麦克尼尔：《瘟疫与人》，余新忠、毕会成译，"注释"，第249页，第一章注释14。

② 麦克尼尔在《瘟疫与人》一书的"致谢"部分一开始就说道："本书初稿完成于1974年春夏，于1975年春季校订完稿。此间，书稿曾分别呈送下列专家，以求教正：……艾尔弗雷德·W. 克罗斯比……"William H. McNeill, *Plagues and Peoples*, "Acknowledgements"；［美］威廉·H. 麦克尼尔：《瘟疫与人》，余新忠、毕会成译，"致谢"，第xxii页。

其写作框架和各种具体解释都没有自己的新意或独立（特）性。我们可以从两个方面来加以说明。其一，麦克尼尔早在20世纪五六十年代撰写他那部《西方的兴起：人类共同体史》（*The Rise of the West*：*A History of the Human Community*）①（以下简称《西方的兴起》）时，就已关注并思考"西班牙征服墨西哥"的故事。② 可见，他后来在《瘟疫与人》一书中再次对该问题加以关注，是其来有自而且由来已久的。当我们注意到麦克尼尔开始关注该问题的时间时，我们就不能以此下结论说，克罗斯比的工作一定先于他的工作。

其二，就是两人核心问题意识的差异问题。不可否认，麦克尼尔和克罗斯比一样，都关注"西班牙人征服美洲印第安人"问题，并且就此问题得出了大致相似的结论，即传染病只对首次遭遇传染源，因而对疫病毫无抵抗力的美洲印第安人造成普遍性伤害，而对传染源携带者、久已适应该传染病的西班牙人无甚危害，从而成为西班牙人征服美洲印第安人的强大且致命武器。然而，我们也应同时看到，麦克尼尔在《瘟疫与人》一书中整体关注的问题，或者说他的整个问题视域，有远超克罗斯比的问题意识的地方。这种"远超"不仅体现在其问题的历史时空范围上，还体现在用它来看待或解释的历史现象（或事件）的丰富性上，更体现在它所涉及的"瘟疫"或"疫病"的丰富性以及"瘟疫与人"的关系的复杂性上。即使从两者著作的标题上，我们也能窥探出彼此的一大差异：《瘟疫与人》涉及的是整个"世界历史"，而《哥伦布大交换》则着眼于与"哥伦布大交换"相关的历史时空。

麦克尼尔从"瘟疫"角度重新审视了整个人类历史，由此开启了一扇用以观看人类历史或"世界历史"新风景的窗户。不过值得我们注意的是，他对于"世界历史"的书写并非事无巨细面面俱到，而是具有选择性。不难理解，历史写作都存在"选择性"现象，所不同的是，不同写作的"选择性"的性质和程度不同。如我们所见，有的"选择性"更多源自写作者的工（功）夫，在使用材料时，写作者粗暴裁剪，用其少而漏其多，又或疏于、懒于搜集与爬梳材料，所用寥寥，甚至干脆"蜻

---

① William H. MacNeill，*The Rise of the West*：*A History of the Human Community*，Chicago：University of Chicago Press，1963.

② 见麦克尼尔《瘟疫与人》一书"引言"部分的"缘起"部分的开头。[美]威廉·H. 麦克尼尔：《瘟疫与人》，余新忠、毕会成译，"引言"，第1页。

蜓点水"式取材，"听命于"某种抽象演绎。凡此选择性，可谓消极的选择性。与之不同的是，积极的选择性更多表现为在任何一位（群）写作者都无法绝对穷尽素材和问题的情况下，尽可能围绕自己的主题完整搜集、爬梳与利用材料，在尽可能坚实的基础上进行尽可能准确到位的解释。此外，积极的选择性还表现为写作者对历史写作这一学术工作本身特性的觉悟，并带着这种觉悟展开自己的写作。例如，写作者在阐明自己的特定主题时，不可避免地要拥有自己的特定逻辑线索和解释框架，而一旦拥有特定的逻辑"线索"和解释框架，亦即一种方向性的或范围性的东西，那么用来支持它的材料（证据）、内容的详略分配甚至篇幅的大小，也就不可避免地一并具有选择性了。作为一个历史写作领域的作品，麦克尼尔的《瘟疫与人》体现出选择性，也就不足为怪了。相形之下，更值得我们关心的地方毋宁在于，这种选择性到底蕴含了他的何种考虑，因为根据他本人的说明，他对此是有特定考虑的。这种考虑主要在于：①

由是观之，世界历史其实已经提供了许多与十六七世纪发生于美洲的这一幕类似的事例。本书就将描述这些**致命性遭遇的梗概**。我的结论可能会使许多读者大感意外，因为**在传统史学中很少受到关注的事件**将在我的叙述中占据核心地位……

自然，传染病首次袭击某族群的**著名案例**从来没有被欧洲人遗忘，**14 世纪的黑死病**就是**突出的例子**，其次是 **19 世纪的霍乱大流行**，后者虽然破坏性大为降低，但因更接近于现代而留下了比较完整的记录。尽管如此，历史学家却从未将其归为**重大疫病暴发的普遍模式**，因为那些人类与疫病惨烈遭遇的案例都已湮没于时间隧道中……

本书旨在通过**揭示各种疫病循环模式**对过去和当代历史的影响，将疫病史纳入历史诠释的范畴……

除了我必须描述的细节外，想必大家都会同意，**更加全面深入地认识人类在自然平衡中不断变动的地位**，理应成为我们诠释历史的组成部分……

---

① ［美］威廉·H. 麦克尼尔：《瘟疫与人》，余新忠、毕会成译，"引言"，第 3—5、13 页。引文中的加黑加粗字段为笔者处理，以示强调。

> ……在先祖那里，不时暴发的疫病不论以何种形式出现，都会给他们造成恐惧和无时不在的震慑力。尽管我们无法得到统计和临床资料（即便到 19 世纪也是零星的），以对 19 世纪以前瘟疫的发生情况做出准确说明，比如何种瘟疫在何时何地杀死了多少人，但是我们仍有可能把握这些疫病流行模式的**基本变化轨迹**。实际上，这也正是本书的主旨。

在麦克尼尔的考虑中，有几个要点值得我们特别注意，这几个要点在上述引文中皆有相应的关键词或字段表示。首先，他更关注人类历史上的"致命性遭遇"。须知，在众多致命、不那么致命甚或完全不致命的事物与事件中，突出"致命性"一类本身就隐含了一种选择性，而这种选择性背后，则是一种对世界历史上的各种事物与事件的相对重要性，或"相对于世界变迁史的意义"的判断思维。而这种判断思维，在更深层次上又来自判断者自身脑海中有关世界历史的整体框架和逻辑线索的通盘考虑。换言之，具体的历史事件要想在世界历史上具有"意义"，需要这个事件在总的历史变迁轨迹中找到自己的位置，而这个位置，是书写者或判断者赋予它的；至于决定其位置的大小或高低的因素，则是它相对于阐明世界历史变迁轨迹这一总任务的重要程度，或者说它和这一总任务的关系的紧密度。

而"在传统史学中很少受到关注的事件"一语也道出了麦克尼尔的选择性考虑。这种选择性首先来自他的视角的独特性，或者说首先和他的视角选择有关。正是得益于"瘟疫"这一传统史学家很少意识到的视角，各种很少被传统史学关注的事件才有了在麦克尼尔笔下"翻身做主人"（对应麦克尼尔所说的"在我的叙述中占据核心地位"）的机会。另外，传统史学很少关注的事件毕竟只是所有事件中的一部分（虽然这部分所占的比率并不小），所以率先关注并充分发掘这部分事件，自然是再一次体现了历史解释中的素材利用的"选择性"特点。如果说前述的选择性体现在麦克尼尔选择了传统史学家没有选择的，那么还有一种选择性在于，麦克尼尔并没有穷尽所有被传统史学忽视的事件（例如和他的主题不相关的事件），而是选择了更契合他的主题的那一部分，因为不难理解的是，麦克尼尔在书中所关注的所有重要事件，并不等同于所有被传统史学忽视的事件。

选择性的第三个表现在于麦克尼尔所考察事件的代表性。在麦克尼尔的关键词中，这种代表性的含义主要表现为事件的"著名""突出"与

"重大"特点，能用来揭示某种普遍性意义。由于很早就关注西班牙人征服美洲印第安人问题，所以发生在十六七世纪的美洲的事件自然成为他关注的代表性事件之一。除了这一事件，同属"疫病"事件范畴的14世纪欧洲的黑死病和19世纪的霍乱大流行以及其他重要类似事件，也都进入了他的视野。为何格外关注这些事件？除了资料上的考量（例如时人或后人对这些事件所做记录的完整性问题），麦克尼尔还指出它们有助于揭示"重大疫病暴发的普遍模式"。无疑，麦克尼尔注意到并揭示了这些事件的新的一面，而这些方面在"传统史学"中是看不到的，当然，在利用诸如黑死病、西班牙人征服美洲印第安人和霍乱大流行这类事件一事上，麦克尼尔也并非第一人。

选择性的第四个方面体现在麦克尼尔的世界历史书写或叙事的详略问题上。麦克尼尔对自己的叙事想必有着充分的专业自觉意识，因为他在正式叙述世界历史这一宏阔的"故事"之前，就已告知读者他的描述乃是一种"梗概"。综观《瘟疫与人》全书，我们不难发现其"梗概"式特点。不过需要指出的是，麦克尼尔所说的"梗概"并不是"泛泛而谈"或"没有洞见"的代名词；恰恰相反，他的梗概式书写服务于他对自身写作的定位，即"把握疫病流行模式的基本变化轨迹"。换言之，他的书写本来就是旨在把握世界历史之"大"，为后人提供一个可供继续探索的指引，或开辟一方可供继续耕耘的园地。事实上，我们也无法否认，在整个人类的历史写作的长河中，前人的新辟田园式工作和后人的深耕细作式做法一样，都令人心生感佩。

和每一位历史编撰者一样，麦克尼尔在书写《瘟疫与人》一书时，或者说在他的问题意识中，也透射出一种"世界历史"观。在今日学界对"全球史"或"世界历史"书写的反思中，有不少相关领域学者的著作遭受批评，原因在于他们有的人颇具"欧洲中心论"问题而不自知，或者即使自知也难以突破自己；还有的人则仅仅停留于描述或展示世界历史上的各种"联系"，而罔顾同类联系在不同地域或同一地域的不同历史时期，有着不同的历史文化背景（语境）作支撑的事实，结果，他们忽略了"联系"的复杂性，从而使自己的思考和写作失去了应有的深度。①

---

① Sebastian Conrad, *What is Global History?* Princeton University Press, 2016, pp. 67－72；［德］塞巴斯蒂安·康拉德：《全球史是什么?》，杜宪兵译，北京：中信出版集团2018年版，"整合与结构转型"，第56—60页。

那么，麦克尼尔的写作有无这方面的问题？在提出这一问题时，或当我们把这一问题加诸麦克尼尔的《瘟疫与人》一书时，我们有必要事先意识到历史写作者所处的时代情境，尤其应注意不要一味用最新的学术进展和标准去衡量数十年前的作品；后人的见识再高明，也是建基于前人的积淀，而建基于前人的积淀，也就恰恰让后人有条件站在了智识的高点，如此，即使后人有机会窥见了前人的不足，也实属难免之事。难得的是，即使我们用今人的眼光和标准去看麦克尼尔的《瘟疫与人》，它也仍有让人眼前一亮、不同凡响之处，因而绝不可低估或无视。

曾有学者指出，麦克尼尔在自己的《西方的兴起》一书出版后，一再试图摆脱自己的"欧洲中心论"束缚。该学者以麦克尼尔和其他多位学者为例，意在表明"1945 年以后的世界史"一度存在明显的"欧洲中心论"问题。① 根据该学者所提供案例的时间下限，我们可知麦克尼尔的《瘟疫与人》也在这一时间范围，因为被该学者视作麦克尼尔试图摆脱自身束缚的尝试正是他发表于 1988 年的一篇有关西方兴衰与世界历史的论文。② 那么，先于这一时间问世的《瘟疫与人》的情形又如何呢？和这位学者看到的图景不同，我们在《瘟疫与人》中看到的世界历史主要是以"瘟疫"与"人"的关系的演进为线索，更具体言之，它着眼的是瘟疫这样一种天然"去（人类）中心化"的东西。在该书中，按照瘟疫的发生与变化逻辑，以及它与人的关系的变迁情形，世界历史很难说有什么总的"中心"，更遑论经济、政治或文化意义上的"欧洲中心"。诚然，具体的疫病大抵都有自己的源发地、传染范围（如地理界限）和感染人群，但这种意义上的范围或核心区域（如源发地）在本质上是非经济性的、非政治性的或非文化性的，因为根据麦克尼尔所述，瘟疫的"中心"地带（如果一定要说它有的话）主要位于这个世界的最湿热地区，也即气候、环境和物种相对更为复杂的地带。这种"中心"是疫病发生意义上的中心，

---

① 该学者即为全球史学者塞巴斯蒂安·康拉德，关于他的评论，见 Sebastian Conrad, *What Is Global History*? pp. 31 – 33；[德] 塞巴斯蒂安·康拉德：《全球史是什么?》，杜宪兵译，第27—28 页，尤见第28 页注释 [1]。

② 此处即指 William H. MacNeill, "World History and the Rise and the Fall of the West," *Journal of World History*, Vol. 9 (1988), pp. 215 – 236。对此，可见 Sebastian Conrad, *What is Global History*? pp. 31 – 33；[德] 塞巴斯蒂安·康拉德：《全球史是什么?》，杜宪兵译，第27—28 页，尤见第28 页注释 [1]。

即生物、地理和传染病医学等意义上的中心。这种中心恰恰是异于经济、政治或文化中心的，因为但凡疫病最活跃、最原发的地区，基本都是地球上对人类居住、繁衍与文明创造构成最严峻挑战的地区，如热带雨林区。所以，麦克尼尔选取"瘟疫"视角来展开世界历史叙事，对于自己处理"欧洲中心论"问题（如果他有此意识的话），着实有巧妙、高明之效。

至于世界历史中的"联系"与"结构"（塞巴斯蒂安·康拉德语）的关系问题，麦克尼尔的处理也没有落入"简单"或"肤浅"的窠臼。在揭示疫病通过世界范围内的不同人群的流动而传播这种充满"联系"的图景时，他同样注意到了不同时期、不同地域和不同人群在面对疫病时，其反应既有相通性也有差异性的一面。对于这一点，我们只需撷取《瘟疫与人》中的一个案例即可明白。在该书中，麦克尼尔表明：在不同的历史时期，人类的食物供应能力有别，而食物供应能力的差别，在很大程度上影响了人类应对疫病的身体机能和机制；除了食物供应能力的差别，人类的智识与文化水平在不同的时期也自然有别，而孕育并建立一种新的抗疫病机制，就离不开一定的智识与文化储备；此外，同一种疫病对于不同地域的人的影响也有差异，因为根据疫病的病理机制，以前遭遇过某一疫病的人可能已具备免疫能力，而首次遭遇此病的人则很可能面临致命性灾难。诸如此类的对"联系"与"结构"的双重、平衡处理，我们在《瘟疫与人》中屡见不鲜。

对于《瘟疫与人》的问题意识，我们除了可从上述视角考察外，还可留意另一种角度，即麦克尼尔是否将该书写成了一部让人乐观的"进步"史，或者是一部持相反基调的历史，又或是一部他样的历史。纵观世界历史，疫病在发生、传染和影响人类方面情形如何？是日益缓解，越发严峻，还是更复杂的情状？从过去到现在，人类应对疫病的机制和能力如何？是进展，衰退，还是其他？世界历史在疫病与人类的相互影响中如何变迁？人类与疫病的互动历史让我们看到了何种人类生命气象？凡此问题，都在《瘟疫与人》的关心范畴。而麦克尼尔的实际做法是，他不仅揭示了世界历史上重要疾病的发生与变化原理，疫病与人类接触时所带来的双重效应（既影响人类，也影响疫病本身；既影响自然世界，也影响人类社会），世界历史在这种双向与双重的作用与影响中变迁，还揭示了人类在应对疫病一事上所不得不面对的复杂现实与严峻未来。在历史写作的基调问题上，麦克尼尔的做法可谓是审慎的，因为他通过写作，不仅让人看到了人类"历史的突破"和"现代医学与卫生制度大放异彩"，还让人看到了"现代医学并非无往不胜"。当我们读到他在全书结尾处写下的那句"技能、知识和组织都会改变，但人类面对疫病的脆弱，则是不可改变的。先于初民就业已存在的传染病，将会与人类同在，并一如既往，仍将是影响人类历史的基本参数和决定因素之一"时，我们就更没有理由认为他笔下的世界历史就是一部基调简单、色彩单一的历史了。

二 《瘟疫与人》的解释框架与内在逻辑

一部著作，一种叙事，一种解释，往往都需要有一个能起到提纲挈领或贯穿全局作用的总框架或核心逻辑，否则便难以构成一个有机的整体。如果说麦克尼尔的《瘟疫与人》成其为一个有机整体的话，那么是什么样的框架或逻辑让它实现了这一目标呢？

如果我们说是"瘟疫"，那么我们就还没有触及该书框架和逻辑的更深处。诚然，瘟疫是《瘟疫与人》的标题关键词，也是该书的核心主题，但如果不对瘟疫本身加以分析和解释，没有对人类社会机制的观察，没有洞窥到瘟疫与人类社会之间的微妙、复杂关系，尤其没有意识到瘟疫所代表的自然力量和人类所代表的社会力量之间的变动不居的、因人（地）而异的复杂互动与联动关系，那么我们就谈不上对该书的逻辑有恰当的把握。作为作者，麦克尼尔自然深知"瘟疫与人"主题的堂奥，更能将前述问题纳入自己的整体构思。而让我们借以窥探他的整体构思和对该种奥妙的把握程度的，就是他在"引言"中着重提及并解释，在后续叙事中一再运用的一对关键概念——"微寄生"（microparasitism）与"巨寄生"（macroparasitism），以及两者分别对应的"微寄生物"（microparasites）与"巨寄生物"（macroparasites）概念。① 通过对这一对概念的弹性解释与贯

---

① William H. McNeill, *Plagues and Peoples*；［美］威廉·H. 麦克尼尔：《瘟疫与人》。史帝芬·艾尔（Stephen Ell）与伍德罗·博拉（Woodrow Borah）分别在自己的书评中准确地"捕捉"到了麦克尼尔的这一对核心概念及其特定含义，见 Stephen R. Ell, "Book Review：*Plagues and Peoples* by William H. McNeill," *The Journal of Modern History*, Vol. 51, No. 1 (Mar., 1979), pp. 118 – 121, 尤见 p. 118；Woodrow Borah, "Book Review：*Plagues and Peoples* by William H. McNeill," *The Hispanic American Historical Review*, Vol. 60, No. 1 (Feb., 1980), pp. 97 – 99。

穿全局式运用，麦克尼尔将自己对前述诸般问题的思考融入其中，并统摄自己对世界历史的整个理解和叙述。

在麦克尼尔自己的解释中，"微寄生"的要义在于：微小生物体（病毒、细菌或多细胞生物）能在人体组织中找到可供维持生命的食物源；某些微寄生物会引发急性疾病，结果很快杀死宿主，或者在宿主体内激发免疫反应，导致自己被消灭；又或者寄生于某个特殊的宿主，使之成为带菌者，能将菌体传染给他人，而寄主自己却基本不受影响。此外，有些微寄生物往往与人类宿主达成较稳定的平衡关系，虽会消耗宿主一定的体能，却无碍于宿主的正常机能发挥。[1] 可见，麦克尼尔所说的"微寄生"指的是人类与微寄生物之间的关系。而与"微寄生"一道被解释的，还有"巨寄生"。在麦克尼尔看来，只要人们理解了"微寄生"，"巨寄生"的含义也就很容易理解了，因为和微寄生物一样，巨寄生物"也呈现出类似的多样性"：有些巨寄生物能迅速致命，比如狮子和狼捕食人或其他动物，而另一些则允许宿主无限期地生存下去。[2] 可见，麦克尼尔是在运用类比和"隐喻"的方式解释"巨寄生"的概念。[3] 不过和微寄生有别的是，巨寄生所涉及的是人与微寄生物之外的事物的关系，例如人与人（人类内部）的关系，以及人与对人类构成威胁的动物的关系。

自《瘟疫与人》一书问世以来，学界对这一对概念、其在全书中的运用和这种运用的合理性问题多有评论。据笔者所见，评论主要呈现出两种态度。一种持总体的认可态度，并认为麦克尼尔在书中的一大核心观点——同一微寄生物对免疫宿主和非免疫宿主会造成截然不同的影响（即免疫人群基本无恙，而非免疫人群则普遍受伤害）这一结论引人注目、令人兴奋、具有新意，而且书中的"史前时代"章节尤其具有新意。[4] 不过在总体认可之余，评论者也指出了一些细节性的不足，如美洲

---

① ［美］威廉·H. 麦克尼尔：《瘟疫与人》，第6页。

② ［美］威廉·H. 麦克尼尔：《瘟疫与人》，第6页。

③ 关于麦克尼尔的这一"隐喻"，可见学界的评论：Woodrow Borah，"Book Review：*Plagues and Peoples* by William H. McNeill，" p. 97；Bruce S. Fetter，"History and Health Science：Medical Advances across the Disciplines，" *The Journal of Interdisciplinary History*，Vol. 32，No. 3（Winter，2002），p. 437。

④ T. H. Hollingsworth，"Book Review：*Plagues and Peoples* by William H. McNeill"，*The Economic History Review*，New Series，Vol. 31，No. 1（Feb.，1978），p. 167.

印第安人在遭遇西班牙人这一"免疫宿主"之前，到底有没有经历疫病，如果有，又是何种疫病这一问题上，麦克尼尔的解释并非没有瑕疵；此外，他对部分涉及疫病或免疫问题的医学专业术语的运用也不够精确。[1]和总体认可的态度不同，另有评论者认为麦克尼尔对上述关键概念的运用的合理性不够充分，至少没有很好地考量这么两个问题：一、人类在经济、社会、政治与文化等诸方面的综合情况是否能用"巨寄生"这一概念来概括？二、在人类历史上，"微寄生"真的发挥了这么大的作用，或者说真的这么重要吗？[2]

对于学界的两种评述或立场，我们需要慎重评量。不可否认，麦克尼尔在一些细节性的问题上留有了一些遗憾，这应该说已成了学界的基本共识。不过关于评论者针对"巨寄生"和"微寄生"概念及其运用的疑虑，笔者认为有必要做一点澄清性说明。关于巨寄生概念，笔者想说的是：评论者并没有否定麦克尼尔所说的两种"寄生"之间的相似性，亦即人与某些动物之间、人与人之间的依赖与被依赖关系，在某种意义上类似于菌体与人类的寄生与被寄生关系。既然如此，那么对之进行一种类比式、隐喻式运用，也就不失为一种解释方法或策略；至于概念和概念所指内涵之间的匹配性问题，可以认为在麦克尼尔这里并不是一个问题，因为麦克尼尔并非意在用它来说明人与动物关系、人与人之间关系的一切内容，而是旨在说明这两种关系中的类似于"寄生"的维度。而关于"微寄生"概念，也即它究竟是否能够被用来分析和解释世界历史，尤其是它在我们的解释中，到底有没有可能占据麦克尼尔在书中所给予它的分量的问题，笔者认为它也并非像评论者所说的那般"严重"，或者说那般成问题。我们不难知道，麦克尼尔并没有表示他要用"微寄生"来解释世界历史上的各种现象的方方面面；而且，他也并没有声明要让疫病在世界历史的书写和解释中占据主流位置，遑论让它充当解释世界历史的唯一"钥匙"；他所做的，毋宁在于揭示前人未曾注意到或至少未曾充分注意到的方面，为了阐明这一（些）方面，他选中了"瘟疫与人"这一主题和相应视角。而一旦拥有特定的主题和相应的视角，历史写作也就免不了要有范围限定；

---

① Stephen R. Ell, "Book Review: *Plagues and Peoples* by William H. McNeill," *The Journal of Modern History*, Vol. 51, No. 1 (Mar., 1979), pp. 118–121.

② Bruce S. Fetter, "History and Health Science: Medical Advances across the Disciplines," p. 437.

既然如此，那么写作者在一部著作中专门用某一视角来看待问题，而不（过多）涉及其他主题或方面，也就成了一件很自然的事情；这种事情并不能成为写作者"夸大"所写主题和相应视角的重要性的证据，因为写作者专门从这一视角书写这一主题，并不意味着他无视世界历史上的其他重要主题和相应重要视角，更不意味着世界历史上就只有这一主题和视角。既然如此，那么麦克尼尔在用"瘟疫"视角讲述世界历史时，就并不一定非得承担以同等笔墨一并讲述世界历史的其他方面内容（哪怕非"微寄生"意义上的内容）的任务。简言之，前述评论者提出的两大问题，在麦克尼尔这里并不构成问题，至少并不成其为如他们所认为的那种严重问题。

通过提炼出"微寄生"与"巨寄生"这一解释工具，麦克尼尔随之将它运用到了自己的整个世界历史的叙述之中。其运用涉及世界历史上的重大历史事件（现象）。和其他将时空视域限定在某一特定范围的疫病史学者不同，麦克尼尔的疫病史研究纵贯遥远的过去与距今较近的现代，不仅关注前人的疫病史所重点关注的欧美（北美），还将视野放诸较少被人们关注的拉美，尤其是亚洲（重点为中国、印度）和非洲。如果说前述的"欧洲中心论"问题在空间视域上也有表现的话，那么麦克尼尔的《瘟疫与人》可谓又有了一重突破，因为如我们所见，他对非欧洲区域，尤其是中国的关注，绝非一种无关紧要的点缀或陪衬，这一点我们从他花费在中国疫病史问题上的笔墨即可察见。通过麦克尼尔的微寄生与巨寄生视角，读者眼中的世界历史上的诸般问题，都呈现出了不同的面貌，且有了新的意涵。而仅就书中重点论及的问题而言，麦克尼尔对自己的概念的运用可谓达到了丰富的程度，这些问题主要包括：人类狩猎者与环境的相对稳定关系的建立（第一章第三部分）；农牧业的兴起（第二章第一部分）；新生活方式的出现与疫病的新情状（第二章第二部分）；儿童病的出现与文明社会的疾病模式的形成（第二章第三部分）；瘟疫与帝国扩张的范围局限（第三章第一部分）；疫病与中国早期南方文明的发展程度（第三章第三部分）；印度的表面富足与实际贫弱（第三章第四部分）；地中海的微寄生与巨寄生的平衡（第三章第五部分）；四大"疫病圈"的出现（第三章第六部分）；疫病的地区间交流与影响（第三章第七部分）；地方病的出现与文明社会疾病模式的新形势（第三章第八部分）；蒙古帝国与鼠疫大流行（第四章）；中国的鼠疫与欧洲的鼠疫（第四章第二、三部分）；疫病平衡模式的重新建立（第四章第五部分）；新大陆的发现与新大陆遭遇新疾病（第五章第一部分）；印第安人与旧大陆疫病圈的变化（第五章第三部分）；天花与欧洲（第五章第二部分）；欧洲大陆的新疫病（第五章第四部分）；人类疫病的均质化（第五章第五部分）；疫病与现代西医的问世（第六章第一部分）；疫病应对与近代世界人口的增长（第六章第二部分）；天花接种的诞生与传播（第六章第三部分）；霍乱的世界性影响（第六章第五部分）；现代医学与卫生制度的创生（第六章第六部分）；新疫病的出现与现代医学的局限（第六章第七部分）；等等。

在世界历史上，从某种意义上讲，人类正是在不断面临新问题和不断应对新问题的情势下向前迈进的。就"人"这一存在而言，其所面临的问题和所需要应对的问题复杂多样，不胜枚举，不过在诸多复杂的问题当中，疾病与健康、可持续性发展的问题是一个历久弥新、常说常在的问题。麦克尼尔能在人类历史的繁复"经络"中发现并解释这一问题，可谓眼光独到且锐利。人类不断面临新疾病但最终还是生生不息，直至今日，应该说人类和微寄生物之间建立了某种（些）"平衡"关系（借用麦克尼尔的说法），尽管这种关系一直都是动态的、相对的。麦克尼尔能发现并揭示这一整体性的历史脉络，可谓做到了使自己的研究真正具有"世界"历史的味道，或者用评论者的话来说，他做到了真正放眼世界历史，目光"长远"，使其他学者的眼光相形见"短"，都成了程度不同的"近视眼"。[1] 当然，正如学界的评论所表明的，麦克尼尔的"远视"也不免存在风险，特别是细节上的风险，例如在解释某国或某地区的疫病发生与传播机制时，他的推论与措辞皆不免留下了不够精确的遗憾。[2] 而这，便涉及接下来我们所要探讨的历史写作的另一大问题：材料与方法。

三　《瘟疫与人》的取材与取法

在阅读麦克尼尔的《瘟疫与人》时，我们不能不了解它的取材（材料）与取法（方法）。而在今天，这种要求已变得格外迫切，因为无论是

---

[1]　Stephen R. Ell, "Book Review: *Plagues and Peoples* by William H. McNeill," pp. 118 – 121.

[2]　Stephen R. Ell, "Book Review: *Plagues and Peoples* by William H. McNeill," pp. 118 – 121.

该著的材料使用情况，还是其方法论意识与实际的方法运用，都涉及当今历史写作的两个尤为重要且前沿的问题："世界历史""全球史"的书写与跨学科方法的运用。

　　说"世界历史/全球史书写"，此处重点说的是作为一部追求"世界历史"旨趣的史作，麦克尼尔的《瘟疫与人》在史料上都做了何种尝试，以及相对于他的写作目标而言，该著在材料运用上是否实现了预期的目标。不可否认，麦克尼尔的世界历史或全球史书写是一种与传统历史编撰有所不同的历史写作，若以史料问题而论，这种"不同"便意味着他不得不面临一种新的挑战：不同于传统的颇具空间弹性且更显"笼统"意味的"断代史"，也不同于比之更具时间与空间弹性的"通史"，从诞生之初便具有鲜明的"话题"或"问题"性征的疫病史（以及在某种意义上与之有交集的医疗社会史），在史料获取上往往难度更大，之所以如此，主要原因即在于写作者需要从各式各样的、关涉各时期各地域的、形如瀚海的史料中去一一找寻自己的史料。而之所以要"找寻"（此种"找寻"不同于传统历史写作意义上的"找寻"），是因为作为知识的载体的史料，是按传统的分类方法留存与传承的，一个明显而典型的例证就是，疫病史学者往往不是在打上"疫病史"标签的地方找寻史料，而是在标有其他领域标签（如"军事史""政治史""经济史""人口史""社会史"等）、其他学科标签（如"传染病学"或"医学"）甚或"笼统"的"断代史"标签（如对应中国历朝历代的"正史"）的地方进行摸索。如此一来，他（她）就需要抽丝剥茧般地获取自己想要的史料。这种工作的难度随着写作者历史时空视域的扩大而加大。无疑，这种挑战对于疫病史学者的考验是多方面的。而倘若再加上可能有的异国（域）语言与文化理解障碍，那么挑战的力度将空前加大。面对此种境况，麦克尼尔会如何应对呢？

　　以他对中国疫病问题的解释为例，我们可以窥见其中的详情。麦克尼尔在"中文版前言"中说到，他不懂汉语，但需要尽力挖掘中国的瘟疫史料；他知道有两本专业的百科全书和所有正史都谈到了中国瘟疫暴发的地理区域和严重程度；他知道，瘟疫在中国历史上的重要性是毋庸置疑的，因为涉及瘟疫的史料所覆盖的时间范围从公元前 3 世纪直到公元

1911 年。① 作为一名世界历史或全球史的书写者，麦克尼尔无疑有异国语言如中文方面的一些遗憾，但尤为可贵也令人起敬的是，他并没有因汉语障碍而留下中国瘟疫史书写的空缺，而是充分发挥学者间合作的长处，例如通过合作者的史料翻译来把握相关史料的要义，实现了尽可能覆盖相关领域重要史料的目标。② 虽说从最严格的意义上讲，阅读原始语言形式、原始文本形式的资料更符合我们所说的"原始资料"阅读要求，但作为一部关注世界历史之"大"、注重揭示"疫病流行模式的基本变化轨迹"的作品，《瘟疫与人》以此种方式利用史料，也未尝不能实现自己的目标。若我们再想到作为世界历史或全球史学者的麦克尼尔能够以尽可能开放的眼光和心态，并以尽可能大的努力关注作为非传统地区的亚洲、拉丁美洲和非洲，尤其是亚洲的中国、印度和日本等，我们便更加能感受到他在世界历史/全球史书写方向上所做出的新尝试与新突破。此外，仅就能够发现并指出"所有正史都谈到了中国瘟疫暴发的地理区域和严重程度"这一点，麦克尼尔有关中国疫病史的研究就已称得上"开拓性工作"了，因为不难想见，受这一发现的启发，后继学人可以在此方向上更好地深耕细作、进一步开拓进取，使之"发扬光大"。事实上，仅就目前国内学界的疫病史研究而言，有不少学人（包括一些声名已定的学者专家）都或多或少地从麦克尼尔那里受到过启发。③ 笔者相信，从麦克尼尔处受到启发的，应该不限于某一国、某一地区。当然，这并不是说《瘟疫与人》在有关中国疫病问题的讨论上就毫无瑕疵或问题。事实上，经过疫病史尤其是中国疫病史专家的纵深与精细研究，《瘟疫与人》有关中国疫病问题的选材业已显露出一些问题，比如他倚重的"疫情年表"就显得有些粗糙；此外，他对中国传统医学语境中的"温病"等概念的理解还不够到

① ［美］威廉·H. 麦克尼尔：《瘟疫与人》，余新忠、毕会成译，"中文版前言"，第 xx—xxi 页。

② ［美］威廉·H. 麦克尼尔：《瘟疫与人》，余新忠、毕会成译，"中文版前言"，第 xx—xxi 页。

③ 可参见国内中国疫病史、医疗社会史专家余新忠教授为《瘟疫与人》所作的"译者序"：余新忠：《译者序》，载［美］威廉·H. 麦克尼尔《瘟疫与人》，余新忠、毕会成译，第 ix—xix 页。

位。这些问题对他的相关结论也有所影响。① 不过，只要我们能够说麦克尼尔有关中国疫病问题的取材能够实现他的相关书写目标，那么我们也就能够说，他的取材瑕不掩瑜。

与自己的问题意识、解释框架与内在逻辑、取材情境等密切相关，麦克尼尔对研究方法的选择也颇具传统史学方法反思与学科对话（或跨学科）的意识。运用跨学科的方法研究历史问题会引发诸多"历史写作"层面上的话题，常说常新而又常说常在。就我们目前所知而言，跨学科研究能带给学界的主要有两大方面：一是它往往能让读者眼前一亮，发前人之所未发，或至少发前人之所未尽发，给学界注入一股活力，起到别开生面的效果；二是它往往也同时给研究者自身带来了争议和风险。例如，面对一项跨学科研究成果，来自不同学科领域的评论者往往会这样发问：研究者对相关或相邻学科的知识与方法的获取准确吗，及时吗？这种知识与方法和他自身所在学科的知识与方法实现了有机、有效的融合吗？或者更简单地说，他（她）有没有犯相邻或相关学科的常识性错误，其方法借鉴是否生搬硬套？等等。让我们关心的是，作为一部跨学科研究作品，麦克尼尔的《瘟疫与人》所得到的反馈又如何呢？

总体说来，学界对该著的跨学科方法认可有加，但对于其方法运用上的一些细节，也不乏批评之声。对其跨学科方法表示认可的学者重在表明其里程碑式意义。有学者认为，"麦克尼尔是第一位把历史学与病理学相结合，继而重新解释人类行为的学者，也是第一位把传染病列入历史重心，给予其应有地位的史学工作者"。② 另有学者认为，"在学术史上，借由精深的研究，就某一具体问题发前人所未发，甚或提出某些不易之论，这样的成果虽然不易取得，但也不时可以见到；而那种能从宏观上洞察人类思维的某些疏漏，从而无论在方法上还是知识上都能给人以巨大启发和触动的研究，却总是微乎其微。麦克尼尔的《瘟疫与人》，可以说正是这类微乎其微的研究中的一种。'原来我们对历史的呈现和解

---

① 余新忠：《译者序》，载［美］威廉·H. 麦克尼尔《瘟疫与人》，余新忠、毕会成译，第 xvi 页。

② 陈秋坤：《人类造就了瘟疫——介绍麦克尼尔教授新著：〈瘟疫与人〉》，陈胜昆：《中国疾病史》，台北：自然科学文化事业公司 1980 年版，"附录"，第 251 页。关于该学者和陈秋坤的评论，余新忠教授已有评述，见余新忠《译者序》，载［美］威廉·H. 麦克尼尔《瘟疫与人》，余新忠、毕会成译，第 ix—x 页。

读疏忽了如此之多！'……毫无疑问，它已成为我开展中国疾病医疗社会史研究最初乃至持久的动力之一"。① 该学者还认为，"他从疫病史的角度对人们习以为常的众多历史现象所做的解释，往往与以往政治史、经济史、文化史乃至社会史的分析大异其趣"。② 即便是某些对该书叙述细节持批评态度的学者，在该书的方法论问题上，也少有怀疑态度或批评意见。可见，麦克尼尔在该书中将历史学与病理学（或流行病学）方法相结合，尝试进行学科间对话的努力，着实得到了学界的认可，而且惠泽了广大学人。如果我们意识到作为一位历史学家的麦克尼尔能够跨出历史学的界限，主动汲取病理学等不同学科的营养，特别是先于其他历史学人做出这样的尝试，我们就更加能够体会到"率先"的意义和"不易"的内涵。

当然，或许正是因为个人的知识储备，尤其是跨学科知识储备总难免有限，而且大抵"率先"之举总有不够周全之瑕，麦克尼尔在尝试运用跨学科方法进行研究时，在具体操作的细节上留下了某些遗憾。在这方面，评论者的意见主要集中于三点：一是麦克尼尔书写的是一部宏大的世界历史，既然如此，那么他就需要具备更加丰富且优化的医学知识例如传染病学知识来充实自己的解释框架。③ 二是麦克尼尔在某些细节上对医学知识的运用不够精确，对某些医学领域文献的引用尚未做到与最新前沿同步，总之，他对医学知识的借鉴还不够系统。④ 三是麦克尼尔在解释世界历史上的疫病现象时，其笔下的疫病则更像是一种自然现象，似乎这类现象能够独立运转（a quasi-autonomous phenomenon），而与人类社会的政治、经济和文化等方面没有太大的关系，故而成了一个让社会学家和历史

---

① 余新忠：《译者序》，载［美］威廉·H. 麦克尼尔《瘟疫与人》，余新忠、毕会成译，第 ix 页。

② 余新忠：《译者序》，载［美］威廉·H. 麦克尼尔《瘟疫与人》，余新忠、毕会成译，第 x 页。

③ T. H. Hollingsworth, "Book Review：*Plagues and Peoples* by William H. McNeill," p. 167; Stephen R. Ell, "Book Review：*Plagues and Peoples* by William H. McNeill," pp. 118 – 121.

④ Stephen R. Ell, "Book Review：*Plagues and Peoples* by William H. McNeill," pp. 118 – 121.

学家难以"插嘴"的地方。① 关于对医学知识等非本学科知识的吸收与利用，麦克尼尔事实上涉及的已不是具体某一个跨学科研究者的事情，而是每一个跨学科研究学人都会且都必须面对的任务，所不同的是，对于不同的跨学科研究者来说，所跨的具体学科不同。运用"更加丰富且优化的医学知识例如传染病学知识来充实自己的解释框架"，对于诸如此类的期待，麦克尼尔想必事先已有自己的自觉意识，不过考虑到自己的书写目标，他将这种颇具弹性或者说总是会与日俱增的期待寄托在了他之后的相关领域学人身上。② 跨学科研究总是难免存在学科对话上的风险，并在某种意义上对研究者提出了更高的要求。麦克尼尔的跨学科借鉴存在瑕疵这一点自然无疑，不过在具体的时空情境下，结合他的思虑和实践，我们仍有理由认为，他已做出了令人感佩的尝试和努力。至于他笔下的疫病更像是一种自然现象，而缺乏和人类政治、经济与文化维度的互动这一点，笔者以为有两点值得说明：其一，在《瘟疫与人》中，作者在政治、经济与文化等方面所花费的笔墨尤其是关于这些方面与瘟疫的互动，的确比较有限；试想，如果能在这一点上稍再用力，全书的力量想来会更添上几分，因为正如作者在书中已经揭示的，人类的政治、经济与文化活动往往与疫病的发生和流传密切相关。其二，从更深层次上讲，关于政治、经济与文化等维度和疫病互动关系的着墨问题，事实上涉及作者贯穿全书的解释框架与内在逻辑问题，因为按照麦克尼尔在开篇处的解释，这些维度正是"巨寄生"的内容。也就是说，麦克尼尔如果能在"巨寄生"这一端再增一分力气，并将之与"微寄生"一端充分勾连，那么他的解释框架与内在逻辑将会更加有力。

结语：开拓者与后来人

麦克尼尔的《瘟疫与人》是一部 40 余年前的著作，在对这样一部跨越近半个世纪光阴的著作进行评量时，我们更妥当的做法也许是按照两种不同的时间尺度来看待它的意义。第一个时间尺度指向它诞生的那个时

---

① Brian Stock, "Book Review: Plagues and Peoples. by William H. McNeill," *American Journal of Sociology*, Vol. 85, No. 3 (Nov., 1979), pp. 685 – 686.

② 对此，可分别见〔美〕威廉·H. 麦克尼尔《瘟疫与人》，余新忠、毕会成译，"中文版前言"，第 xxi 页；"引言"，第 5 页。

代。在那样一个时代，麦克尼尔能想到并写出《瘟疫与人》这样一部著作，着实特别而又难得，因为在那样一个时代，人们并不严肃看待疫病与生态在人类事务中所扮演的重要角色，即便有人严肃看待这种问题，他（她）身边的人也未必能理解和接受，若非如此，和他处于同一时代的克罗斯比的《哥伦布大交换》一书的出版，也就不会有那般曲折的经历了。① 而从另一个角度来说，正是因为处在这样一种学术氛围下，麦克尼尔的《瘟疫与人》的诞生就显得格外不同寻常，因而在人类探索自身所处世界的学术长河中，具有了不为他者所具的"开创"之功。当然，"开创"也往往意味着开创者自身的工作仍有待后人来推进，因为开创者无法穷尽这个刚刚"显山露水"的研究地带，而之所以无法穷尽，原因之一即在于相于于这个刚刚显山露水的地带而言，开创者仍是一个探索者，仍处在探索阶段：一方面，正是因为有了他（她）的探索，这个地带才被勾勒出一个轮廓，而在此之前，则无从谈起；而另一方面，也正是因为正处于探索阶段，探索者并不如该领域的后来者那样熟悉这个领域，对该领域充满越来越多且深的反思。或许正是因为后人有着知识不断积累的便利和优势，我们如今才能够发现《瘟疫与人》一书在某些方面所留下的遗憾，例如，它在取材，尤其是原始资料的最大化获取和利用（不仅仅指有关"中国"疫病史的部分）和对所跨学科的知识的最优化吸收与体现方面，就是两个比较明显的例子。诚然，"最大化"和"最优化"始终是一个充满弹性的指标与任务，不过也正是因为它充满弹性，这个领域或地带才需要后人不断推进，代代积累与超越。

我们用来评量《瘟疫与人》的第二个时间尺度便是自它诞生直至今天的学术史历程。不可否认，《瘟疫与人》已经启发了不止一代、不止一个国家或地区的学人，而且很有可能会在将来的时间里继续启发一代又一代学人。虽然随着时间的流逝，该著的某些具体观点可能会被人们修正，某些内容甚至可能会被改写，某些知识可能会被人们的新认识取代，后人在该领域原始材料的开掘和利用上可能已渐入佳境，对所跨学科的知识与

① 对此，可参见 J. R. 麦克尼尔为克罗斯比《哥伦布大交换》一书所写的"30周年新版前言"：J. R. McNeill, "Foreword," in *The Columbian Exchange：Biological and Cultural Consequences of 1492*, 30th；J. R. 麦克尼尔：《前言：以生态观点重新解读历史》，载［美］艾尔弗雷德·W. 克罗斯比《哥伦布大交换：1492 年以后的生物影响和文化冲击》，郑明萱译，第 i—ii 页。

方法的汲取可能会更加优化，解释框架与叙事逻辑可能会更加完满，但不论如何，《瘟疫与人》仍是我们跻身该领域研究的基点和重要参考。如果说时至今日《瘟疫与人》已不再让年长的学人感受到昔日的那种"欣喜""激动"与"震撼"，那么对于未曾与之谋面的年轻学人来说，"欣喜""激动"与"震撼"亦不无可能。更何况，该著率先开辟了新视角，让世界历史上的诸般现象（事件）具有了新的意涵，从而使世界历史在人们面前呈现出新的面貌的尝试与努力，其所带给人们的影响，很可能会超过它所提出的那些具体的解说与观点。而这，更会使它在疫病史和世界历史的学术史上留下醒目的一笔。麦克尼尔开掘出了一条新的学术路径，而对这条路径进行拓宽、延长与进一步优化的任务，则落在了他身后的代代后来者的肩上。这种开掘与优化工作不仅存在于疫病史和世界历史领域，而且还发生在每一个活跃着开拓者与后来者身影的学术地带。就此而言，麦克尼尔对我们的启发和激励意义，超越了历史研究的特定一隅和特定一域。

（刘招静，上海大学文学院历史学系讲师）

（责任编辑：黄薇）

两河流域医学：巫术与医药的矛盾统一体

——评《古代两河流域医药文献》*

王俊娜　著

21 世纪以来，古代两河流域出土了大量的楔形泥板文献，其中的医药文献具有珍贵的价值。目前已知最早的两河流域的医药文献是两份药方：一份用苏美尔语写成，出土于乌尔第三王朝时期（公元前 2112 年—公元前 2004 年）的尼普尔（Nippur）①，另一份来自公元前 3 千纪的埃卜拉（Ebla）。② 古巴比伦时期（公元前 1894 年—公元前 1595 年），两河流域的医学知识明显进步，其医药文献包括病症的描述、医生的诊断、药物制备以及使用说明等内容。③ 至中亚述（约公元前 1400 年—公元前 1050 年）和中巴比伦时期（约公元前 1595 年—公元前 1155 年），两河流域的

＊ JoAnn Scurlock, *Sourcebook for Ancient Mesopotamian Medicine*, Atlanta, Georgia: SBL, 2014.

① Michel Civil, "Prescriptions Médicales Sumériennes," *RA*, Vol. 54, No. 2 (1960), pp. 57 – 72.

② Pelio Fronzaroli, "A Pharmaceutical Text at Ebla (TM. 75. G. 1623)," *Zeitschrift für Assyriologie*, Vol. 88 (1998), pp. 225 – 239.

③ See Kinnier Wilson, J. V., "The sàmànu Disease in Babylonian Medicine," *JNES*, Vol. 53 (1994), pp. 111 – 115; Kämmer, T., "Die Erste Pockendiagnose Stammt aus Babylon", *UF*, Vol. 27 (1995), pp. 129 – 168; Wasserman, N., "Between Magic and Medicine: Apropos of an Old Babylonian Therapeutic Text against the Kurârum Disease," in I. L. Finkel and M. J. Geller eds., *Disease in Babylonia*, Leiden & Boston: Brill, 2007, pp. 40 – 61.

医学有了长足的发展，出现了标准化的诊断和预后手册。① 乔安·斯克洛克（JoAnn Scurlock）的《古代两河流域医药文献》就是对自中亚述和中巴比伦时期至塞琉古时期（公元前 312 年—公元前 63 年），从亚述（Assur）、尼尼微（Nineveh）、舒勒坦忒皮（Sultantepe）②、尼普尔、西帕尔（Sippar）、巴比伦（Babylon）和乌鲁克（Uruk）搜集到的诊断、治疗及药理学等医药泥板文献的翻译和注释（p. 1）。该著作的出版，不仅为研究两河流域医学史但不懂楔形文字的医生、学者提供了宝贵的第一手资料，而且对于亚述学者和医学专家重建古代两河流域的诊断理论和疾病概念具有重要的史料价值。

乔安·斯克洛克于 1988 年获得芝加哥大学博士学位，多年来从事两河流域医药史方面的研究，著述颇丰。③ 其由圣经文学学会（Society of Biblical Literature）出版社 2014 年出版的《古代两河流域医药文献》一书是《古代世界的文字》系列丛书（Writings from the Ancient World）中的第 36 卷，也是古代两河流域医药文献研究的最新成果之一。该书正文分三个部分，共 16 章，另附一篇简短的引言。第一部分是两河流域医药基础文献的拉丁化转写和英文翻译，包含总论、第一章诊断和预后系列文献、第二章药理学文献、第三章治疗系列文献，以及第四章医药文献评注；第二部分是各科治疗方法文献的拉丁化转写和英文翻译，包含第五章眼、耳、鼻、口科，第六章发热科，第七章皮肤科及骨科，第八章心肺科，第九章胃肠道科，第十章泌尿科，第十一章神经内科，第十二章妇产科，第十三章儿科，第十四章中毒、幻象和其他以及内分泌失调；第三部分是整体治疗文献的拉丁化转写和英文翻译，包含第十五章祷文与石头的

---

① Franz Köcher and Robert Biggs, *Die Babylonisch-Assyrische Medizin in Texten und Untersuchungen*, Vols. 1 – 6, Berlin：Walter de Gruyter, 1963 – 1980.

② 位于今土耳其的桑尼乌法省，曾是亚述帝国的统治区域。

③ 乔安·斯卡洛克先后出版的著作有：*Diagnoses in Assyrian and Babylonian Medicine：Ancient Sources, Translations, and Modern Medical Analyses*, Illinois：University of Illinois Press, 2005（与 Burton R. Andersen 合著）；*Magico-Medical Means of Treating Ghost-Induced Illness in Ancient Mesopotamia*, Leiden & Boston：Brill, 2006；*Creation and Chaos：A Reconsideration of Hermann Gunkel's Chaoskampf Hypothesis*, Winona Lake：Eisenbrauns, 2013（与 Richard H. Beal 合编）；*Sourcebook for Ancient Mesopotamian Medicine*, Atlanta, Georgia：SBL, 2014。

魔力和第十六章治疗仪式。

丰富的文献资料是该书的最大亮点。斯克洛克的《古代两河流域医药文献》不仅包含大量的医药文献，而且附有这些医药文献的具体来源和参考资料（pp. 705 – 739）。在第一部分两河流域的基础医药文献中，作者首先转写和翻译了中亚述和中巴比伦时期出现的规范化的诊断和预后手册（Diagnostic and Prognostic Series，DPS）。该手册主要是供两河流域的医生（āšipu）及医学生使用，由 40 块泥板组成，以对头部各类病症的描述、病因的诊断，以及可能出现的情况开始，沿身体向下至对脚部病症的诊断和预后而结束，共记录了 3000 多个条目，[1] 并含有对惊厥、妇科和儿科等病症及诊断记录的单独系列。这一诊断手册（苏美尔语为 SA. CIC，其对应的阿卡德语为 Sakikkū）由一个名为埃萨吉尔—金—阿普里（Esagil-kīn-apli）的医生创建[2]，幸得巴比伦王阿达德—阿坡拉—伊丁那（Adad-apla-iddina，公元前 1067 年—公元前 1046年）的提倡和推广，流传至亚述帝国时期被亚述国王阿淑尔巴尼帕（Ashurbanipal，公元前 668 年—公元前 627 年）收藏于帝国首都尼尼微的图书馆而保存下来，但已残缺不全。目前的诊断和预后手册的版本是综合在尼尼微、卡勒胡（尼姆茹德）、胡兹瑞那（Huzirīna）、杜尔—沙如金（Dur-Šarrukīn）、乌鲁克、巴比伦以及波尔西帕（Borsippa）等地发现的抄本恢复的。[3]

该诊断和预后手册分为六个系列：①有关巫术的泥板（DPS 1 – 2）；②由埃萨吉尔—金—阿普里首创按解剖学原理从头到脚组织的泥板（DPS 3 – 14）；③根据生病天数、疾病的阶段等时间要素组织的泥板（DPS 15 – 23）；④与神经病学相关的泥板（DPS 26 – 30）；⑤诊断传染病的泥板（DPS 31 – 34）；⑥涉及妇、产、儿科的泥板（DPS 36 – 40，38 缺失）

---

① JoAnn Scurlock and Dafydd Stephens，"A Ringing Endorsement for Assyro-Babylonian Medicine：The Diagnosis and Treatment of Tinnitus in 1ˢᵗ Millennium BCE Mesopotamia," *Audiological Medicine*，Vol. 6（2008），pp. 4 – 15.

② 有关埃萨吉尔—金—阿普里的研究可参考本辑的另一篇论文，刘昌玉《埃萨吉尔—金—阿普里与古代两河流域的医学传统》。

③ Matthew T. Rutz，"Threads for Esagil-kin-apli，The Medical Diagnostic-Prognostic Series in Middle Babylonian Nippur," *Zeitschrift für Assyriologie und vorderasiatische Archäologie*，Vol. 101（2011），pp. 294 – 308.

（pp. 8 – 10）。作者在该书中收录了 DPS 3 – 40（其中 DPS 24、25、35、38 缺失，DPS 1 – 2 因是关于巫术而非医药的泥板而未被采用）共计 34 块泥板上的文献的转写和翻译，并进一步将这 34 块泥板文献按从头到脚、患病天数、有无发热、神经病、肠热、皮肤、妇产科和儿科细分为八个系列。相较六个系列，作者的八个系列的划分更为科学，也更符合现代医学的分科。

在第二章药理学文献中，作者举例让读者了解到两河流域药理学文献的三种形式，即药剂师（asû）手册、药用的植物和石头（Šammu šikinšu "植物的属性" 和 Abnu šikinšu "石头的属性"）、植物词汇表（URU. AN. NA）。斯克洛克选取了最具代表性，也是目前已知最长和保存最完好的药剂师手册 BAM 1 第一栏的第 17—67 行进行了转写和相应的翻译。[1] BAM 1 以图表的形式分三列将植物的名称、主要用途和制备方法分别列出。作者选用了文献 SPTU 3. 106 OBV. i 作为药用植物（Šammu šikinšu）文献的代表。[2] 该文献的条目以与相似植物类比的形式开头，紧随其后是植物的名称、主要用途和制备方法，例如第 1' – 2'："类似于 supālu（但）种子为红色的植物称为 ellibu。它有利于去除疲劳和麻木。你要研磨（它并）与油（混合）轻轻涂抹。"至于药用的石头（Abnu šikinšu）的文献，作者转写和翻译了 BAM 378 ii-iii 以及 STT 108：1 – 3，13 – 35，47 – 48。[3] 该文献以石头的类别进行划分，从青金石（^{na4}Za-gìn）和红玉髓（^{na4}Gug）开始，列出了所有相关的宝石品种。植物词汇表的文献，作者采用的是 CT 14. 21 – 22 vii-viii 17 – 30 以及 CT[4] 14. 22 vii-viii 42 – 51，其形式为：什么样的植物叫什么，例如 CT 14. 21 – 22 vii-viii 17 – 30 的第 18 行："绿色的植物" 是 irrû 的一个名字。

---

[1]　Franz Köcher, *Die babylonisch-assyrische Medizin in Texten und Untersuchungen*, Berlin：de Gruyter, 1963 – 1980.

[2]　Egbert von Weiher, *Spätbabylonische Texte aus Uruk 3. Ausgrabungen der deutschen forscungsgemeinschaft in urukWarka 12*, Berlin：Gebr. Mann, 1988.

[3]　O. R. Gurney and J. J. Finkelstein, *The Sultantepe Tablets. Occasional Publications of the British Institute of Archaeology at Ankara 3 and 7*, London：British Institute of Archaeology at Ankara, 1957, 1964.

[4]　Cunciform Texts in the British Museum 的简称。

第三章源自亚述的 UGU（第一块泥板的第一行的缩写）治疗文献是一种不同于 DPS 诊断文献的全新的医药文献类型。作者以 Beckman and Foster 1998，No. 9 的 A、B、C + D 三个有关 UGU 目录文献的片段为基础，结合 BAM、CT、AMT、STT、K 的文献内容，重建和恢复了 UGU 的 46 块或 48 块泥板的全文。① 从重建的 UGU 治疗文献可知，该系列文献以从头到脚的顺序排列，共有 12 个子系列（pp. 297 – 306）。斯克洛克选取其中涉及头部的 BAM 480 以及内容摘录自 UGU 文献的 BAM 156 进行了拉丁化转写和翻译。UGU 治疗文献的内容形式为：先对患者某部位出现的多种症状进行描述，再罗列出各种治疗之法。

第四章作者关注的焦点是医药文献的评注文献。这类文献主要是对医药文献的疑难问题进行评论和解释。此类文献不仅可以帮助我们解释医药文献中的难点和生僻词，还能够透过词句本身探求其更深层的含义。例如 BRM 4. 32 的 1b – 4a 中对神之"手"的解释是：（当）他诅咒众神，用语言亵渎（并）击打他所看见的，这就是神之"手"；鬼魂之"手"的意思是：当他的耳朵轰鸣，（他的脸）逐渐僵硬，（并且）他不能将他的牙齿合上吃（东西），这就是鬼魂之"手"。

第五章至第十四章作者聚焦于单独的十个科室的病症的治疗，并以文献为例对各种病症的治疗文献进行了拉丁化转写和翻译，第十五章和第十六章作者主要关注的是巫术用于治疗疾病的文献，作者对庞大的医药文献资料库的掌握和运用在第一部分可以略见一斑，这里不再赘述。

极高的语料价值是该书的另一特色。作者收录的多种医药文献中含有丰富的苏美尔语和阿卡德语语料，对这些医药词汇的解释以及探寻其背后的含义对于古代两河流域的语言、社会及经济等方面的研究具有重要意义，例如，在第二章的关于药用石头（*Abnu šikinšu*）的文献中，罗列了与青金石（^{na4}Za-gìn）和红玉髓（^{na4}Gug）相关的所有宝石。文献 STT 108 第一条："与（…）类似的石头是青金石"；第三条："带有白色斑点的青金石称作 *sirrimmānu*"。值得注意的是，文献在描述石头的种类时，往往用其产地命名，文献 BAM 378 ii 4' – 5' 记载："带有黑色斑点的红玉髓被称作'麦鲁哈红玉髓'（^{Na4}GUG *Me-luh-hi*）"，8' – 9'："带有黄色

---

① BAM、CT、AMT、STT、K 及文中出现的刊物缩写请参阅 JoAnn Scurlock，*Sourcebook for Ancient Mesopotmian Medicine*，Atlanta，Georgia：SBL，2014，pp. xv-xix。

或绿色斑点的红玉髓被称作'马尔哈西红玉髓'（^{Na4}GUG *Mar-ha-ši*）"
（pp. 284 – 287）。麦鲁哈位于古代印度，马尔哈西位于伊朗高原西南
部，两河流域的药石文献中对古代印度和伊朗宝石的记载就是古代两河
流域与这些地区商贸往来的最好见证。再如第十五章中的 BM 50346 文
献记载了用于对抗鬼魂之"手"的一个护身符由二十一种石头串成：
红玉髓、青金石、*hulālu* 石、*muššaru* 石、*pappardilû* 石、*papparmīn* 石、
turminû 石、磁赤铁矿石、*anzahhu* 熔块、白色 *anzahhu* 熔块、黑色 *anza-
hhu* 熔块、*mūsu* 石、银珠、金珠、铜珠、锡珠、*turminabandû* 石、"蛇"
石、化妆墨、*zalāqu* 石（和）*kapāsu* 壳。该文献对石头种类的记载极大
地丰富了苏美尔语和阿卡德语的语料库。

《古代西河流域医药文献》一书糅合了古代两河流域的医药文献与巫
术文献，是两者的有机结合。随着对患者病症及治疗方法的观察、记录与
思考，医生及药剂师试图去解释人的身体为什么会出现各种各样的症状，
两河流域的多神崇拜则为该问题提供了一个完美的答案，即人生病既有自
然（内部）的原因，也有超自然（外部）的原因（p.7），也就是说，人
患病可能是身体部位确实出了问题，也可能是由于受到了神明、鬼魂、恶
魔或者巫师的诅咒或攻击。在第一章的诊断和预后手册中，身体各部位的
病症很多都是由某神或鬼魂之"手"引起的，例如 DPS 3 第 10 条："（如
果他的头）持续发热，则是努斯库神之'手'"；第 43 条："如果他的头
不断地折磨他，且他的身体不断地发热，则是伊什塔尔女神之'手'"；
DPS 4 第 14 条："如果他的太阳穴折磨着他，血从他的鼻子里流出来，则
是鬼魂之'手'"；第 77 条："如果他的太阳穴的一个血管折磨他，且他
的双眼有血，则是鬼魂之'手'"等。古代两河流域人们往往将药石无效
或解释不清的病症归因于鬼神，比如将头部持续、强烈的疼痛或者偏头
痛，耳朵轰鸣、响个不停、剧痛，身体脱水，精神病，做噩梦，幻觉，以
及酒精中毒等病症看作由鬼魂之"手"引起的。① 如果神被亵渎或轻视而
发怒同样也可以引起各种诸如发热、疼痛的病症。治疗这些因鬼神产生的
病就必须求助于巫术，借助咒语、祷文、献祭、护身符，以及各种仪式来
平息神的怒气或者驱赶鬼魂的侵扰，有时巫术与医药则同时被使用。例如

---

① JoAnn Scurlock, *Magico-Medical Means of Treating Ghost-Induced Illnesses in Ancient Mesopotamia*, Leiden & Boston：Brill, 2006, p. 19.

第六章对热病治疗方法的记载："如果发热折磨着一个人，你要将 *kamūnu-cumin*，*kamantu-henna*，*kamkādu*，*lišān kalbi*，雄性和雌性的 *ni-kiptu*，*kukru*（白色的香草），*burāšu-juniper*，*azupıru*，"变酸的葡萄"（和）*kamūn šadê*? 真菌一起磨碎，并与油混合一起倒进一个 *tamgussu* 容器里。你要将一只活着的 *ṣurāru* 蜥蜴放进去并在火上将其煮熟。你放进的物品（蜥蜴），要拿出来扔掉。你要让（混合物）冷却。你要背诵三遍"他的神的怨恨解开了"的咒语，如果你轻柔地按摩他，他就会痊愈：（BM 42272：32 – 36，p. 415）。古代两河流域的居民在日常生活中也逐渐总结出平息什么神的怒气需要下什么"药"。例如，平息治愈女神古拉的怒气，需要向古拉神奉献一尊金狗塑像；去除阿达德神的怒气，需要在脖子上佩戴用麻线栓的 *algamešu* 石；赶走宁乌尔塔的怒气，需要将 *tullal* "生命之植物"、*kikkirānu* 桧树的果子，以及石头放进一个皮包中等（pp. 658 – 661）。

乔安·斯克洛克的《古代两河流域医药文献》所含文献之丰富、版本来源之全面反映了其对古代两河流域医药文献研究的深厚功底，对破损医药文献的恢复、重建和释读也让我们看到了这位亚述学者的专业特长。斯克洛克著述的有关古代两河流域医药的著作已成为亚述学研究不可或缺的工具。需要说明的是，本书实际上是斯克洛克和安德森 2005 年出版的《亚述和巴比伦医学中的诊断：古代文献、翻译以及现代医学分析》（*Diagnoses in Assyrian and Babylonian Medicine：Ancient Sources，Translations，and Modern Medical Analyses*）的姐妹篇，将两者结合阅读对古代两河流域医学的认识也将更深刻和全面。如果说该书的缺点的话，我认为最大的问题就是作者未收录乌尔第三王朝至古巴比伦时期的医药文献，这不能不说是该书的一大缺憾。另一个问题就是对文献中的生僻词汇没有进一步解释，或者解释需要参阅《亚述和巴比伦医学中的诊断：古代文献、翻译以及现代医学分析》一书，这对非专业人士的阅读造成了极大的不便。作为一部长达 764 页的大部头著作，该书也不免会出现一些瑕疵和错误，例如在第 302 页 Beckman and Foster 1988，文献 9b 的片段实际上记载了 4 个子系列，但文中误写作 3 个子系列；第 649 页第十五章的第一个标题是"特殊医疗问题"，使用的标号 1，而第二个标题"神的喜好"使用的是标号 B，标号格式不统一。总体而言，瑕不掩瑜，《古代两河流域医药文献》一书十分值得医学、亚述学的专业和非专业学者阅读和使用。

（作者王俊娜，山西师范大学历史与旅游文化学院古代两河流域史讲师）

（责任编辑：黄薇）

古代巴比伦的医学社会史研究
——评马卡姆·盖勒著《古代巴比伦医学：理论与实践》

赵宗阳　张倩　著

一

德国柏林自由大学马卡姆·J. 盖勒（Markham J. Geller）教授于 2010 年出版新著《古代巴比伦医学——理论与实践》（以下简称《古代巴比伦医学》）①。该书是盖勒继 2007 年与欧文·芬克尔（Irving Finkel）合编的楔形文字专著《巴比伦疾病》② 之后在古代巴比伦疾病史方面的又一力作。作为精通古代巴比伦医学领域为数不多的亚述学专家，二十多年来，盖勒一直致力于古代巫术和医药的研究，本书延续对古代巴比伦疾病这一领域的关注，他力图系统阐述古代巴比伦医学的发展情况，以"巫术"与"医学"两者为载体重新梳理古代巴比伦医学，探究医学与当时社会的互动，同时运用多角度分析、跨学科比较以及材料多元化的方法，为学术界进一步研究巴比伦医学提供了可贵的参考价值，且力求为对此感兴趣的历史学家、医生以及学生等非专业人士提供帮助。

关于古代巴比伦医疗理论与实践这一主题，也有一些国内外学者对其进行研究，相关研究成果主要分为三类：第一类是通史类的著作，里面涉

---

① Markham J. Geller, *Ancient Babylonian Medicine：Theory and Practice*, Chichester：Wiley-Blackwell, 2010.

② Markham J. Geller and Irving Finkel eds. , *Disease in Babylonia*, Leiden：Brill, 2007.

及了古代近东地区的医学与疾病，但对于该地区的论述零散而不系统，大多一笔带过。① 第二类是记录古代美索不达米亚地区有关医学文献的楔形文字汇编，依据出土的楔形文字对疾病、施治方法进行分类或就某一类疾病及治疗方法进行研究。② 第三类则是将古代巴比伦的医学从文化角度来进行研究。③ 盖勒这部著作依据楔形文字文献，较为系统地介绍了古代巴比伦地区医学发展的状况，而且涉及了科学、政治、文学、哲学等诸多领域以及古代的医学训练，他试图从多个视角来重新审视古代巴比伦地区的医学。

古代美索不达米亚地区的医学，与巫术相连，除了用药物医治疾病外，还多伴有仪式和咒语。古代巴比伦人多将疾病的产生归于神的发怒或者恶魔作祟，因此在古代巴比伦人看来医学与巫术之间并没有明显的界限，医学与巫术之间的复杂关系在古代和中世纪一直交织着，系统梳理两者关系的学者并不多，来自柏林的弗兰茨·考克教授④（Franz Köcher）对巫术—医学的楔形文字文献进行了汇编，里面选取的楔形文字文献处于巫术和医学之间的模糊地带，有助于研究该地区的医学发展情况。⑤ 除此之外，盖勒也提到以现代疾病的定义来对过去的疾病做评判，很难做出准

---

① ［英］罗伊·波特：《剑桥插图医学史》，张大庆主译，济南：山东画报出版社 2007 年版；［意］卡斯蒂廖尼：《医学史》（上下册），程之范主译，桂林：广西师范大学出版社 2003 年版；［美］洛伊斯·N. 玛格纳：《医学史》（第二版），刘学礼主译，上海：上海人民出版社 2009 年版。

② JoAnn Scurlock, *Sourcebook for Ancient Mesopotamian Medicine*, Atlanta：SBL, 2014；JoAnn Scurlock, *Magico-Medical Means of Treating Ghost-Induced Illness in Ancient Mesopotamia*, Boston：Brill·Styx Press, 2006.

③ Barbara Bock, *The Healing Goddess Gula：Toward an Understanding of Ancient Babylonian Medicine*, Leiden：Brill, 2014；赵克仁：《巴比伦医学文化透析》，《医学与哲学》（人文社会医学版）2009 年第 3 期。

④ Franz Köcher, *Die babylonish-assyrische Medizin in Texten und Untersuchungen*, Berlin：Walter de Gruyter, 1964 – 1980. 弗兰茨·考克尝试进行的楔形文字汇编在其 2002 年去世时已出版了 6 卷本，后续又由两位学者继续编订，目前出版 10 卷，可参考 Franz Köcher, Biggs Robert D., and Stol Marten. n. d. *Die babylonisch-assyrische Medizin in Texten und Untersuchungen*, Berlin/Boston：De Gruyter. Retrieved 16 Sep. 2018, from https：//www. degruyter. com/view/serial/16648。

⑤ Markham J. Geller, *Ancient Babylonian Medicine*, p. 8.

确的诊断。盖勒的《古代巴比伦医学》一书，试图以一些鲜为人知的楔形文字文献区分巫术与医学之间的联系与区别，这些文献包括王室的信件、药方以及古代学者所作的注释。不同于以往学者以现代的医学视角或从历史文化角度来研究古代疾病，盖勒教授采用将涉及医学的政治、文学等相关领域纳入一个整体中对古代巴比伦的医学进行综合考量，同时与古代希腊医学进行对比，使读者更易看到古代巴比伦医学的发展脉络以及与古希腊医学的异同，也为学术界重新发现古代巴比伦的医学价值以及当时的社会医疗状况提供了新的路径。

二

《古代巴比伦医学理论与实践》一书的主旨正如该书的标题所作的概括，在于分析公元前 2000 年至公元前 500 年这一历史区间，古代巴比伦地区的医学发展中产生的理论及相关实践，而这些理论并不系统，而是散见于各种楔形文字文献之中，作者将这些进行了分类，并对这些医学理论加以界定，研究医学理论在古代巴比伦地区是如何实践的。盖勒将"医学"与"巫术"作为古巴比伦医学中的主要活动载体，因此在第二章专门做了分析与比较，同时这两类的重要性也在后几章内容中有所体现。同时，盖勒认真对有关楔形文献进行总结、分类，以此作为研究基础，以"古代巴比伦医学的特点"为主题分别论述了古代巴比伦医学在科学、政治、文学、哲学等多方面的特点，从这些特点中我们可以看到古代巴比伦医学背后的古代巴比伦人的世界观。总的来说，该书系统地论述了古代巴比伦视域下的医学，并将古代医学与现代容易造成混淆的概念进行了区别，如"医学"与"巫术""哲学"等，因为，在今天看来毫不相关的词汇，如"巫术""哲学"等，但在当时都包含着一定的医学知识和理论，因此要更加全面地了解古代巴比伦的医学，就需要将与医学相关的知识重新进行整理和分类，无疑盖勒做到了这一点。盖勒通过对古代巴比伦医学的思考，古代医学有什么样的特点？这些特点如何表现？书中对这些问题都有着较为深入的探索，也为读者展示了当时古代巴比伦的社会风貌。

在书的开篇，盖勒梳理了从远古时期医学发展至今的历程，谈到在当今语境下医学是一种科学和技术，如果以这样的方式去考察过去的医学，就会有很多令人难以理解的地方，但这并不意味着我们要站在遥远的过去去理解古代的医学，因为直到近代，在抗生素盘尼西林发明之前，可供人类使用的有效药物极为有限，医学的发展仍然缓慢，我们可以基于对近代医学的了解来对古代医学的发展情况进行合理的推断。

　　关于古代巴比伦医学是否具有"科学性"，大多数学者认为，巴比伦没有希腊那样的"体液学说"（theory of humors），并且疾病产生的原因大都与神有关，因此持有古代巴比伦医学不科学的观点，而盖勒却强调，判断是否科学的标准在于是否有一种潜在的"理论"而并非是技术思维。他阐述了古代环境下"理论"存在的三个先决条件，即想象力、演绎逻辑和观察并分别从这三个方面重新审视古代巴比伦医学，得出结论：古代巴比伦医学拥有这三个先决条件。在理论上证实巴比伦医学的科学性之后，盖勒将目光转向具体实践中，主要涵盖学术医学、药物学，解剖学、医学预测、医学处方、巫术治疗、占卜等方面，这些具体的医学实践与现代科学观念格格不入，但是这些包含了古代巴比伦人朴素的科学方式，这种科学方式与现代科学思想十分契合。因此，盖勒在每一种不同形式的实践中都合理地给出了论据，并以一个"科学性"的概念给这些实践大致进行排序，尤其是以一些原始文献为基础来发掘，如《诊断手册》①（Diagnostic Handbook）里面所列举的发病症状及诊断结果是通过收集和分析病人资料而得出的，正如盖勒在书中所提到的，尽管这种诊断结果不符合现代科学观念，里面多将病因归于神的作祟，但古代巴比伦人探究疾病的方式包含对症状数据的收集和分析，代表一种粗浅的科学思维。下面就《诊断手册》内容列举一二：

　　　　如果一个人的太阳穴感到有压力感，而且身体冷热交替：（出自）Kūbu之手。

　　　　如果一个人的太阳穴感到有压力感，而且内部器官移位：（出自）Kūbu之手。

　　　　如果一个人的太阳穴感到有压力感，而且内部器官持续膨

----

　　①　这是巴比伦国王阿达德—阿普拉—伊丁那（Adad-apla-iddina）统治时期（公元前1066年—公元前1044年）最为详尽的巴比伦医学文献，由博尔西帕城的一位医生埃萨吉尔—金—阿普里（Esagil-kin-apli）所做。有关此人物及其作品的介绍，可参见本辑中的论文《埃萨吉尔—金—阿普里与古代两河流域的医学传统》。

胀：（出自）Kūbu 之手。

如果一个人的太阳穴感到有压力感，而且耳朵听不见任何声响：（出自）他守护神之手，他将死去。

如果一个人的太阳穴健康无损，他将康复；否则，他将死去。①

巴比伦医学中负责治疗的主要以巫师和医生为代表，根据楔形文献记载，这两类人被称为"阿什普"（asipu-exorcist）和"阿苏"（asu-physician），盖勒通过阅读原始文献，对他们的不同职责加以比较分析。巫师作为一种神职人员，享有较高的社会地位，认为疾病的原因主要是恶魔和神等超自然因素的影响，在医治过程中可以担当主治医生的角色并给病人做出诊断。相比之下，医生则具有更多的独立性，活动范围和治疗场所比较自由，他们将疾病的原因归结于自然意义上的原因，如咬伤、过度暴晒等。同时作为非神职人员或"外行人"，其更多程度上发挥的则是药剂师的作用，负责开药方，毋庸置疑其也就没有权利进入神庙。即便如此，盖勒发现，巫师和医生两种职称的责任分工并没有明确的界限，有时巫师会使用物理治疗手段，有时医生会使用类似巫术的治疗手段。

医学与政治也是密切相关的，盖勒通过实例论证古代巴比伦医学与政治的关系，医生带有"宫廷医生"的色彩，医学被国王所控制。如古代巴比伦时期的《汉谟拉比法典》（Hammurabi's Code）中有关于医生和理发师（gallabu-barber）的规定。巴比伦国王规范了医生对不同社会阶层的病人的收费，以及对医生和理发师出现医疗意外受到的惩罚，正如盖勒在书中所提到的，这样做是为了防止庸医或不道德的医生危害社会，在一定程度上保护公众安全。值得注意的是，《汉谟拉比法典》中并没有提及关于巫师的规定，这一时期关于巫师的资料也相当少。是根据古代巴比伦时期马里王国的国王写给医生的信件，希望医生能够为国王服务，但遭到医生的拒绝，书中还提到医生出售房屋的契约，出售房屋时有神庙的最高祭司或神庙管理者作为契约的见证者。② 从中我们看到，当时医生并没有完全屈从王权，而是具有一定的独立性，另一方面我们可以看到当时医生处

---

① Markham J. Geller, *Ancient Babylonian Medicine*, p. 23.

② Markham J. Geller, *Ancient Babylonian Medicine*, pp. 65 – 66.

于受人尊敬的社会地位。

巫术和医学之间的分歧似乎一直延续到中巴比伦时期，从尼普尔（Nippur）的信件档案中可以看出。大多数的信件都是来自 Sumu-libsi，而文献中并未界定他是巫师还是医生，所以不能确定他是宫廷医生，还是一个掌握医学的巫师。新亚述时期的相关信件则表明医学与政治的关系出现了新的变化，盖勒指出，医生可以影响国王的决策并给出了证明。同时这些信件也表明，公元前 1 千纪时期出现了从医生到巫师和占卜者的转变，在新亚述时期的巫师的医疗实践也能很好地证明巫师和医生分歧的淡化，因为他们同时以医学和巫术为治疗手段。

在看待医学与哲学的关系上，盖勒对比了古代巴比伦医学与希波克拉底以前的医学以及希波克拉底后的医学，在古希腊人看来，医学是治疗身体上的疾病，而哲学则是治疗精神上的疾病，"哲学"一词在古代巴比伦语中没有找到相对应的意思，但这并不意味着古代巴比伦没有治疗心理疾病的医师，实际上在古代巴比伦，巫师在很大程度上扮演了古希腊哲学家的角色，巫师要了解宇宙与人之间的关系，并有责任帮助病人驱逐邪魔、转移神的发怒等，起到了宽慰人心的作用。在看待神和魔鬼在疾病中所起的作用中，希波克拉底淡化了神和魔鬼在医学之中所造成的影响，同一时期（公元前 5 世纪），古代巴比伦的学者也试图用自然现象来解释疾病并将其进行分类，体现了当时医学中淡化神的影响因素的趋势。

三

该书不仅围绕"古代巴比伦医学特点"的主线以"巫术"和"医学"为载体研究二者关系，更重要的是，还以多角度分析、跨时期比较、材料多元化等路径与方法再现了古代巴比伦医学背后的古代社会生活的状况，为古代巴比伦医学的社会史研究提供了新思路，书的后半部分主要强调医学理论的实践，如第六章讲古代医学训练及实践，第七章则是主要通过介绍具体疾病来说明古代巴比伦医学理论的实践。

第一，多角度分析的研究方法。盖勒打破以现代科学的标准衡量古代巴比伦医学作为一门科学的做法，客观置身于古代语境下概括出医学的科学性，且对于"理性"和"非理性"具体关系的比较主要集中于政治、文学、哲学以及具体训练的诸多方面并得出巫术与医学是互补的关系的结论，至少，以病人的角度来看的确如此。而在每一章具体论述每一个特点时，又从不同的角度进行分析，如第一章"医学作为科学"，在重新定义古代巴比伦医学的科学性之后，主要对学术医学、药物学、解剖学、医学预测、医学处方、医疗巫术等方面加以细致阐述，再从每一小节来看，如学术医学这部分的内容，又从数学、天文学等更小的角度来证实科学性所在。关于解剖学方面的证实材料较少，这是因为特定历史时期的某些特殊原因（如宗教）所致。

第二，跨时期比较的研究手段。盖勒主要以文献作为基础来对比不同时期医学和巫术的变化及关系，如从《汉谟拉比法典》中仅有的关于医生治疗的规定，到马里国下干宰信件，再到中巴比伦时期尼普尔地区的信件，直至新亚述时期的王室信件，其在内容安排上是以小节划分，但实则具有很大的联系，总体而言，巫术与医生的界限在逐渐被模糊，最终形成一种互补的关系，如盖勒所说："巫师和医生在同一时间咨询病情，并且都了解病人最近的病史，问题是他们对于同一病人的治疗是合作还是竞争。"①

"希波克拉底医学作为一种常规系统，在公元前 5 世纪就从传统的古代巴比伦医学出发，发展了一种新的诊断和治疗方法。"② 这足以见得希腊医学与古代巴比伦医学的紧密联系抑或可以说是希腊医学是古代巴比伦医学的继承和发展。在比较了巴比伦医学与希波克拉底医学的异同之后，盖勒指出，希腊人认为哲学在医学中的作用，以及在古代巴比伦是否有类似的思想。对希腊人来说，医生治愈了身体，智慧治愈了心灵。在古代巴比伦医学中，有一种模糊的相似之处，那就是医生注重疾病的症状，而巫师治疗的是心灵。然而，在巴比伦人的思想中，智慧属于神的领域，人类仅仅是有能力拥有知识。即便如此，巴比伦的"哲学"也发生了变革和创新，大约在公元前500 年，占星术较广泛地影响着学术界与医学领域，甚至有人试图将病因归于身体内部，而不是将其归咎于超自然力量。

第三，材料多元化的研究策略。古代巴比伦医学是古代巴比伦文明的

---

① Markham J. Geller, *Ancient Babylonian Medicine*, p. 88.

② Markham J. Geller, *Ancient Babylonian Medicine*, p. 126.

重要组成部分，这一时期有大量相关的楔形文字文献。比起莎草和羊皮卷，泥板更容易获得，尽管字母的兴起，带来了书写和文字传播的便利，但是并不意味着楔形文字的消亡，楔形文字依然延续了 2000 年，大量楔形文献为这一时期的医学研究提供了基础。盖勒用了大量还未公开的文献，并根据不断出版的楔形文献以及相关古物的发现，凭借对这些材料进行合理配置来有效支撑观点。例如，详细记载各种症状的《诊断手册》，体现的是一种古代巴比伦医学通过大量数据的搜集、分析以及记载的严谨的方法，为表明医学的科学性增加了说服力；《汉谟拉比法典》中有关医生工资、职责，以及惩罚的明文规定，通过这些条款以及楔形文字的记载，可以了解到那时的专职医生有一般医生、外科医生和兽医，其中有些还是宫廷医生，医生在法律上的地位则表明医学与政治的紧密联系；《药典》详细列举了药物的成分，制作方法以及使用方法，在记载药物的作用时也采取了一般的标准格式，足以见得其取得的医学成果。

四

《古代巴比伦医学：理论与实践》一书在研究方法上既有继承也有创新。伊迪斯·里特（Edith Ritter）认为，古代巴比伦地区医师主要负责非巫术领域的治疗，而巫师则负责巫术领域。盖勒受到他的思想影响，从实践和理论角度提出了治疗的两种相互独立且竞争的体系——"医药"（Medicine）和"巫术"（Magic），进而有助于我们明白巫师与医生两者在当时社会领域发挥的作用。此外，他并不仅仅以古代巴比伦为考察视角，而是与古代希腊进行比较研究，在论及医学与哲学关系的章节中，指出古代巴比伦人没有精神治疗的相关概念，因为在古代阿卡德语和苏美尔语中找不到完全与哲学对应的词汇，而古希腊人则认为哲学可以治疗精神疾病，医学则是治疗身体疾病的。

在新的视角下对原有问题进行再认识，用现代语境下的"科学"一词来评判古代巴比伦医学是否科学，这一评价标准本身具有缺陷，对此盖勒强调判断是否科学的标准在于是否有一种潜在的"理论"而并非是技术思维。他从想象力、演绎逻辑和观察这三个方面重新审视古代巴比伦医学，这种考察视角有助于我们重新评估古代巴比伦医学的价值和地位。

总之，这本书无论是从研究方法还是从文献选择上，都为我们认识古代巴比伦医学提供了一个独特的视角，作者重新挖掘了古代巴比伦医学中易被忽略的区域，为学界研究古代巴比伦医学提供了新思路。

（赵宗阳，张倩，上海大学文学院历史系硕士研究生）

（责任编辑：黄薇）

CONTENTS & ABSTRACTS

Abstract   This essay examines the relation between demons and disease and
the role of demons in the origins of illness in the literature of Second Temple pe-
riod. It analyses some evidence from the Dead Sea Scrolls (1Q20; 4Q560^{ar},
11Q11; CD 6, and others), Jewish Hellenistic Literature (*Tobit*; Josephus),
and Enochic traditions (*1 Enoch*, *Jubilees*), and highlights similarities and
differences concerning the relationship between demonic attack, possession and
therapy in each corpus. It shows that demonic attacks and subsequent treatments
can be appropriately grouped, along with other practices, under the label
"medicine" . It also considers the role of demons in confrontation with Hellen-
istic healing practices, showing that Jewish sources of this period do not take a
unified or coherent position towards Hellenistic traditions, but rather express a
diversity of tendencies, which vary from rejection, to forms of dialogue, nego-
tiation, and competition. Among the main implications of this study the follow-
ing aspects are considered: 1) the association between demons and diseases im-
plying a state of impurity as a specific concern of the literature from this period;
2) the distinction between different forms of disease imputable to demons and
demonic possession; 3) the emergence of traditional figures of healers; 4) the

investigation of the social context behind "demonic" beliefs, and the relationship between the picture provided by the texts and current medical practices.

024　Second Temple Jewish Attitudes to Medicine: Evidence from Ben Sira, Qumran, and Economic Trade

Lindsey A. Askin

Abstract　It is here proposed that ancient Jewish attitudes towards medicine and physicians were by far more positive and supportive than has been previously thought. Focusing on Judea within the Second Temple period of Judaism (515 BCE to 70 CE), a new analysis is given of Ben Sira's poem on the physician (Sir 38: 1 – 15) as well as both archaeological and literary evidence concerning the production, trade, and reputation of pharmacological products from Judea. The audience of Ben Sira's poem is here proven to be potential readers who are not sceptical of medicine, but rather using medicine too liberally without considering personal piety—iniquity being a common cause of illness throughout the ancient Mediterranean and Near East. Furthermore, it is demonstrated that, far from harbouring widespread negative scepticism towards medicine, as is commonly supposed in modern scholarship, Second Temple Jews were familiar with, and depended upon, the far-reaching reputation of Judean pharmacological goods such as balsam, soap-ash (lye) from *Atriplex halimus*, and bitumen extracted from the Dead Sea. The argument that Judeans rejected medicine is less likely due to the famous reputation of many of the natural resources being produced in Judea for medicine and other uses, contributing towards economic trade and international reputation as these goods were traded across the Greek and Roman world. The findings suggest that Second Temple Judea did have an important role to play in the history of medicine in the ancient Mediterranean world.

039 Health Care in the Levant

Hector Avalos

Abstract This article introduces the reader to the world of Health Care in the ancient Near East and the heuristic importance of Disability Studies for studies on these matters and then surveys the evidence on these matters from the Levant, since Neolithic times to the end of the first millennium BCE. All in all, the advance of "civilization", and urbanization in particular, posed new challenges to human health. Challenges included the management of chronically ill populations, determining the level of state investment in public health, and maintaining a supply of consultants and medications, especially for the elite. In addition, governments recognized that epidemics could hasten the demise of an entire city or empire. The parallel and overlapping health care systems in the Near East provided a variety of responses to these challenges. In fact, many of the basic problems and responses pertaining to health care (e. g. , level of state investment, regulation of medical fees) were first articulated in the ancient Near East.

048 Ancient Medicine and World Construction among the Literati of Late Persian Period/Early Hellenistic Judah

Ehud Ben Zvi

Abstract This contribution to the social history of medicine and healing practitioners addresses the question of why is it that the within the world of memory evoked by readings and rereadings of the core repertoire of the Jerusalem-centred literati of the late Persian-early Hellenistic period, medical practices, physicians, medical lore, and with a few exemptions even shamanistic healers are, for the most part, absent? The search for an answer sheds light on the social world shared by the literati and the healing practitioners, the role of social memory, and draws attention to the historically contingent character of the mentioned, relative "absence" whose roots and implications are here explored.

CONTENTS & ABSTRACTS

058 (In) Fertility and Birth Control in the Hebrew Bibleand in Early Judaism: A Re-Visit

Athalya Brenner-Idan

Abstract Does the bible forbid birth control and abortion? Hard to say; it is not forbidden explicitly. Female fertility is a crucial yet sensitive issue in the bible, as witnessed by the several stories of woman figures allegedly desperate for sons (Sarah, Rachel, Hannah and Samson's nameless mother, for example). Infertility is seldom if at all assumed of males, and natural maternal feelings are attributed to females, even though their ambition is extended to having sons, not daughters. The bible pretends to contain no direct information about birth control or pregnancy termination, even though knowledge of those is available on the space (other ANE groups in neighboring lands) and time (during biblical times and beyond, also in Judaism itself) axes. A possible exception is a list of so-called Aromatics in *Song of Songs* 4. In this paper I shall return to this still culturally explosive topic, building upon what I've written about it in my book, *The Intercourse of Knowledge*, in order to re-examine the documented passages and to weigh on the question: Is proactive (birth control) and reactive (abortion) regulation of female fertility implicitly prohibited? If so, why? And finally, should the concerns embedded in the biblical stories still be considered valid for contemporary cultures?

081 A Survey of Maimonides' Medical Works and Thought

Xiuyuan Dong

Abstract Moses Maimonides represents the highest intellectual achievement in Medieval Jewish communities: He is not only the greatest jurist-theologian but also the most outstanding physician. Maimonides the court physician even overshadowed Maimonides the philosopher in the broader milieu of Arabic Islamicate world where he and his circle lived. Maimonides' medical works can be divided into two categories: one includes the treatises commissioned by some Muslim patrons, which deal with certain diseases or regimens that the patrons were concerned with, such as *On Asthma*, the *Regimen of Health*, and *On Poisons and Their Antidotes*; the other comprises the compositions out of the author's own knowledge interest, such as *Commentary on the Aphorisms of Hippocrates* and *The Aphorisms of Moses*. These two genres reflect respectively his double self-images as a clinical doctor and as a medical scientist. For our purpose, the latter is more relevant. In the field of medical science, Maimonides, though adhering to the basic framework of Greek medicine, criticized the classical authorities represented by Hippocrates and Galen in term of scientific methodology. Following al-Fārābī, he identified medicine as an art but not a science in its true sense. But unlike other arts, medicine—in Maimonides' view—depends more on scientific principles and syllogism. In fact he was introducing the Aristotelian paradigm of science into the medical study and practice in order to promote the certainty/reliability of medicine. Maimonides' methodological critique of classical medicine centers on two concepts, experience/experiment (*tajriba*) and pseudo-science (*hadhayān*), which also played a significant role in Maimonides' campaign against the mystical trend (he tagged as revival of idolatry) and in his agenda of reconstructing Judaic tradition.

094　Notes on Healing in the Old Testament

Erhard S. Gerstenberger

Abstract　This article discusses what the Hebrew Scriptures may reveal about healing experts and rehabilitating procedures in ancient Israel. To achieve this goal, it examines textual, comparative literary, comparative anthropological, and archaeological data. Among its conclusions, (a) shamanistic healers might have existed in pre-exilic Israel, (b) the post-exilic Torah-community later tried to purge them from Israelite life , (c) this said, some sort of healing activities continued in that period; (d) ancient prayers (individual laments) may have been transformed into word-rituals for casual rites of healing, and (e) there is good reason to think traditional healing rituals, led by mediators between humans and the divine, played a main role in ancient Israel.

CONTENTS & ABSTRACTS

111   Fighting Poison with Poison: Poisoning as Argument in Cicero's Speech *Pro Cluentio*

Sven Günther

Abstract   Poison and poisoning were common phenomena in Rome. Given the many poison-murders recorded in ancient sources it is not surprising that an own standing court on assassins and poisoners (*quaestio de sicariis et veneficis*) dealing with such cases was introduced in the Late Roman Republic. While the original purpose of the *quaestiones* might have been to remove spectacular and particularly political cases from a public that was easily agitated, many speeches of Cicero show us how a skilled orator attempted to influence the judge, the jury and the audience with a mixture of rhetorical devices and legal as well as socio-political argument. In his speech *Pro Cluentio*, Cicero defends Aulus Cluentius Habitus in 66 BC who was accused of having poisoned his stepfather, Oppianicus the Elder some years before. In creating morally depraved pictures of both, his mother Sassia and his stepfather, who are said to violate every socio-political and moral frame of the Roman upper class society, Cicero achieves to cast the accusation of Cluentius into doubt. Poisoning with toxic substances plays an important role for Cicero's argument. The article analyzes the rhetorical arrangement of the speech by examining the antithetic pictures constructed in respect of the alleged poisonings: First, the one of the "anti-parents" Oppianicus and Sassia with the examples of how and when Oppianicus poisoned. Then, the rhetorical bridge of how Oppianicus tried to poison Cluentius. At last, the refutation that Cluentius tried to poison Oppianicus. In conclusion, the article shows how the topic of poison and poisoning is used in a functional way by Cicero to create politico-social frames that constituted not only his view of a good commonwealth (*res publica*) as well as exclusion of its opponents but also shaped our understanding of the Late Roman Republic.

133　Esagil-kin-apli and the Ancient Mesopotamian Medical Tradition

Changyu Liu

Abstract　The ancient Mesopotamian civilization was one of the earliest civilizations in the history of mankind. A large number of medical texts written by Sumerian or Akkadian cuneiform were unearthed from hundreds of sites in modern Iraq, Syria, Turkey and Iran. The ancient Mesopotamian medicine tradition with its roots in Sumer and Akkad and developed by Assyrians and Babylonians survived until at least the first and possibly as late as the third century AD, and had a major impact on classical medicine. The Babylonian scholar Esagil-kin-apli, who lived in the eleventh century BC, redacted the well-known series *Diagnostic Handbook* (also *Sakkikū* in Akkadian) in the way of re-ordering the entries and structure and combining the "medical" (*asûtu*) with the "magic" (*āšipūtu*) which was the two-valued diagnostic and therapeutic system.

143　Medicine and Magic in Ancient Egypt: Reassessing Their Relationship

Thomas Schneider

Abstract　This contribution attempts to present a reassessment of the relationship of ancient Egyptian medicine and magic. Crucial to this is a new understanding of Egyptian magic that puts it in explicit contrast to conventional views influenced by religious and anthropological discourses of the 19th and 20th centuries. Rather than being a negative and irrational component of ancient Egyptian religious and ritual practices, Egyptian magic was a comprehensive regulatory system aimed at stabilizing the existing world order. This system, used across all areas of human activity, functioned according to rational mechanisms that attempted to reintegrate threatened or chaotic parts of the world into the normative order. In past scholarly treatments of ancient Egyptian medicine, modern biases are obvious that aim to separate (purportedly superior) medical from (purportedly inferior) magical parts of texts, that minimize the application of magic or explain its use as purely psychological or suggestive. It can be shown that the use of magic in medicine relied on a system of quasi-technical analogies that established a link between the patient suffering from a disease and the absolute (divine, or mythical) order, e. g. , between the patient and Horus. Recently, it has similarly been demonstrated that the prescriptions of drugs operated on more than just the pharmaceutical level. The production of drugs replicated and mirrored features of the disease itself; this provided the drugs not only with pharmaceutical but also magical efficacy. Further systematic and meticulous study of these mechanisms will allow us to unravel the Egyptian-emic-understanding and to develop a coherent functional theory of the interface of medical and magical practices in ancient Egypt.

161　Israel's First Physician or the World's First Physician? The Image of Noah in *Jub.* 10: 1 – 14 and the *Book of Asaph*

Chontel Syfox

Abstract　A curious phenomenon in the *Book of Jubilees* is the attribution of medical knowledge to the patriarch, Noah. The only other attestation of this tradition is found in the much later *Book of Noah* (that is, the introduction to the medieval *Book of Asaph* the Physician). The intention of the present study is to compare and contrast these accounts of Noah's acquisition of medical knowledge, highlighting the nuances in each and how these serve the different purposes of each writer. It will be argued that whilst *Jubilees* creates a licit category of medicine specifically for its audience by painting Noah as Israel's first physician, the *Book of Asaph* paints Noah as the world's first physician and thereby asserts a Jewish provenance for medical knowledge across different cultures.

Book Reviews

注释凡例

　　本刊注释一律采用每页单独排序的页下脚注。注释序号用①、②……标识。具休注释规范详见如下：

　　（1）著作

　　标注顺序：责任者与责任方式/文献题名/出版地点/出版者/出版时间/页码。外文文献题名用斜体，出版地点后用英文冒号，其余各标注项目之间，用英文逗点隔开。示例：

　　余新忠：《清代江南的瘟疫与社会》，北京：北京师范大学出版社2015年版，第43页。

　　李贞德主编：《性别、身体与医疗》，台北：联经出版公司2008年版，第12页。

　　Robert Arnove, *Philanthropy and Cultural Imperialism*, *the Foundation at Home and Abroad*, Bloomington：Indiana University Press, 1982, pp. 19 – 28.

　　（2）译著

　　标注顺序：责任者/文献题名/译者/出版地点/出版者/出版时间/页码。示例：

　　约翰·伯纳姆：《什么是医学史》，颜宜葳译，北京：北京大学出版社2010年版，第11—12页。

　　M. Polo, *The Travels of Marco Polo*, trans. William Marsden, Hertfordshire：Cumberland House, 1997, pp. 55, 88.

　　（3）析出文献

　　标注顺序：责任者/析出文献题名/文集责任者与责任方式/文集题名/出版地点/出版者/出版时间/页码。示例：

　　陈志潜：《河北定县农村教学基地的建立经过》，政协北京委员会文史资料研究会编：《话说老协和》，北京：文史出版社1987年版，第

183—184 页。

Walter Bruchhausen, "Medicine between Religious Worlds: The Mission Hospitals of South-East Tanzania during the 20th Century," in Mark Harrison, Margaret Jones, and Helen Sweet eds. , *From Western Medicine to Global Medicine: The Hospital Beyond the West*, Hyderabad: Orient Black Swan, 2009, pp. 262 – 293.

(4) 期刊

标注顺序: 责任者/文献题名/期刊名/年期 (或卷期, 出版年月)。英文期刊析出文献题名用英文引号标识, 期刊名用斜体, 下同。示例:

张勇安:《多边体系的重建与单边利益的诉求: 以美国批准联合国 1961 年麻醉品单一公约为中心》,(台北)《欧美研究》2006 年第 2 期。

Richard Brown, "Public Health in Imperialism: Early Rockefeller Programs at Home and Abroad," *American Journal of Public Health*, Vol. 66, No. 9 (Sep. 1976), p. 897.

(5) 报纸

标注顺序: 责任者/篇名/报纸名称/出版年月日/版次。示例:

王旭东:《重视疾病史研究 构建新疾病史学》,《光明日报》2015 年 3 月 28 日, 第 11 版。

(6) 未刊文献

A. 学位论文、会议论文等

标注顺序: 责任者/文献标题/论文性质/地点或学校/文献形成时间/页码。示例:

张晓利:《陆士谔医学思想研究》, 博士学位论文, 北京中医药大学, 2009 年, 第 67 页。

景军:《定县实验: 社区医学与华北农村》, 陈志潜教授学术思想研讨会论文, 2004 年, 第 23 页。

B. 手稿、档案文献

标注顺序: 文献标题/文献形成时间/卷宗号或其他编号/收藏机构或单位。示例:

《傅良佐致国务院电》, 1917 年 9 月 15 日, 北洋档案 1011—5961, 中国第二历史档案馆藏。

"Telegram from the United States Mission to the United Nations in New

York to the Secretary of Department of State, July 7, 1970," RG 59 Central Foreign Policy Files, 1970 – 1973, SOC 11 – 5, Box 3018, National Archives, College Park, MD.

（7）转引文献

无法直接引用的文献，转引自他人著作时，须标明。标注顺序：责任者/原文献题名/原文献版本信息/原页码（或卷期）/转引文献责任者/转引文献题名/版本信息/页码。示例：

章太炎：《在长沙晨光学校演说》，1925 年 10 月，转引自汤志钧《章太炎年谱长编》下册，北京：中华书局1979 年版，第823 页。

（8）再次引证时的项目简化

同一文献再次引证时只需标注责任者、题名、页码、出版信息可以省略。示例：

余新忠：《清代江南的瘟疫与社会》，第73 页。

Robert Arnove, *Philanthropy and Cultural Imperialism*, *the Foundation at Home and Abroad*, p. 28.

稿　约

　　医疗社会史及相关领域研究的发端和发展有其内在深层的需要和逻辑，这种需要和逻辑既有学术性的，也有社会性的，而近年随着"禽流感""埃博拉""寨卡病毒"、雾霾和其他非传统安全问题的纷至沓来，这种需要和逻辑越发彰显。基于这种需要和逻辑，上海大学文学院历史学系创办了《医疗社会史研究》（*Journal of the Social History of Medicine and Health*）辑刊。该刊由中国社会科学出版社出版，每年6月和12月各出版一辑。

　　《医疗社会史研究》是一个鼓励多学科或跨学科研究路径，倡导扎实的原始资料运用，对论证分析风格不拘，对文体篇幅不限的医疗社会史及相关研究领域专业学术刊物。在此，我们热诚希望国内外学界同人不吝赐稿，文章题材不限，既欢迎观点新颖、论证严谨的长篇佳作，亦欢迎介绍国内外研究动态、书评、专访等方面的精粹短篇。来稿务求恪守学术道德，谢绝一稿多发。

投稿注意事项：

　　1. 由于人力所限，来稿请一律使用 Word 文档通过 E-mail 投稿。

　　2. 来稿请附300字以内的中英文提要和3—5个中文关键词。

　　3. 来稿请注明作者真实姓名、工作单位和联络方式。

　　4. 本刊实行专家匿名审稿制度，收到稿件1个月内无论是否刊用，均会答复作者。

　　5. 来稿引文与注释规范，请参考本刊《引用与注释规范》。

本刊联系方式：

投稿邮箱：jshm2016@126. com

通讯地址：上海市宝山区上大路99号《医疗社会史研究》编辑部，邮编：200444